Bianca Gehr

Mein anderes Leben mit der Diagnose Epilepsie – Buch 1
und plötzlich ist alles anders

Bianca Gehr

Mein anderes Leben mit der Diagnose Epilepsie – Buch 1

Rediroma-Verlag

Bibliografische Information der Deutschen Nationalbibliothek:
Die Deutsche Nationalbibliothek verzeichnet diese Publikation in der Deutschen Nationalbibliografie; detaillierte bibliografische Daten sind im Internet über http://dnb.ddb.de abrufbar.

ISBN 978-3-96103-110-8

www.rediroma-verlag.de
17,95 Euro (D)

Inhalt:

Vorwort

Epilepsie braucht mehr Offenheit, es wird noch zuviel darüber geschwiegen. Es gibt sehr viel Literatur, Fach – und Lehrbücher darüber. Es werden teilweise Epilepsiebetroffene noch wie Aussätzige oder Geisteskranke behandelt, weil unsere Gesellschaft sich mit diesem Thema nicht auseinander setzt oder es als Tabu Thema ansieht und nicht darüber reden möchte. Gegenüber dieser Erkrankung wird noch mit viel Skepsis und Distanz umgegangen. Es müssen die Vorurteile und Ängste abgebaut werden, und als natürliche Erkrankung oder auch Symptom angesehen werden. Die Medizin ist heutzutage weit fortgeschritten, sie kann in der Diagnostik und Therapie sehr viel erreichen. Erkrankung bedeutet nicht nur: Defizit an physischer, psychischer und sozialer Möglichkeiten. Es gilt besonders für das chronische krank sein. Mit diesem Buch soll ein genauerer Einblick in die Epilepsieerkrankung geschaffen werden, und informieren. Das die Vorurteile genommen werden, dadurch sollen auch die Betroffenen mehr Unterstützung von unserer Gesellschaft bekommen.

Danksagung

Mit diesem Buch möchte ich mich bei dem Chefarzt Dr. med. Wilfried Schupp und seinem Team der Rehabilitationsfachklinik Herzogenaurach danken, das sie mir intensiv gesundheitlich und psychisch zurück ins Leben geholfen haben. Des weiteren danke ich meinen Arbeitgeber, dem Klinikum Bayreuth, RA Anke Elßner und der Parlamentarischen Staatssekretärin des Bundestages Anette Kramme. Meinen Freunden, die immer für mich da waren und mir zur Seite standen. Ohne die Hilfe dieser Institutionen, Personen und Freunde hätte ich diese schwere Zeit nie geschafft und ich wäre nicht da wo ich jetzt bin. Im nach hinein kann ich sagen das die Zeit vom „Ereignis“ bis zur Rückkehr ins berufliche und private Leben ein sehr harter und steiniger Weg war. Es hat sich gelohnt zu kämpfen. Ab dem Zeitpunkt der Reha habe ich ein neues Leben angefangen und der Beginn im neuen Leben war Grund für mich diese Arbeit zu schreiben, mit dem Thema offen und direkt umzugehen.

Danksagung für die Kooperation und Mithilfe:

→ Allen Beteiligten die bei der Umfrage mit gemacht haben und sich die Zeit genommen haben

→ Meinen netten Arbeitskollegen

→ Atanassov Lubomir Diplom Psychologe, Klinik Hohe Warte

→ Den Ärzten der Anästhesie und Intensivmedizin des Klinikums Bayreuth

Ich bin dankbar für die Jahre, die ich bis jetzt erleben durfte. Für jede Erfahrung, für jede Chance, die ich bekam um daran zu wachsen. Ich werde das beste davon mitnehmen und ihrem Beispiel folgen egal wohin ich gehe. Ich versuche es immer positiv zu sehen, weil ich immer alles als eine Lektion betrachte. Oder weil ich nicht wütend rumlaufen möchte, weil ich es endlich verstehe. Es gibt Dinge, von denen wir nicht wollen, dass sie geschehen, aber die wir akzeptieren müssen. Dinge die wir nicht wissen wollen, aber lernen müssen. Und Menschen, ohne die wir nicht leben können, die wir aber gehen lassen müssen.

Des weiteren haben mich während des schreibens musikalisch begleitet:

→ *Ellie Goulding*	*Burn*
→ *Bon Jovi*	*It´s my life*
→ *Evanescence-*	*My Immortal*
	Bring me to life

Epilepsie

Mein Leben mit Epilepsie:

Ich bin 32 Jahre alt arbeitete bis zu meinem „Ereignis“ als Krankenschwester. Ich fuhr an diesem Tag mit meinen Auto zum Einkaufen, ich stieg aus meinem Auto aus, und wollte in den Supermarkt gehen. Kurz vor dem Supermarkt fiel ich vermutlich wegen meinen erniedrigten Blutdruckwerten um. Ich habe vorher überhaupt nichts gespürt das es mir nicht gut geht. Die Ursache für den Sturz ist bis heute nicht geklärt. Was genau geschah wusste bzw. weiß ich bis heute noch nicht, ich kann mich nur auf die erzählungen von Passanten und medizinischem Personal verlassen. Von meiner Erinnerung fehlen 3 Tage. Ich bin im Krankenhaus aufgewacht und hatte weitgehenst die Orientierung wieder, ich habe mir bei diesem Sturz multiple Verletzungen zugezogen. Im nach hinein stellte sich heraus das ich am Hinterkopf eine kleine Hirnblutung am Seh – und Sprachzentrum, sowie eine Prellungsblutung rechts von der Schläfe bis zum Hinterkopf am kompletten Großhirn hatte. Daraus resultierte ein generalisierter Grand – mal – Anfall = sogenannte Symptomatische Epilepsie. Ich wurde in der Akutklinik gleich mit Antiepileptika (Lamotrigin) eingestellt. Mir war am Anfang überhaupt nicht so richtig klar was das bedeutet und was auf mich zu kommt, ich war im ersten Moment überfordert. Ich hätte nicht gedacht das es so einen Rattenschwanz hinter sich zieht. Die ganze Situation musste ich erst einmal verarbeiten, natürlich muss ich offen zugeben das auch meine Psyche darunter gelitten hat. Ich hatte meine Tiefpunkte. Wie ich Zuhause war habe ich mich erst einmal intensiv mit dem Thema „Epilepsie“ befasst da ich noch meine Lehrbücher von der Ausbildung hatte, aus beruflicher Sicht hatte ich mit Epilepsie bzw. Neurologie nicht viel zu tun. Meine Ausbildung war schon eine Zeit her. Um so mehr ich nachgelesen habe wurde mir nach und nach klar was die Diagnose für eine Bedeutung hat und des weiteren hat mich der Chefarzt der Reha – Klinik mich explizit meine Erkrankung erklärt, was alles auf mich zu kommt, was ich beachten muss und womit ich rechnen musste. Mir wurde dann auch klar das ich mein Leben komplett umstellen muss, ich kann und darf nicht mehr so Leben wie vorher (wenig Schlaf, viel Koffein, Rauchen, Schichtdienst, kaum etwas Essen) und nicht mehr ständig auf 180 % laufen. Mein Leben bestand bis dahin aus Hauptberuflichen und Nebenberuflichen arbeiten und kaum ein Privatleben mehr zu haben (immer für andere da sein und sein eigenes Leben zurückstellen). Ich musste von nun an mein Leben komplett auf Neustart stellen, auch einmal an mich denken und einige Punkte einhalten:

→ Geregelter Schlafrhythmus, keinen Schlafentzug
→ Kein Alkohol, keine Drogen
→ Meine Antiepileptika immer zur selben Zeit nehmen, (ich habe mir den Wecker gestellt der mich immer daran erinnert das ich sie zum selben Zeitpunkt nehme)
→ Kein Schichtdienst mehr
→ Keine 3 D Filme mehr schauen
→ Keine Disco Gänge mehr
→ Nicht direkt ins Blaulicht schauen
→ Darauf achten das man nun nicht mehr jedes Medikament nehmen darf (Schmerzmittel, Antibiotika, u.v.m)
→ Auch der Computerbildschirm muss Flimmerfrei sein

Am Anfang fiel mir die Umstellung sehr schwer, diese Punkte einzuhalten. Mit der Zeit hat sich dies nach und nach in meinem Leben standartisiert. Was noch dazu kam das ich 1 Jahr anfallsfrei sein musste um wieder Auto fahren zu dürfen. Ich musste aber dafür eine MPU (Medizinisch – Psychologische - Untersuchung) machen, Fahrstunden nehmen und eine praktische Fahrprüfung beim TÜV absolvieren. Mittlerweile habe ich wieder meinen Führerschein, aber ich muss ehrlich gestehen das ich die ersten fahrten nicht alleine durchführen möchte weil eine gewisse Angst das etwas passieren könnte vorhanden ist. Ich muss 5 Jahre anfallsfrei sein und dann könnte ich eventuell wieder als Krankenschwester arbeiten, aber das entscheidet ein Gutachten. Diese Vorschrift hat mich am meisten getroffen, ich war sehr erschüttert und am Boden zerstört. Ich fühlte mich hilflos und überfordert. Mein Arbeitgeber hat mir Gott sei Dank in dieser Hinsicht sehr geholfen. Ich war von Anfang an sehr auf meine Antiepileptika fixiert und darauf geachtet das ich sie immer pünktlich nehme und wenn ich unterwegs bin habe ich sie immer dabei. Weil ich Angst habe das ich einen erneuten Anfall erleite und wieder so schwer Stürze und mich wieder so schwer verletzen könnte. Ich achte darauf das ich immer genügend Medikamente Zuhause habe, ich richte jetzt meine Medikamente immer für eine Woche. Das ich in meinen Unternehmungen etwas eingeschränkt bin ist nun mal so, ich habe es jetzt akzeptiert das es jetzt zu meinen Alltag gehört. Mittlerweile habe ich meine Einschränkungen akzeptiert und stehe dazu. Ich habe ca. 3 Monate nach der Reha wieder angefangen etwas zu unternehmen und mich nicht mehr Zuhause in meiner Wohnung verkrieche. Die Angst ist immer da das man einen erneuten Anfall bekommt. Es ist normal, das ist bei jedem Epilepsieerkrankten der die Diagnose neu bekommen hat so. Das gewisse Maß an Angst ist normal es darf aber nicht überhand nehmen, sonst droht die Gefahr das die Angst krankhaft wird. Meine Freunde haben dafür vollstes Verständnis, akzeptieren dies das ich jetzt bzw. im Moment Einschränkungen habe und schauen auch darauf das mein Umfeld so ausgerichtet ist wenn wir etwas Unternehmen. Sie haben auch Verständnis wenn ich zu ihnen sage das ich erschöpft bin und nach Hause gehen möchte. Mittlerweile arbeite ich wieder, leider schaffe ich nicht mehr als 4 Stunden am Stück und gehe am Rollator, mein Arbeitgeber hat dafür vollstes Verständnis. So einen Rücksichtsvollen und zuvorkommenten Arbeitgeber habe ich noch nicht erlebt und das macht auch nicht jeder Arbeitgeber. Sie haben mir auch bei der Rückführung ins Arbeitsleben und ins private Leben sehr geholfen und dafür bin ich ihm sehr dankbar und er hat meinen vollen Respekt verdient. Nun sind 2 Jahre seit dem ich die Diagnose bekommen habe vergangen. Ich führe mittlerweile ein ganz normales Leben, halte die Regeln ein und hatte seit dem keinen Anfall mehr gehabt. Durch diesem Ereignis und den Verletzungen habe ich mein Leben komplett geändert und höre nun auf meinen Körper, sehe mein Leben aus einem ganz anderen Blickwinkel. Ich sage jetzt auch mal nein, genieße das Leben soweit dies möglich ist. Ich habe seit dem ein komplett neues Leben angefangen und habe mit dem alten Leben abgeschlossen, dies bereue ich bis heute nicht. Ich unternehme jetzt auch viel mehr, ich spreche auch offen und direkt über meine Erkrankung mit meinen Menschen in meiner Umgebung. Ich lasse mich durch diese Erkrankung nicht unterkriegen, seit diesem Ereignis gehe ich freiwillig zum Psychotherapeuten um diesen ganzen Vorfall zu verarbeiten. Die Therapie bringt auch etwas, wenn man sich darauf einlässt und kooperiert. Es ist schwierig Hilfe anzunehmen wenn man bis dato keine benötigt hatte und immer anderen geholfen hat. Es braucht Zeit. Unterstützung habe ich von meiner Familie in der Zeit nach dem Ereignis, auch in der Zeit wo ich 8 Monate auf Reha war nur wenig bekommen von denen ich es am meisten erwartet und erhofft hätte. Es waren ein paar Familienmitglieder, Arbeitskollegen und Freunde die die ganze Zeit für mich da, sie haben mir in der schwierigen Zeit den Rücken gestärkt, mir immer wieder gut zugeredet, mir Mut gemacht nicht aufzugeben und waren immer für mich da. Dafür bin ich ihnen sehr dankbar und dies ist nicht selbstverständlich, dies zeigt erst mal was wahre Freunde bedeutet. Ich kann aus Erfahrung sprechen wenn man seine Krankheit akzeptiert und sein Leben ändert und weitgehenst sein Leben danach ausrichtet (in einem gewissen Maße), seine Medikamente nimmt, sich helfen lässt (vor allem auch psychisch). Sich nicht in einem Schneckenhaus verkriecht. Man kann weitgehenst ein ganz normales Leben mit der Epilepsie führen. Auch wenn sich das komisch anhört, aber ich habe einige Erfahrungen mit meinen schweren Verletzungen gemacht und dem daraus resultierenden Anfall gesammelt. Diese Erfahrungen haben mein Leben und meine Einstellungen zum Leben komplett geändert. Klar habe ich nun Einschränkungen in meinem Leben, aber ich akzeptiere diese und lass mich nicht davon unterkriegen oder davon mein Leben bestimmen !! Ich lasse die Krankheit nicht über mein Leben bestimmen. Ich versuche ein ganz normales Leben zu führen soweit dies möglich ist, ich habe Handicaps und ich stehe zu diesen. Des weiteren gehe ich mit meinen Handicaps offen um, aber ich habe noch weiterhin ein komisches Bauchgefühl wenn ich in der Stadt mit meinen Rollator unterwegs bin. Mir werden von vielen Passanten komische Blicke zugeworfen, so in der Art „eine junge Frau mit Rollator?“ Ich komme mir schon etwas unwohl vor, von allen Seiten skeptisch angeschaut zu werden. Aber davon lasse ich mich nicht abhalten in die Stadt zu gehen, ich gehe hoch erhobenen Hauptes durch die Stadt spazieren und denke mir guckt mich doch von der Seite an. Ich versuche die Blicke weitest gehenst zu ignorieren. Andererseits hat ein Rollator für einen Gehbehinderten auch Vorteile: Man kann seine Einkäufe praktisch und einfach Transportieren, man hat immer seinen eigenen Sitzplatz dabei wenn man einmal eine kurze Pause benötigt. Worin ich auch Erfahrungen mit dem Rollator gesammelt habe ist, das teilweise bzw. eine sehr geringe Menge an Menschen im Bus Platz machen, oder wenn man mit dem Zug fährt keiner einen hilft mit Rollator in oder aus den Zug zu steigen, oder aufsteht und seinen Platz anbietet. Man muss selbst sehen wie man selbst zurecht kommt. Es gibt auch Bahnhöfe ohne Aufzüge, ich habe es selbst zu spüren bekommen das ich den Rollator selbst die Treppen hinunter und wieder hinauf tragen musste und sehen wie ich selbst zurecht komme. Es gab schon einige Situationen wo einige Menschen mir zugesehen haben, wie ich mich abmühe mit dem Rollator die Treppen hinunter und hoch zu kommen. Es gab auch eine Situation wo ich versucht habe mit Rollator die Treppen hoch zu kommen und am oberen Treppenabsatz standen zwei Polizeibeamte von der Bundespolizei und schauten mir zu wie ich mich bemühte die Treppen hoch zu kommen und hatten dabei die Hände in der Hosentasche. Wie ich oben war, war ich stinksauer auf diese beiden Beamten. Ich musste mir mit Müh und Not auf die Zunge beißen das ich meiner Wut freien lauf lasse. Es gab aber auch einige Menschen die mir sofort geholfen haben. Die meisten waren Ausländer oder auch teilweise Flüchtlinge, es war auch eine Kommunikation möglich. Sie waren sehr Hilfsbereit, diese wollten sicher gehen das ich nun ohne Hilfe alleine zurecht komme. Ich fande es sehr nett von ihnen. Der Psychologe sagt das ich eine Posttraumatische – Belastungsstörung (PTBS) hätte, aufgrund des Ereignisses das ich erlebt habe ganz normal wäre. Es bedarf eine lange Therapiezeit. Bis heute habe ich diesen Vorfall nicht wahr haben wollen oder ich habe es verdrängt, und ich bereue es nicht das ich von mir aus einen Psychologen aufgesucht habe, ich habe manchmal Alpträume die mich Nachts einholen. Ich wache schweißgebadet, zitternden Händen, Hilflosigkeit, Angst und Verwirrtheit auf. Es fällt mir heute noch schwer über dieses Ereignis zu reden ohne zu weinen, ich muss vorsichtig sein das ich nicht anfange nicht mehr einzuschlafen. Auch wenn ich gelegentlich zur Ruhe komme habe ich Déjá – vu´s und / oder Flashbacks. Dieser Traum den ich bewusst wahrnehme und mich am nächsten Tag noch erinnern konnte beinhaltete: Ich sah wie der Sturz passierte, den Boden von dem Sturzort und wie der Anfall begann. Während des Anfalls sah ich von oben auf mich herab und ich den Anfall beobachten konnte. Es ist das erste mal wo ich den Traum bewusst wahrnahm, ich wusste nicht wie ich dies interpredieren sollte. Ob es wirklich passiert ist ? Ich war mit dieser Situation völlig überfordert. Wie ich es den Psychologen erzählt habe, meinte dieser es wäre ganz normal und es wäre ein Zeichen das ich nun langsam mit der Krankheitsverarbeitung beginne. Es ist der erste Schritt, das Ziel dieser Therapie ist das ich ohne körperliche Symptome (Hände zittern, Schweißausbrüche, Unwohlsein, Übelkeit, Schlaflosigkeit) den Vorfall erzähle und damit zu Leben ohne ständig daran erinnert zu werden. Es macht jeden psychisch kaputt wenn einen das Ereignis Tag für Tag einholt. Wenn ich zurückblicke auf die Zeit der Rehazeit, in welchem körperlichen und seelischen Zustand ich war. Eschrecke ich heute noch. Ich gebe es offen und ehrlich zu das ich am Anfang von der Reha nicht mehr leben wollte aber ich keine konkrete Gedanken hatte wie ich mir das Leben nehmen könnte, ich war mit der ganzen Situation überfordert. Ich habe mir Vorwürfe gemacht warum das gerade mir passiert ist? Warum ich von einer Minute auf die andere so schnell und massiv aus dem „normalen" Leben gerissen werde? Warum ich nun in diesem Zustand bin? Es hieß immer auf der Reha „haben Sie Geduld", mit der Zeit konnte ich das Wort Geduld nicht mehr hören. Ich wollte immer mehr als mein Körper und mein Kopf zuließ, dies warf mich in meinem Erfolgen teilweise zurück. Am Anfang depremierten mich die Rückschläge, im nachhinein kann ich sagen das dass ganz normal ist. Man geht zwei Schritte vor und einen zurück, es gibt Höhen und Tiefen im Leben. Diese Höhen und Tiefen hat auch jeder normaler bzw. gesunder Mensch, das ist ganz normal und gehört zum Leben dazu. Meine Therapien laufen heute noch ambulant (Physiotherapie, Ergotherapie, Psychotherapie). Meine Diagnose Epilepsie ist für mich noch neu und sehr frisch, ich habe Angst das ich einen erneuten Anfall bekommen könnte, das ich wieder so schwer Stürzen könnte und mich wieder so schwer verletzen könnte. Ich bin der Meinung das dies ganz normal ist, es würde jeden Menschen so ergehen. Zum jetzigen Zeitpunkt kann ich sagen das ich stolz auf mich bin das ich auf der Reha sehr viel erreicht habe und weitest gehenst gesundheitlich wieder voll hergestellt bin, dies ist ein Zeichen das ich Ehrgeiz und einen sehr starken Willen besitze. Ich genieße jeden Moment im Leben, ich setze mich keinem Stress mehr aus. Ich bin viel ruhiger als vorher, denke mehr an mich und gehe auch auf meine Bedürfnisse ein und beuge mich zum Teil nicht mehr den Willen meiner Mitmenschen.

Das Leben mit Epilepsie:

Die Angst ist immer da. Wann kommt der nächsten Anfall? Jede Attacke kann von einer kurzen Bewusstseinspause bis zum Anfall mit Bewusstlosigkeit, Stürzen und Zuckungen der Extremitäten variieren. Eine Betroffene erzählt, wie sie trotzdem ihr Leben meistert - und genießt. Stimmen, die ihren Namen rufen, verschwommene Gestalten, die sich über sie beugen. Was ist passiert? Was ist los mit dir?" Das Wissen über die neurologische Erkrankung, an der in Deutschland circa 800 000 Menschen leiden. "Das Schlimmste war die Angst vor dem nächsten Anfall. Nicht zu wissen wann, wo und wie stark er sein würde".

Warum gerade ich?

Warum gerade ich ? Warum unser Angehöriger ? Warum gerade unser Kind ? Solche Fragen nach der Ursache drängen sich auf, wenn die Diagnose „Epilepsie“ gestellt wird. Allerdings ist der genaue Grund für die meisten Epilepsien noch immer unbekannt, trotz allen Fortschritts mit immer exakter werdenden Untersuchungsmöglichkeiten kommt es nach wie vor, dass der Arzt am Ende der Untersuchungen keine eigentliche Ursache gefunden hat. Selbst wenn diese Auskunft zunächst frustrierend sein kann, so bedeutet sie doch zumindest, dass im Gehirn keine Schäden zu erkennen sind. Die für seine zeitweisen „Aussetzer“ verantwortlich sind. In jedem Fall sollten Betroffene sich so früh wie möglich von dem Gedanken befreien, dass sie selbst für ihre Epilepsie, für die ihres Angehörigen oder für die ihres Kindes verantwortlich sind. Derartige Schuldgefühle sind bis auf ganz seltene Ausnahmen – wenn jemand sich z.B im Rahmen eines Alkoholrausches eine schwere Kopfverletzung zugezogen hat, völlig unbegründet und stellen eine überflüssige Belastung dar. Sich Selbstvorwürfe zu machen ist unbegründet und ist für die Psyche auch nicht gut. Um so tiefer man sich in diese Selbstvorwürfe hineinsteigert kann dies im schlimmsten Falle einen Anfall oder Selbstmord (- Gedanken) auslösen. Dies ist aber von Betroffenen zu Betroffenen unterschiedlich, bei Menschen die die Diagnose sehr belastet sollten sich Psychologische Hilfe in Anspruch nehmen. Dies ist für die Krankheitsbewältigung und den Umgang mit der Erkrankung sinnvoll. Denn Epilepsie ist in den meisten Fällen eine chronische Erkrankung, man muss sein Leben nach der Erkrankung richten um keine Anfälle zu provozieren. Es gibt sogar Schulungsprogramme („Moses – Programm") das Angeboten wird, des weiteren gibt es Selbsthilfegruppen. Als Betroffener oder Angehörige ist es sinnvoll die Hilfsangebote anzunehmen, diese sind sehr hilfreich und sinnvoll. Die Epilepsie sollte kein Grund sein sich von seiner Aussenwelt abzuschotten und in seine eigene Welt zu verfallen, es kann auch sein das die Erkrankung eine Depression und Hilfslosigkeit auslösen kann.

Anatomie des Herz, Gehirns und der Nervenzelle:

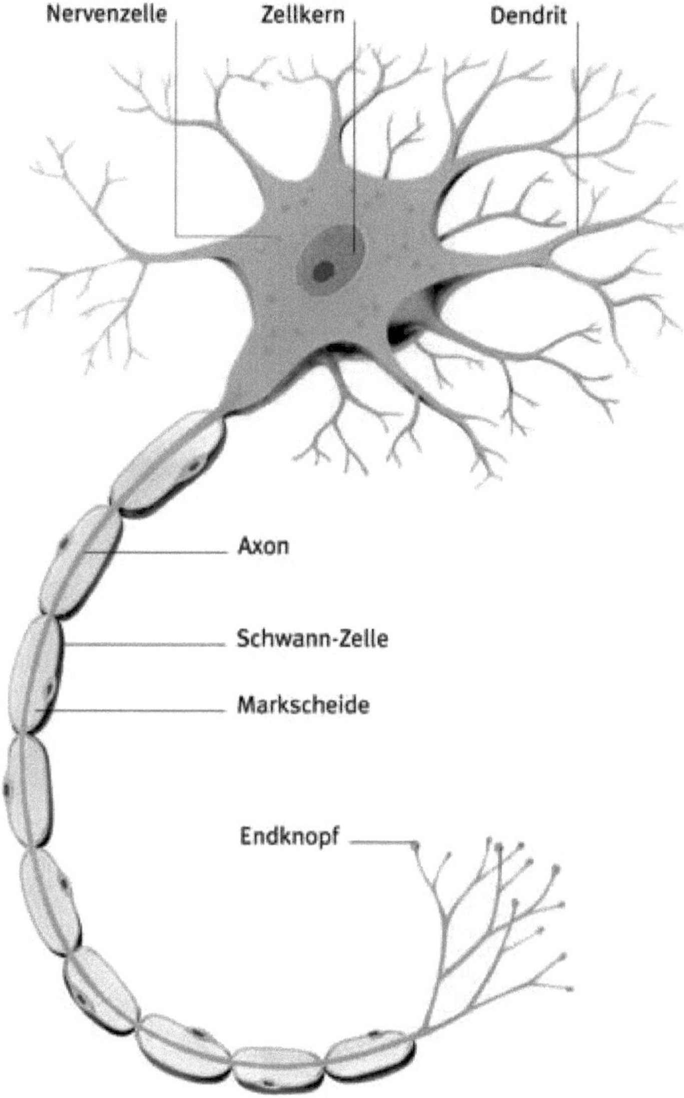

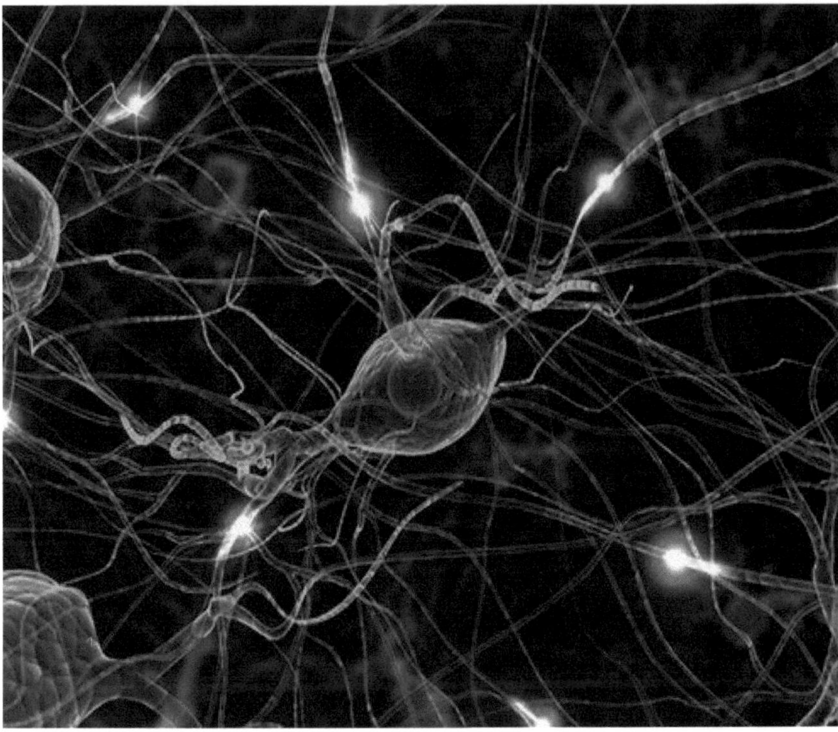

Nervenzelle – unser zweites Gehirn (das Herz des Gehirns)

Nervenzellen, diese spielen bei einem epileptischen Anfall verrückt!

Die Nervenzelle (Neuron):

Die Nervenzelle (Ganglienzelle oder Neuron) ist die kleinste, Funktionelle Einheit des Nervensystems. Neurone unterscheiden sich in einigen wesentlichen Eigenschaften von anderen Körperzellen:

→ Nervenzellen können sich nach Abschluss der Entwicklung nicht mehr teilen oder regenerieren

→ Nervenzellen stehen untereinander über Zellfortsätze (Dentriden und

Axone) in Verbindung
→ Die Informationsübertragung innerhalb der Nervenzellen findet über elektrische Signale statt.

Dentriden sind zuführende (afferente) Fortsätze, der Neurit auch Axon genannt, ist der wegführende (efferente) Fortsatz. Rund um den Neurit sind die sogenannte Schwann´sche Scheide, sie besteht aus eigenen Zellen (Schwann´sche Zellen). Die Einschnürrung zwischen den Zellen (Schnürringe) dienen der Ernährung der Nervenfaser und benachbarte Blutkapillare und der raschen Reizleitung. Zwischen den einzelnen Nervenzellen und der Zwischenzellflüssigkeit findet eine Elektrolytwanderung (vor allem Natrium – und Kaliumaustausch) statt. Dadurch wird die Zellmembran wie eine Batterie aufgeladen. Die Nervenzellen untereinander sind durch Synapsen verbunden. Die häufigste Verbindung ist: Neurit auf Dendrit. Zur Übertragung eines Reizes auf eine Synapse oder ein Erfolgsorgan, ist ein chemischer Überträgerstoff notwendig (Adrenalin und Noradrenalin) an den Enden der Neuriten der sympathischen Nervenzellen. Acetylcholin an den Enden der parasympathischen Nervenzellen. Die Spannungsgefälle (Ruhepotential) zwischen dem Zellinneren und der Zellaußenseite beträgt rund etwa 70 mV (mit negativer Polarität im Zellinnere). Zu den exzitatorischen Transmittern gehört insbesondere die Glutaminsäure, als inhibitorische Substanzen wurden z.B. Gamma – Amino – Buttersäure (GABA) und Glycin erkannt. Paroxysmal – Depolarisation – Shift (PDS).
Zusammengefasst kann eine PDS entstehen eine:

→ Störung der intra – und extrazellulären Ionenverhältnisse

→ Störung der Zellmembran – Funktion, einschließlich der Kanalfunktionen

→ Störung des biochemischen Gleichgewichts zwischen hemmenden (inhibitorischen) und erregenden (exzitatorischen) Transmitter – Substanzen.

Der Zellkörper:

→ *Hauptartikel:* Perikaryn

Jede Nervenzelle besitzt einen Körper, der auch als Soma oder Perikaryon bezeichnet wird. Das Perikaryon umfasst hier den plasmatischen Bereich um den Zellkern, ohne die Zellfortsätze wie Dendriten und Axon. Der Zellkörper enthält neben dem Zellkern verschiedene Organellen wie raues und glattes Endoplastisches Retikulum, Mitochontrien, den Golgi – Apparat und weitere. Charakteristisch für den Zellkörper von Neuronen ist das verdichtete Auftreten des Endoplasmatischen Retikulums und dessen Ansammlung als Nissl – Substanz zu Nissl-Schollen, die dagegen in den Fortsätzen und auch im Axonhügel fehlen. Im Soma werden alle Proteine und weitere wichtige Substanzen gebildet, die für die Funktion der Nervenzelle notwendig sind; abhängig von Typ und Größe des Neurons misst sein Perikaryon zwischen 5µm und mehr als 100µm. Erregungen anderer Zellen werden auf die Äste von Dendriten lokal übertragen und breiten sich als elektrische Spannungsänderungen über die Membran dieser Nervenzellfortsätze aus, mit zunehmender Entfernung schwächer werdend. Einander überlagernd laufen sie im Bereich des Perikaryons zusammen, wo sie gesammelt und integrierend verarbeitet werden. Dies geschieht durch räumliche und zeitliche Summation der verschiedenen Änderungen des Membranspotential. Vom Ergebnis der Summation am Ort des Axonhügel hängt es ab, ob das Schwellenpotential hier nun überschritten und damit ein Aktionpotential ausgelöst wird (siehe Alles oder nichts Gesetz) oder nicht. Entstehende Aktionspotentiale werden dann aufeinanderfolgend über den Axonfortsatz weitergeleitet und die Erregung auf andere Zellen übertragen.

Die Dendriten:

Vom Zellkörper einer Nervenzelle gehen verschiedene plasmatische Fortsätze aus. Die Dendriten (griechisch δένδρον *dendron* 'Baum') sind fein verästelte Nervenzellfortsätze, die vom Soma auswachsen und Kontaktstellen für andere Zellen bilden, deren Erregung hier auf die Nervenzelle übertragen werden kann. Über eine Synapse wird das Neuron mit einer bestimmten Zelle verknüpft und nimmt mit der lokal zugeordneten postsynaptischen Membranregion eines Dendriten Signale auf. Der Dendritenbaum einer einzigen Nervenzelle kann mehrere Tausend solcher synaptischen Kontakte aufweisen, über die ihr verschiedene Signale zufließen, die je lokal als bestimmte Veränderungen des postsynaptischen Membranpotentials abgebildet werden. Die einzelnen Kontaktstellen können jeweils unterschiedlich gestaltet werden; bei manchen Neuronen finden sich dafür besondere Ausbildungen in Form dendritischer Dornen. Allein die synaptische Aktivierung am Dendriten vermag schon Veränderungen zu bewirken, die noch lange anhalten können (siehe synaptische Plastizität).

Der Axonhügel:

Einen besonderen, von Nissl-Schollen freien Bereich des Zellkörpers bildet der Ursprungskegel des Neuriten oder Axonhügel, aus dem das eine Axon einer Nervenzelle hervorgeht. Hier ist das Schwellenpotential deutlich erniedrigt, sodass postsynaptische Potentiale am ehesten an dieser Stelle des Perikaryons ein Aktionspotential auszulösen vermögen. Die im anschließenden ersten Abschnitt des Axons, seinem Initialsegment, gebildeten Aktionspotentiale werden über das Axon fortgeleitet. Der Axonhügel ist damit jener Ort, an dem postsynaptische Potentialänderungen integriert und in Serien von Aktionspotentialen überführt beziehungsweise somit analoge in digitale Signale umcodiert werden. Durch sein niedriges Schwellenpotential und die Lage des Axonhügels wird sichergestellt, dass im Falle einer Erregung der Nervenzelle Aktionspotentiale an dieser Stelle entstehen und über ihr Axon weitergeleitet werden.

Das Axon:

Das Axon (griechisch ἄξων *axōn* ‘Achse’) einer Nervenzelle ist der am Axonhügel entspringende gliaumhüllte Neurit, über den ihre Erregung an andere Zellen weitergeleidet wird. Im initialen Abschnitt ausgelöste Aktionspotentiale werden über das Axon und dessen Seitenzweige (Kollaterale) bis in die terminalen Abschnitte fortgeleitet, die meist als präsynaptische Endigungen ein Endknöpfchen bilden. Abhängig vom Ort der Zielzelle und je nach Art und Größe der Nervenzelle treten dabei in Länge und Durchmesser der Axone beträchtliche Unterschiede auf. Die Axone der Nervenzellen von Säugetieren sind etwa 0,05 µm bis 20 µm dick und bei Menschen zwischen 1µm und etwas über 1 m lang. Im Verlauf werden diese Fortsätze der Nervenzellen von Gliazellen des

Nervensystems – im peripheren von den Schwann - Zellen und im zentralen von der Oligodendroglia – umhüllt. Axon und Hülle bilden zusammen eine Nervenfaser. Wenn Gliazellen den Achsenzylinder durch mehrfache Umwicklungen einhüllen, entsteht aus ihren Membranlamellen eine isolierende Mark- oder Myelinscheide um das Axon, wobei an den Zellgrenzen jeweils eine schmale Lücke bleibt – Ranvier - Schnürrring bzw. -Knoten (Nodus) genannt – zwischen den einzelnen Gliazellen aufeinander folgender Abschnitte (Internodien). Dieser Aufbau kennzeichnet markhaltige Nervenfaser und ermöglicht eine schnellere sprungweise Erregungsleitung als bei den sogenannten marklosen Nervenfasern mit einfacher Umhüllung ohne Myelinscheide. Im Zytoplasma des Axons (Axoplasma) ist ein besonders strukturiertes Zytoskelett aus Neurofibrillen und Mikrotubuli zu finden, das insbesondere dem axonalen Transport innerhalb dieses, oft außerordentlich langen, Zellfortsatzes dient. Darüber werden die im Soma synthetisierten Proteine und Membranhüllen zum terminalen Axon transportiert (*anterograd*). Doch auch in umgekehrter Richtung findet ein rascher Stofftransport in Richtung Zellkörper statt (*retrograder Transport*).

Aufbau der Nervenzelle:

Eine Nervenzelle besteht aus:

→ Zellkörper mit Kern und Zytoplasma

→ Dendrit (zur Informationsaufnahme)

→ Axon, auch Neurit genannt (zur Befehlsweiterleitung und – abgabe)

Funktion:

Die Synapse ist die Stelle, an der Erregung von einer Zelle auf eine andere übertragen werden kann. Dabei wird zumeist ein Neurotransmitter benutzt, um die schmale Lücke zwischen den Zellen, synaptischer Spalt genannt, zu überbrücken. Synapsen lassen sich als Schnittstellen zwischen_Zellen auffassen, über die Nervenzellen mit anderen Zellen kommunizieren. Doch sind die Neuronen als Teile des Nervensystems hier nicht unmittelbar verbunden; und auch die Bedingungen der Signalübertragung sind nicht völlig festgelegt, sondern in gewissen Grenzen formbar. Auf diese Weise miteinander verknüpft, bilden Neuronen insgesamt ein formbares (plastisches) neuronales_Netzwerk, das sich genauer betrachtet durch jeden Akt seiner Nutzung in der Wirkung etwas verändert.

Eine einzelne Nervenzelle kann über zahlreiche Synapsen mit anderen Zellen in Beziehung sein, sowohl bezüglich der bei ihr eingehenden Signale als auch bezogen auf die von ihr ausgehenden Signale. Eine Purkinjezellen des Kleinhirns beispielsweise nimmt über rund 100.000 dendritische Synapsen Eingangs-Signale anderer Neuronen auf. Eine Körnerzelle im Kleinhirn sendet über mehrere hundert Synapsen Ausgangs-Signale an andere Neuronen, auch Purkinjezellen. Die Gesamtzahl an Synapsen im menschlichen Gehirn wird auf etwas unter einer Billiarde geschätzt.

Glia:

Die Neurone werden von Bindegewebe (Gliazellen) umgeben. Diese Gliazellen dienen dem Schutz, der Stabilität und der Ernährung der Neurone. Beim peripheren Nerven werden die Gliazellen als Schwann – Zellen bezeichnet, die dann das Axon schlauchförmig umhüllen. Diese schützende Ummantelung wird auch als Myelinscheide bezeichnet, die wie eine Isolierung wirkt und für eine schnellere Erregungsübertragung sorgt. Im Verlauf einer peripheren Nervenfaser sind kleinere Einschnürrungen in der Myelinscheide sichtbar, die sogenannten Ranvier – Schnürringe.

Synapse:

Synapsen dienen der Informationsübertragung zu anderen Zellen. Die Synapse ist die Kontaktstelle des Axons einer Nervenzelle mit einem anderen Neuron, einem Muskel oder einer Drüsenzelle.

Bau einer Synapse:

Eine Synapse besteht aus drei Bereichen:

→ Präsynaptischer Endkopf des Axons der Nervenzelle, von der die Erregung kommt

→ Synaptischer Spalt zwischen Axon und Zielzelle

→ Postsynaptische Membran der Zielzelle (z.B. Muskel)

Erregungsübertragung an der Synapse:

Durch das elektrische Signal im Axon wird ein Übertragerstoff (Neurotransmitter) aus den Speichervesikeln des Axons in den synaptischen Spalt ausgeschüttet. Dieser Transmitter diffuntiert dann zur postsynaptischen Membran und lagert sich an speziellen Rezeptoren an, was dann wiederrum zu einer elektrischen Veränderung der Zielzelle führt. Solche Neurotransmitter sind z.B:

→ Acetylcholin (für Übertragung Nerv – Muskel, im vegetativen Nervensystem, bedeutsam u.a. bei Alzheimer – Demenz)

→ Noradrenalin (z.B. für Sympatikus, bedeutsam bei Depression)

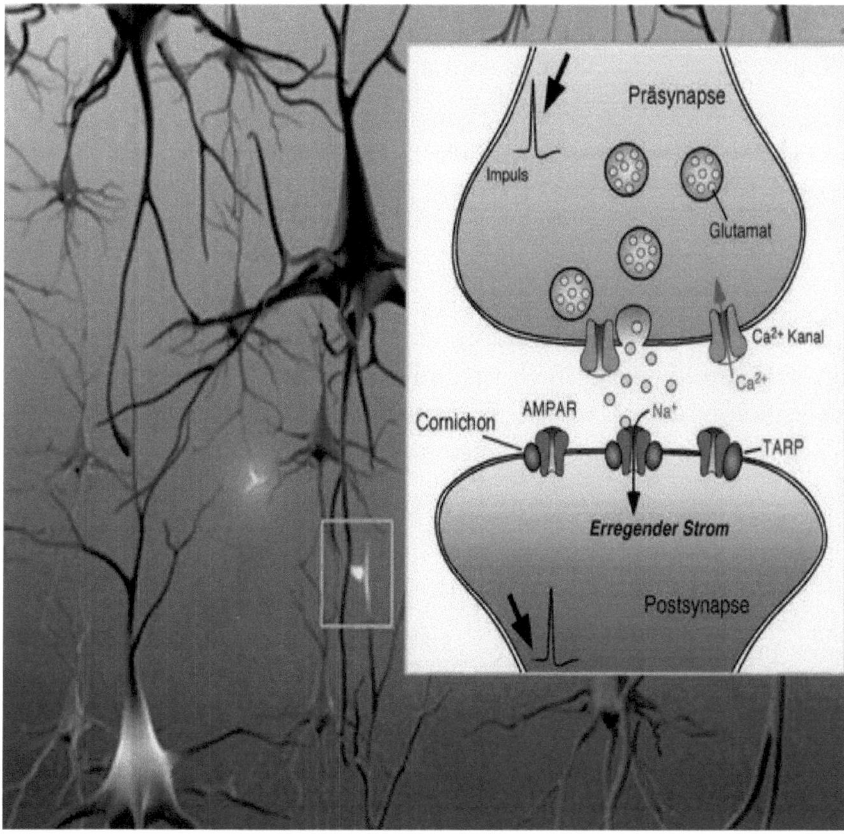

→ Dopamin (bedeutsam bei Morbus Parkinson und Schizophrenie)

→ Serotonin (u.a. bedeutsam bei Depression)

→ GABA (bedeutsam bei Epilepsie und als Ansatzpunkt für die Wirkung von Benzodiazepinen)

Ruhepotential, Aktionspotential und Erregungsleitung:

An der Membran lebender Zellen ist ein sogenanntes Ruhepotential, das immer messbar ist. Es kommt durch ungleiche intra – und extrazellulären Ionenverteilung zustande und beträgt etwa minus 60 – 100 mV. Ist der Reiz für eine Nervenfaser stark genug, kommt es zum Aktionspotential und der elektrischen Fortleitung des Signals.

Ablauf:

→ Das negative Ruhepotential wird zu null hin verschoben

→ Nach Erreichen einer kritischen Reizschwelle (Schwellenpotential) kommt es zum schnellen Anstieg der Na+ Leitfähigkeit, der Depolarisation

→ Anschließend Repolarisation mit Ausbildung der vorherigen Ladungsverhältnisse

Kurz nach der Depolarisation folgt die sogenannte Refraktärzeit, in der Nerv und Muskel auch durch starke Reize nicht erregbar sind. Die Depolarisation ist als „Alles oder Nichts“ - Antwort zu verstehen, zu der es erst beim erreichen des Schwellenpotentials kommt. Das entstandene Aktionspotential wird vom Axon der Nervenfaser bis zu der Synapse fortgeleitet. In der Refraktärzeit ist die Nervenfaser nicht erregbar.

Nervenzellen lernen leiden:

Gemeinsames Kennzeichen aller Epilepsieformen ist eine gesteigerte Krampfbereitschaft zentraler Nervenverbände, durch ein Ungleichgewicht zwischen hemmenden und fördernden Neurotransmitter hervorgerufen.

Neurotransmitter:

Neurotransmitter dienen an chemischen Synapsen als Botenstoffe für die Erregungsübertragung von einer Nervenzelle auf eine andere Zelle (*Transmission*). Die Transmitter werden bei Erregung der „Senderzelle“ präsynaptisch ausgeschüttet, überbrücken den synaptischen Spalt zwischen den Zellen und werden postsynaptisch von der „Empfängerzelle“ mittels besonderer Rezeptorproteine empfangen. Diese erkennen das jeweilige Transmittermolekül spezifisch an seiner räumlichen Form und Ladungsverteilung durch komplementäre Strukturen und binden es reversibel.

Die Bindung führt zu einer Umbildung der Rezeptorstruktur (Konformationsänderung). Dies kann direkt (Ionotrop) auslösend oder mittelbar (Metabotrop) anstoßend die Öffnung von Ionenkanälen in der Membran beeinflussen, dadurch kurzzeitig Ionenströme zulassen und damit vorübergehend eine Änderung des Membranpotentials dieser Region herbeiführen. Je nach Ausstattung der postsynaptischen Membran wird als lokale Antwort dann eine Potentialdifferenz (postsynaptisches Potential, PSP) hervorgerufen, welche entweder die Erregung der Empfängerzelle begünstigt bzw. auslöst (erregend, exzitatorisches PSP) oder aber deren Erregung für kurze Zeit erschwert bzw. verhindert (hemmend, inhibitorisches PSP). Die mittels des Transmitters übertragene Erregung wirkt an einer chemischen Synapse also entweder erregend oder hemmend auf die nachgeordnete Zelle, was durch die Rezeptortypen und die Ionensorten der beeinflussten Membrankanäle in der jeweils verknüpften Zelle festgelegt wird. Bei Neuromuskulären Synapsen beispielsweise werden Impulse erregter Nervenzellen an motorischen Endplatten mittels Acetylcholin (ACH) als Transmittersubstanz auf Muskelfasern übertragen und wirken auf diese Effektoren erregend, das postsynaptische Endplattenpotential kann also ein Aktionspotential dieser Zellen auslösen. In den Muskelzellen führt dieses zur Kontraktion, was sich am zugehörigen Erfolgsorgan als Verkürzung des Muskels zeigen kann. Begrenzt wird die Wirkung des möglicherweise erneut bindenden Transmitters hier vor allem durch dessen enzymatische Zerlegung (Acetycholinesterase) im synaptischen Spalt.

(Quelle Wikipedia)

HCN – Kanäle:

(Calciumkanäle)

Kleine Unterfamilie der Proteingruppe der Ionenkanäle. Fördert rhythmische Aktivität in den spontan aktiven Nervenzellen. Im Gehirn physiologische Relevanz als primärer und Sekundärer Schrittmacher.

Spannungsabhängigen Ca2+ Kanäle:

L – Typp: Großer Strom, postsynaptisch an Neuronen und glatter Muskulatur, gehemmt durch „Ca – Kanalblocker“

T Typ: Geringer Strom, postsynaptisch vor allem Thalamus –

gehemmt durch Valproat oder Ethosuximid

N – Typp: Präsynaptisch, gehemmt durch Conotoxine

Natriumkanalblocker:

Wesentlicher Wirkmechanismus in der Blockade des Natriumkanals.

Vernetzung der Nervenzellen:

Während das Gehirn einer Ratte etwa 200 Millionen Neuronen enthält, besitzt das eines Menschen neueren Untersuchungen zufolge etwa 86 Milliarden Nervenzellen, wobei in beiden Fällen etwa ein fünftel in der Großhirnrinde (Kortex *cerebri*) liegen, und über zwei Drittel im Kleinhirn (*Cerebellum*). Miteinander verbunden sind Neuronen über Synapsen, im menschlichen Hirn geschätzt rund 100 Billionen, sodass durchschnittlich eine Nervenzelle mit 1000 anderen verbunden wäre und von jedem anderen Neuron aus in höchstens vier Schritten erreicht werden könnte. Doch gibt es lokal deutliche Abweichungen von diesem Mittelwert,denn nicht die Dichte, sondern das Muster von neuronalen Verknüpfungen ist für neurale Funktionen entscheidend. Ein häufiges Organisationsprinzip des Gehirns ist die Abbildung von Nachbarschaftsverhältnissen: was nebeneinander im Körper liegt, wird in Hirnarealen oft nebeneinander repräsentiert (Somatotopie).

Obwohl ausschließlich die Nervenzellen Erregungen als neuronale Impulse leiten und an Synapsen über Neurotransmitter als Signal weitergeben, spielen die sie umgebenden Gliazellen dabei keine unwesentliche Rolle. Die insgesamt etwa ebenso häufigen, meist kleineren Gliazellen ermöglichen Nervenzellen eine rasche Erregungsleitung und störungsfreie Signalübertragung, nehmen ausgeschüttete Botenstoffe auf, sorgen für die Bereitstellung von Nährstoffen und sind an den physiologischen Barrieren der Blut – Hirn - und der Blut – Liquor - Schranke beteiligt. Im sich entwickelnden Gehirn, und in sich weiterentwickelnden Hirnregionen, nehmen sie Einfluss auf die Ausbildung, Stabilität und Gewichtung der synaptischen Verbindungen zwischen Neuronen; bei Schädigungen peripherer Nerven bilden sie eine zur Wiederherstellung nötige

Leitstruktur.

Arbeitsweise der Nervenzelle:

Eine Nervenzelle erhält ein Signal, in dem Neurotransmitter, die beispielsweise von einer vorgelagerten Zelle ausgeschüttet wurden, an spezielle Rezeptoren in der postsynaptischen Membran in den Dendriten oder auch des Somas der zu erregenden Zelle anbinden. Ist die Erregung auf diese Weise übertragen, wird sie über die Dendriten an das Soma der Nervenzelle und von dort zum weitergeleitet. Jede der eingehenden Axonhügel Depolarisationen an den verschiedenen Synapsen der Nervenzelle verändert dabei das Membranpotential an der axonalen Membran, wo bei Überschreiten eines Schwellenwertes ein Aktionspotential ausgelöst wird. Generell gilt: Je näher eine Synapse am Soma ansetzt, desto stärker ist ihr Einfluss auf die Nervenzelle, je länger der Weg, den die Erregung zurücklegen muss, desto schwächer wird der Einfluss. Eine stärkere Reizung eines Dendriten resultiert also in einer stärkeren Depolarisierung . Nahezu gleichzeitig einlaufende Reize addieren sich in ihrer Wirkung, was bedeutet, dass sich innerhalb der Zelle und am Axonhügel ein Erregungspotential aufbaut (Summation).

Im Axonhügel entscheiden nun bestimmte Faktoren nach den Regeln des Alles - oder - nichts - Gesetzes über das auslösen eines Aktionspotentials, wobei entschieden wird, ob das Schwellenpotential erreicht und überschritten wurde. Ist dies der Fall, kommt es jetzt zur Freisetzung des Aktionspotentials entlang des Axons durch die Depolarisation des Axons. Das wiederum geschieht an der Biomembran, dem sogenannten Axolem, welches den intrazellulären Bereich (Innen) vom extrazellulären Bereich (Aussen) abgrenzt.

Im inneren des Axons wie auch außerhalb der Membran befinden sich Ionen. Die Biomembran des Axons bewirkt, dass zwischen Innen und Außen verschiedene Konzentrationen der Ionen bestehen, so dass an der Außenwand des Axons eine andere elektrische Ladung anliegt als innen – das Zellinnere ist negativ geladen. Man spricht von einer Polarisation oder einem Ruhepotential. Die Herstellung und Aufrechterhaltung der Polarisation verrichtet die Axolem mit Hilfe einer Natrium – Kalium - Pumpe, benannt nach den Ionen der Elemente Natrium und Kalium, die bei der Erregungsübertragung eine wichtige Rolle spielen. Diesen Vorgang nennt man aktiven Transport, da bei ihm Energie zugeführt werden muss. Wandert nun ein Aktionspotential durch die Änderung des Konzentrationsgefälles der Ionen innerhalb des Axons am Axon entlang bis zum Endknöpfchen, so stößt dieser elektrische Impuls am Ende des Axons an eine Grenze, da eine Übertragung des elektrischen Signals durch den synaptischen Spalt zwischen den beiden Zellen nicht möglich ist. Der Reiz wird chemisch über die Synapsen weitergeleitet und analog dem schon beschriebenen Vorgang auf eine andere Zelle übertragen.

Sobald ein Aktionspotential ausgelöst wurde, braucht die Zelle Zeit, um das Membranpotential wieder aufzubauen (Repolarisation). Während dieser Pause, auch Refraktärphase genannt, kann kein neues Aktionspotential ausgelöst werden. Wenn also von nacheinander einlaufenden Reizen einer so stark ist, dass die Zelle ein Aktionspotential bildet und der nachfolgende Reiz während der Refraktärzeit einläuft, bildet die Zelle dafür kein neues Aktionspotential aus.

Je mehr Aktionspotentiale die Zelle pro Sekunde abfeuert, desto stärker ist der Reiz. Die Erregungsleitung ist grundsätzlich in beide Richtungen möglich. Bedingt durch die Inaktivierung der Natrium - Kanäle erfolgt die Weiterleitung der Aktionspotentiale bevorzugt in eine Richtung. Man sagt auch, die Nervenzelle feuert. Dies kann sie in einer Sekunde bis zu 500 mal.

Voraussetzung für die Funktion des Neurons ist also seine Fähigkeit, einen elektrischen Impuls zu empfangen und weiterzuleiten.

(Quelle: Wikipedia)

Das Gehirn:

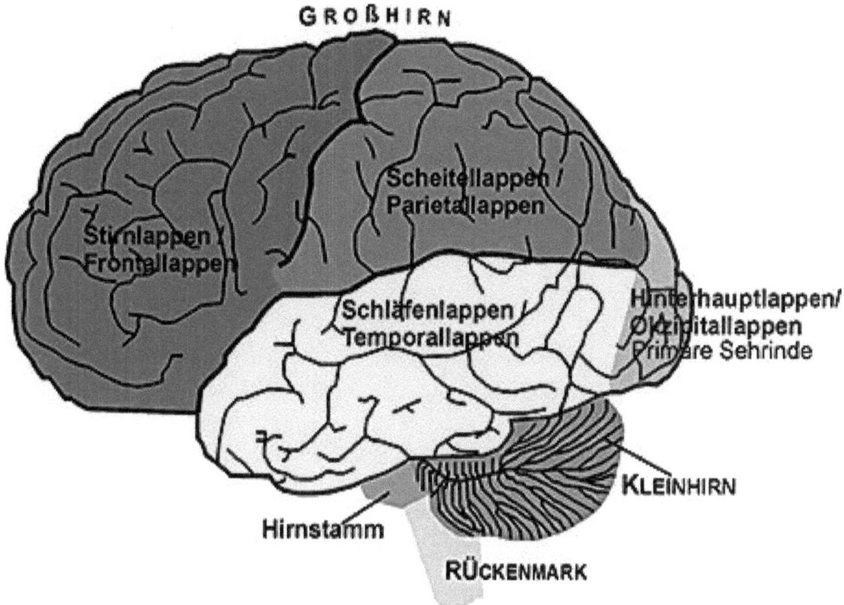
GROßHIRN
Scheitellappen /
Parietallappen
Stirnlappen /
Frontallappen
Schläfenlappen /
Temporallappen
Hinterhauptlappen/
Okzipitallappen
Primäre Sehrinde
KLEINHIRN
Hirnstamm
RÜCKENMARK

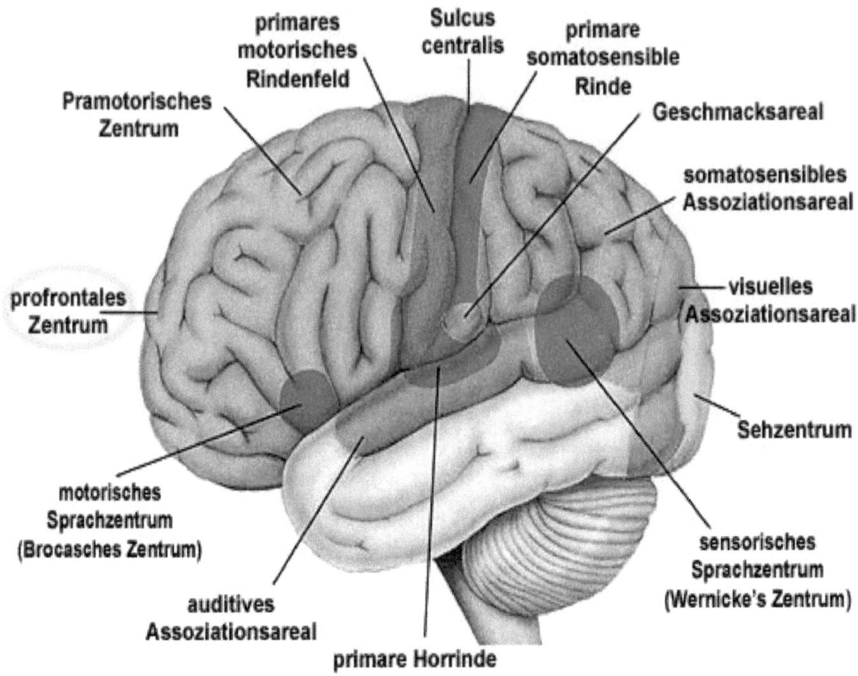

Das Gehirn:

Als Gehirn oder Hirn , lateinisch cerebrum, griechisch ἐγκέφαλος *enképhalos* – der im Kopf gelegene Teil des zentralen Nervensystems bezeichnet. Das Hirn, anatomisch Encephalon genannt (von griechischἐν *en* ‚in' und κεφαλή *kephalē* ‚Kopf'), liegt geschützt in der Schädelhöhle, wird umhüllt von Hirnhäuten und besteht hauptsächlich aus Nervengewebe. In Höhe des Foramen magnum geht es in das Rückenmark über, beide zusammen bilden das Zentralnervensystem (ZNS).

Das menschliche Gehirn:

Die Länge aller Nervenbahnen des Gehirns eines Erwachsenen Menschen beträgt etwa 5,8 Millionen Kilometer, das entspricht dem 145-fachen Erdumfang. Das Volumen eines menschlichen Gehirns liegt bei einem Mann bei durchschnittlich etwa 1,27 Litern, bei einer Frau bei etwa 1,13 Litern.

Großhirn:

Das Großhirn mit seinen beiden Hälften (Hemisphären) nimmt den größten Teil des Gehirns ein. Es umschließt ein System von Hohlräumen (Ventrikel), die mit klarer Flüssigkeit (Liquor) gefüllt sind, sowie ein großes Hirnkerngebiet unterhalb und seitlich der Ventrikel. Dort befinden sich Ansammlungen von Nervenzellen (Basalganglien), z.B Claustrum und Corpus stratum. Die Oberfläche des Großhirns ist durch zahlreiche Windungen und Furchen vergrößert. Die beiden Hirnhälften sind durch unzählige Nervenbahnen (die den Balken bilden) miteinander verbunden. Bei Ausfällen in einer Gehirnhälfte kann die Funktion zum Teil durch die gegenüberliegende Hirnhälfte übernommen werden. Bei Motorik und Sensibilität ist eine Hirnhälfte in der Regel für die gegenüberliegende Körperseite verantwortlich. Das Großhirn wird in 4 Hirnlappen eingeteilt:

→ **Stirnlappen (**Lobus frontalis)

→ **Scheitellappen** (Lobus parietalis)

→ **Schläfenlappen** (Lobus temporalis)

→ **Hinterhauptslappen** (Lobus occipitalis)

Stirnlappen / Frontallappen:

Mit Stirnlappen des Gehirns werden jeweils die vorderen Lappen (Lobi) der beiden annähernd spiegelgleichen Hälften des Großhirns (Cerebrum / Telencephalon), die jeweils unterschiedliche Aufgaben übernehmen. Die Stirnlappen erfüllt motorische Funktionen, er steuert und kontrolliert also Bewegungen. Des weiteren gilt das Stirnhirn als Sitz der Persönlichkeit und des Sozialenverhaltens. Da es als „menschlicher Teil des Gehirns" betrachtet wird, bezeichnen manche Autoren den Frontallappen sogar als das „Organ der Zivilisation". Der Frontallappen füllt die vordere Schädelgrube. Er erstreckt sich vom vorderen Hirnpol bis zum Zentralfurche (Sulcus centralis), eine Furche, die den Stirnlappen vom Parietallappen trennt. Der Sulcus lateralis bildet die Grenze zum Temporallappen (Schläfenlappen). Verdeckt unter dem Stirnlappen liegt die Inselrinde. Man kann den Stirnlappen in einen motorischen und prämotorischen Bereich (zusammen als Mortokortex bezeichnet) sowie einen präfrontalen Bereich (präfrontaler Kortex 9) unterteilt. Zum Stirnlappen gehören unter anderem der Gyrus praeccentralis, die Gyrus frontalis inferior, superior und medius, das Operculum frontale, der Gyrus rectus sowie die Gyri orbitalis.

Funktion:

Ein großer Teil des Stirnlappens wird vom Motocortex eingenommen, der bewegungen steuert. Unterschieden wird dabei die primär – motorische Rinde, die prämotorische Rinde und die supplementär – motorische Rinde des Mortocortex. Im Gyrus praecentralis, also der Hirnwindungen an der Furche, die die Grenze zum Parietallappen markiert, ist die primär – motorische Rinde lokalisiert. Sie steuert die Ausführung von Bewegungen, während die prämotorische Rinde die notwendigen Bewegungen auswählt. Der präfrontale Cortex reguliert die kognitiven Prozesse so, dass situationsgerechte Handlungen ausgeführt werden können. Der Motorcortex ist Ursprung der Pyramidenbahn.

Scheitellappen / Parietallappen:

Der Scheitellappen ist ein Abschnitt des Großhirns. Die vordere Begrenzung des Scheitellappens wird durch die Zentralfurche (Sulcus centralis) gebildet. Seine hintere Grenze zum Occipitallappen erstreckt sich in einer gedachten Linie vom Sulcus parietoccipialis in Richtung Incisura praeoccipitalis. Seine untere (ventrale) Grenze zum Temporallappen befindet sich auf Höhe des Sulcus lateralis (Sylvische Fissur). Der Scheitellappen beherbergt noch zwei weitere wichtige anatomische Strukturen: Den Sulcus postcentralis, welcher parallel zur Zentralfurche verläuft und den vorderen Scheitellappen begrenzt. An den Sulcus postcentralis häufig angeschlossen findet sich der Sulcus intraparietalis, welcher selbst die hintere Parietalrinde (Cortex parietalis posterior) in ein oberes (Lobulus parietalis superior) und unteres (Lobulus parietalis inferior) Scheitelläppchen unterteilt.

Funktion:

Allgemein spielt der Scheitellappen eine wichtige Rolle bei der Integration sensorischer Informationen. Er enthält die Brodmann – Areale 1,2,3,5,7,39,40 und 43.

Der vordere Bereich ist beteiligt an somaosensorischen Funktionen. Der obere Bereich wirkt bei der visuellen Steuerung von Bewegungen und Erkennung von Reizen im betrachter bezogenen Raum mit und ermöglicht damit die räumliche Aufmerksamkeit, den Wechsel von einem Reiz auf den anderen. Der untere Bereich ist für das räumliche Denken und „quasi – räumliche“ Prozesse wie Rechnen und Lesen zuständig. Als ein weiteres separates Funktionszentrum lässt sich der Sulcus intraparietalis ansehen, besteht aus mehreren funktionellen Arealen. Welche als Schnittstelle zwischen den Sinnessystem (vor allem des visuellen Systems) und dem motorischen System für die Berechnung, Ausführung und Kontrolle von Hand und Augenbewegungen fungieren. Die genaue Anzahl dieser Areale und ihre Funktion sind derzeit Gegenstand der aktuellen Hirnforschung.

Occipitallappen:

Der Occipitallappen / Hinterhauptslappen ist der hinterste Anteil des Großhirns und der kleinste der vier Hirnlappen. Als Teil des visuellen Systems verarbeitet er die visuellen Impulse, weshalb er das Sehzentrum des Gehirns. Der Occipitallappen liegt am Hinterhauptsbein an. Er sitzt auf dem Kleinhirn, von dem er durch das Kleinhirnzelt getrennt ist. Nach vorn grenzt er an den Scheitellappen, von dem er durch den Sulcus parieoccipitalis getrennt ist, sowie den Schläfenlappen, zu dem keine klare Grenze erkennbar ist. Der Occipitallappen wird unterteilt durch den Sulcus calcarinus, oberhalb dessen der Cuneus liegt und unterhalb der Gyrus lingualis. Der Occipitallappen enthält die primäre und sekundäre Sehrinde (visueller Cortex).

Funktion:

Horizontalschnitt der linken Großhirnhemisphäre. Unten links ist die Sehrinde als Area striata zu sehen.

Primäre Sehrinde:

An der Körpermitte zeigenden (medialen) Seite des Occipitallappens befindet sich der sogenannte Sulcus calcarinus, der sich als Calcar avis in das Hinterhorn (Cornu posterius) des Seitenventrikels einsenkt. Beidseits des Sulcus liegt die primäre Sehrinde, die dem Brodmann – Areal 17 entspricht. Dieser Bereich besitzt einen für den Neocortex typischen sechsschichtigen Aufbau. Auffälliges Merkmal der Sehrinde ist ein zusätzliches Nervenfaserband in der Lamina IV (innere Körnerschicht), das als Gennari – bzw Vicq – d´Azyr – Streifen bezeichnet wird. Dieser ist makroskopisch erkennbar und der Grund, warum das Areal auch Area striata (gestreiftes Gebiet) genannt wird. In jedem Occipitallappen werden die visuellen Impulse der temporalen ipsilateralen und der nasalen kontralateralen Netzhaut (Retina) verarbeitet, d.h im rechten Occipitallappen werden die Signale der jeweils rechten hälfte der Netzhaut beider Augen verarbeitet, der linke Occipitallappen ist für die Signale der linken Netzhauthälften beider Augen zuständig. Dabei ist jedem Punkt auf der Netzhaut ein kleines Gebiet in der Sehrinde zugeordnet. Die Fovea centralis, also die Stelle des schärfsten Sehens der Netzhaut, nimmt entsprechend ihrer Wichtigkeit gegenüber den anderen Bereichen etwa 80% der Sehrinde ein. Die Informationsverarbeitung erfolgt in sogenannte „kortikalen Säulen", also in übereinander gelagerten Zellverbänden. Es finden sich hier auch Zellverbände, die auf bestimmte Muster (z.B Linien bestimmter Orientierung) ansprechen und diese Informationen quasi aus dem Gesamteindruck herausfiltert (sog. Eigenschaftsextraktion)

Sekundäre Sehrinde:

Das sekundäre Sehzentrum gehört zu den Assoziationszentren des Gehirns und entspricht den Brodmann – Arealen 18 und 19. Dieses Gebiet wird auch Area parastriata genannt, da es der Area striata benachbart liegt. Hier werden die verarbeiteten Muster aus der primären Sehrinde bekannten Sinneseindrücken gegenübergestellt und somit interpretiert und erkannt. Von der sekundären Sehrinde laufen Bahnen in andere Rindenareale des Großhirns, etwa zum Gyrus angularis zur Verknüpfung mit der Sprache, oder in den Frontallappen, wo die Augenbewegung koordiniert wird.

Temporallappen / Schläfenlappen:

Der Temporallappen ist einer der vier Lappen des Großhirns und macht dessen laterobasalen (seitlich und unten gelegenen) Anteil aus. Er wird nach oben und vorne vom Sulcus lateralis gegen den Scheitellappen und den Stirnlappen abgegrenzt, nach hinten grenzt er an den Hinterhauptslappen. Der Temporallappen enthält den primären auditorischen Cortex, das Wernicke – Sprachzentrum und wichtige Strukturen für das Gedächtnis.

Primärer auditorischer Cortex:

In der Tiefe des Sulcus lateralis liegen die Gyri temporales transversi, die den primären auditorischen Cortex bilden (Brodmann – Areal 41 9. Die Nervenfasern aus dem Ohr ziehen nach der Kreuzung zur Gegenseite über den Liemniscus lateralis zu den Colliculi inferiores zum Corpus geniculatum mediale. Durch die Capsula interna erreichen sie dann die primäre Hörrinde. Die Hörrinde zeigt log dem sensorischen und motorischen Cortex eine tonotopische Gliederung nach Frequenzen. Die Hörbahn besitzt mehrere Kommissurensysteme, die einen Faserwechsel ermöglichen. So gelangen auch einige Faserbündel zur gleichseitigen Hörrinde, was Bedeutung für das Richtungshören hat.

Wernicke – Sprachzentrum:

(Sensorische Sprachzentrum)

Im Gyrus temporalis superior befinden sich ein sensorisches Sprachzentrum (das sogenannte Wernicke – Zentrum, Brodmann – Areal A22), das für das Sprachverständnis wichtig ist. An der Verarbeitung und dem Verständnis von Sprache sind noch eine ganze Reihe weiterer Areale beteiligt. Das Wernicke – Areal kommt nur in der dominanten Hirnhemisphäre vor (d.h, in der Hirnhälfte, in welcher die Sprache sowohl motorisch, als auch sensorisch verarbeitet wird), die bei Rechtshändern normalerweise links lokalisiert ist, sich bei Linkshändern jedoch wahlweise links oder rechts befinden kann. Das Wernicke Sprachzentrum liegt im Schläfenlappen und ist für Verstehen und Interpretation von Wörtern zuständig.

Motorische Sprachzentrum (Broca Feld):

Das Broca Sprachzentrum befindet sich im Bereich der unteren Frontalwindung und führt bei Schädigung zur motorischen Aphasie.

Sehzentrum:

Das Sehzentrum ist im Hinterhauptslappen lokalisiert. Über die Netzhaut aufgenommenes Licht wird nach Umwandlung in elektrische Impulse über den Sehnerven zum Sehzentrum geleitet und dort zu einem bewussten Scheindruck verarbeitet.

Riechzentrum:

Das Riechzentrum ist im Schläfenlappen vorne lokalisiert. Die über den Riechnerv aufgenommenen Riecheindrücke werden als elektrischer Impuls zum Riechzentrum geleitet und dort zu bewussten Geruchseindruck verarbeitet.

Hörrinde:

Die Hörrinde verarbeitet die vom Ohr eintreffenden Reize zu bewussten Hörempfindungen.

Gedächtnisstrukturen:

Der mediale Teil des Temporallappens enthält den Hippocampus, den entorhinalen, perihinalen und parahippocampalen Cortex, die das bedeutendste „Koordinationszentrum" des deklarativen (expliziten) Gedächtnisses darstellen. Der untere temporale Bereich selbst ist Teil des visuellen Arbeitsgedächtnis. Hier wird das, was gerade wahrgenommen wird, kurzzeitig gespeichert (Sekunden bis Minuten). Auch der Vergleich mit den nächstfolgenden Wahrnehmungsinhalten erfolgt hier. Der Hippocampus wird erst dann benötigt, wenn bestimmte Informationen mittel – bis langfristig im Gedächtnis behalten werden soll.

Neocorticale assoziative Areale:

Viele Bereiche des Temporallappens sind auch für die erkennung von komplexen nicht räumlichen auditorischen und visuellen Reizen zuständig, wie z.B dem Erkennen von Körperteilen insbesondere Gesichtern und andere bedeutungsvoller Gegenstände (Nahrung, Beute). Bei elektrischer Reizung des temporalen Bereichs kommt es zu Erlebnishalluzinationen, die die Patienten als zusammenhängende Erinnerungen an vergangene Erlebnisse beschreiben. Diese Gedächtnisreaktione ließen sich nur bei Reizung des Temporallappens erzeugen, sie waren eher selten (8% der Reizversuche) und ihre Entstehung und Bedeutung ist noch nicht geklärt.

Hintere Zentralwindung (Körperfühlsphäre):

Die Körperfühlsphäre ist hinter der zentralen Furche lokalisiert. Zu ihr werden vor allem durch Hautberührungen ausgelöste Reize (Schmerz, Wärme, Kälte) geleitet und verarbeitet. Den verschiedenen Organen bzw. Körperbezirke entsprechen dabei jeweils ganz bestimmte Bereiche in der Rinde (somatotope Gliederung). Die rechte Hirnhälfte ist für die linke Körperhälfte zuständig und umgekehrt.

Vordere Zentralwindung (Motorische Rinde):

Die motorische Rinde, vor der zentralen Furche gelegen, gibt Befehle an die Muskulatur der jeweils gegenüberliegenden Körperhälfte. Auch hier ist die Rinde somatotop gegliedert, so dass Muskulatur bestimmter Körperregionen in bestimmten Bereichen repräsentiert ist. Man erkennt das Ausmaß der nervalen Versorgung und damit die Gewichtung einzelner Körperteile auf untenstehender Abbildung. Motorisch anspruchsvolle Bereiche wie die Hand mit den vielen kleinen Handmuskeln nehmen einen entsprechend größeren Bereich ein als z.B der gesamte restliche Arm. Ebenso sind die sensibel aufwändig innervierten Lippen überproportional auf der sensorischen Rinde vertreten.

Großhirnhemisphären:

Die Großhirnhemisphären entstehen als beidseitige Aussackung lateralen Wand des Prosencephalons. Diese Aussackung vergrößern sich nach und nach und dehnen sich dabei immer stärker aus. Im Zuge der weiteren Ausdehnung verbinden immer mehr afferente und effernte Neurone die

Rinde mit dem Hirnstamm und dem Rückenmark.

Man unterscheidet: Primär , Sekundär – und Assoziationsfelder

→ **Primärfelder:**

Diese Bereiche erhalten ihre Afferenzen direkt vom Thalamus. In ihnen kommen Informationen interpretationsfrei zum Bewusstsein, sie sind der Endigungsort von Sinnesbahnen und der Ursprung der motorischen Pyramidenbahn.

→ **Sekundärfelder:**

Sie erhalten Informationen aus den Primärfeldern und dienen der Interpretation von Informationen

→ **Assoziationsfelder:**

Ihre Afferenzen stammen aus den Primär – und Sekundärfeldern. Nur wenige der Assoziationsfelder haben eine bestimmte Funktion (z.B. Broca – Zentrum).

Cortexformen:

Je nach Ausprägung der einzelnen Schichten unterscheidet man den granulären Cortex vom agranulären Cortex.

Granulärer Cortex:

Der granuläre Cortex ist dadurch gekennzeichnet, dass die zweite und vierte Schicht und die dritte und fünfte Schicht nur schwach ausgebildet sind. Der granuläre Cortex ist typisch für sensorische Cortexareale.

Agranulärer Cortex:

Bei dieser Art von Cortex sind dritte und fünfte Schicht sehr gut ausgebildet und die Körnerschichte nicht oder fast gar nicht vorhanden. Man findet den agranulären Cortex vor allem in motorischen Cortexarealen. Die unterschiedliche Ausprägung der sechs Schichten hat zur Entstehung der Areale nach Brodmann geführt.

Großhirnrinde:

Der Hirnmantel des Großhirns besteht von außen gesehen aus einem konvexen lateralen Teil und aus einem planen medialen Anteil. Dieser stellt die Innenseiten beider Hemisphären dar, enthält also diejenigen Teile des Hirnmantels, welche die Fissura longitudinalis bilden. Der Übergang vom konvexen in den planen Anteil wird von der Mantelkante gebildet, die z.B bei der Aufsicht auf beide Gehirnhälften erkennbar ist. Die Hirnrinde ist jedoch nicht nur makroskopisch sichtbar, sondern vor allem auch ein mikroskopisch definierbarer Hirnabschnitt. Die Hirnrinde enthält vornehmlich „graue Nervenzellen“ an der Oberfläche des Hirnorgans. Die dicke der grauen Substanz schwankt zwischen 1,5 und 4,5 mm. Im Gegensatz dazu enthalten die tieferen Hirnabschnitte den weißen Markmantel. Dieser „weitere Mantel“ wir bis weilen auch Marklager genannt. Es besteht vorwiegend aus den langen Nervenzellfortsätzen, den Neuriten. Der graue und der weiße Mantel umhüllen gemeinsam die Stammganglien und die Ventrikel.

Lappung.

Bedeckt von Teilen des Frontal -, Parietal – und Temporallappens liegt seitlich der:

→ Insellappen

Zusätzlich fassen einige Autoren gewisse Entwicklungsgeschichtlich ältere Teile des Cortex (z.B Gyrus cinguli und Hippocampus) zusammen als sechsten.

→ Limbischen Lappen

Die Untergliederung dieser Lappen ist nicht nur morphologisch, sondern auch funktionell von Bedeutung, da jedem Lappen ein spezielles primäres Verarbeitungsareale zukommt:

→ Im großen Frontallappen liegen verschiedene Areale, von denen am wichtigsten die motorischen Zentren des Großhirns in und um den Gyrus praecentralis sind. In den rostralen (vorderen) Abschnitten liegt der präfrontale Cortex, der mit Handlungsplanung und initierung in Verbindung gebracht wird. Außerdem scheinen grundlegende Merkmale der Persönlichkeit hier lokalisiert zu sein

→ Nach hinten schließt sich der Parietallappen an, in dem das primäre sensible Zentrum liegt (Gyrus postcentralis).

→ Am Pol des Occipitallappens liegt das Sehzentrum (Area striata)

→ Auf der Innenseite des Temporallappens befindet sich das Hörzentrum (Area temporalis granulosa) in den sogenannten Heschlschen Querwindungen (Gyrus temporales transversi)

→ Die Inselrinde ist am wenigsten erforscht. Hier befindet sich unter anderem der primäre Geschmackscortex. Man vermutet hier auch das primäre Zentrum für basale Viszerosensibilität

→ Im Limbschen Lappen (Limbisches System) werden alte Verschaltungsmuster prozessiert, deren prominenteste Vertreter Gedächtnisfunktionen und emotionale Prozesse sind.

Faltungen:

Die Großhirnrinde zeichnet sich durch zahlreiche Windungen, Spalten und Furchen aus. Die Faltung dient der Vergrößerung der Oberfläche: beim Menschen beträgt diese etwa 1800 cm^2. Bei der Furchung des Cortex unterscheidet man eine Primärfurchung, die bei allen Individuen annähernd gleich ist, von einer Sekundär – und Teritärfurchung, die so individuell wie ein Fingerabdruck sein können. Gefurchte Gehirne bezeichnet man als grenzephal. Die Lobi und Gyri werden durch die Fissuren und Sulci voneinander getrennt. Deren wichtigste Vertreter sind:

→ Fissura longitudinalis, die den Spalt zwischen den beiden Hemisphären bildet. In die Fissura longitudinalis ragt die Falx cerebri

→ Sulcus centralis trennt den Frontal – und Parietallappen und somit das primär motorische vom primär sensiblen Rindenfeld

→ Sulcus lateralis liegt oberhalb der Insula und trennt den Temporallappen von den darüber liegenden Frontallappen und Parietallappen

→ Sulcus parietooccipitalis zwischen Parietal – und Occipitallappen

→ Sulcus calcarinus teilt innerhalb des Occipitallappens die primäre Sehrinde in einen oberen und unteren Anteil, welcher das jeweils gegenüberliegende Gesichtsfeld repräsentiert, das heißt oberhalb des Sulcus calcarinus das untere Gesichtsfeld, unterhalb des Sulcus calcarinus das obere.

Histologische Gliederung:

Der Cortex kann nach zwei Gesichtspunkten unterteilt werden. Zum einen aufgrund seines histologischen Feinbaus in einen sechsschichtigen Isocortex und einen drei – bis fünfschichtigen Allocortex. Innerhalb der Cortexformen lassen sich Variationen im histologischen Feinbau feststellen, nach denen die Großhirnrinde des Menschen in 52 Arealen unterteilt (Brodmann – Areale) wurde. Ein anderer Gesichtspunkt ist das stammesgeschichtliche Alter der Hirnrinde, nachdem der Cortex in einen neuen Neocortex und die älteren Archicortex und Palaeocortex unterteilt wir. Im folgenden wird der histologische Aufbau des Isocortex beschrieben. Informationen zum Archicortex finden sich z.B unter Hippocampus.

Zelltypen der Großhirnrinde:

→ Sternzellen

Die sechs Schichten der Großhirnrinde sind durch das Vorkommen bestimmter Zelltypen definiert. Viele dieser Zellen sind Interneurone (Calbindin – positive Zellen), die mit ihren Fortsätzen den Cortex nie verlassen, sondern nur zwischen den anderen Neuronen verschalten (meist GABAerg). Zwei Zelltypen sind jedoch für den Cortex spezifisch. Beide sind histologisch verwandt (Calmodulin – Kinase II (CaMKII) - positive Zellen) und entstehen vermutlich aus der gleichen Vorläuferzelle, weshalb sie im deutschen Sprachraum auch teilweise (verwirrend) als Pyramidenzellen und modifizierte Pyramidenzellen bezeichnet werden. Im angloamerikanischen Gebrauch werden letztere als bedornte Sternzellen bezeichnet.

→ Pyramidenzellen

Sind die größten Zellen des Cortex. Sie werden benannt durch ihren pyramidalen Zellleib, dessen Spitze immer zur Cortexoberfläche zeigt. Sie haben einen apikalen und mehrere basale bedornte Dendriten, sowie ein basales Axon. Die Pyramidenzelle ist die efferente Zelle des Großhirns. Sie ist CaMK II – positiv un benutzt Glutamat als Neurotransmitter. Ihr Axon kann unterschiedlich lang sein. Im Falle der besonders großen Betz´schen Riesenzellen des Mortocortex, reicht es bis in das Rückenmark. Nach ihr ist dementsprechend die Pyramidenbahn benannt.

→ Körnerzellen

(Bedornte Sternzellen oder modifizierte Pyramidenzellen) haben einen etwas abgerundeten Zellleib und viele bedornte Dendriten, von denen einer apikal aus der Zelle hervorgeht und die anderen quasi überall am Zellleib beginnen, weshalb sie im histologischen Bild an einen Stern erinnert. Sie sind ebenfalls glutamaterg unnd CaMK II – positiv und stellen die afferenten Zellen des Cortex dar, die Informationen aus anderen Hirnarealen und vor allem aus dem Thalamus empfangen.

→ Interneurone

Sind in der Großhirnrinde zahlreich. Sie haben unterschiedliche Formen und sind meistens GABAerg und Calbindin – positiv. Ihre Fortsätze verlassen den Cortex nicht, da die Interneurone ausschließlich zwischen den anderen Zellen des Cortex kommunizieren. Sie werden in Doppelbuschzellen, Candelaberzellen, unbedornte Sternzellen, Fusiforme Zellen, Marinotti – Zellen, Horizontalzellen und Bipolare Zellen unterschieden.

Zusätzlich zu den Nervenzellen befinden sich im Cortex auch eine Vielzahl an Gliazellen. Sie bilden die Bindesubstanz zwischen den Neuronen und kommen verschiedenen Sonderaufgaben nach, für die sie jeweils spezialisiert sind:

→ Oligodendrocyten bilden die Myelinscheiden um die Axone

→ Protoplasmatische und fibrilläre Astrozyten stützen das neuronale Gewebe, bilden die Blut – Hirn – Schranke, ebenso die Blut – Liquor – Schranke an der Hirnoberfläche und übernehmen zahlreiche Funktionen für die Ernährung und Erhaltung der Neurone.

→ Mikroglia

Sind die Abwehrzellen des Zentralnervensystem (ZNS)

Eine nennenswerte interzelluläre Matrix gibt es im Gehirn nicht, das gilt auch für die Großhirnrinde. Der Spalt zwischen Nerven – und Gliazellen ist nur 10 bis 50 Nanometer breit.

Inselrinde:

Die Inselrinde ist ein eingesenkter Teil der Großhirnrinde. Sie wird von den Opercula des Stirn -, Scheitel – und Schläfenlappens bedeckt. In der pränatalen Entwicklung bleibt dieser Lappen zurück und wird von den Rindenteilen Operculum frontale, Operculum frontoparietale und Operculum temporale überdeckt und in die Tiefe der Fossa lateralis cerebri verlagert, was in der Fachsprache Opercularisierung genannt wird. Nach kranial wird die Insel durch den Sulcus circularis von den Opercula abgegrenzt. Nur ihre Spitze steht mit der Substantia perforata anterior in Verbindung. Vom Inselpol strahlen 5 – 9 Windungen fächerförmig aus, wobei die kurzen vorderen als Gyri breves, die langen hinteren als Gyri longi insulae bezeichnet werden. Die Insel vn Reil ist ein anderer Name für die Insula. Entwicklungsgeschichtlich. Stellt die Reilsche Insel den Stammteil der Großhirnhemisphäre bzw. die Verbindung mit dem Hemisphärenstiel dar, als die Stelle, von der aus sich die Entwicklung und Aufteilung der Großhirnrinde in die 4 verschiedenen Lappen vollzieht, so etwa in frontaler Richtung oder in parietaler Richtung bzw. in occipitaler Richtung. Die Funktionellen Aufgaben der Inselrinde sind noch nicht gänzlich erforscht. Es wird angenommen, dass sie unter anderem als assoziatives Zentrum für auditives (insbesondere Sprachvermitteltes) Denken fungiert. Daneben spielt sie wohl bei Gerüchen, eine Rolle. Auch die emotionale Bewertung von Schmerzen wird mit Bereichen der Inselrinde in Zusammenhang gebracht. Darüber hinaus gibt es Hinweise, dass der posteriore Teil der Insula für den Gleichgewichtssinn wichtig ist. Der vordere Anteil der Insel ist an empathischen Fähigkeiten beteiligt. Neuste Forschungen beweisen auch einen Zusammenhang mit Liebes – vs. Lustempfindungen, die zu einem jeweils leicht verschiedenen Aktivierungsmuster in der Insula führen. Starke Raucher, die in dieser Region einen Schlaganfall erlitten hatten, verspüren danach kein Verlangen nach Nikotin mehr.

Isocortex:

Als Isocortex bezeichnet man den phylogenetisch jüngsten Teil der Großhirnrinde des Menschen, der den größten Teil der Oberfläche der Hemisphären einnimmt.

Zwischenhirn:

Zum Zwischenhirn gehören vier Teile:

Thalamus (oberer Teil)
Hypothalamus, der mit der
Hypophyse (Hirnanhangdrüse) verbunden ist
Subthalamus
Epithalamus (Quelle: Doccheck)

→ Der *Thalamus* ist der Vermittler sensorischer und motorischer Signale zum und vom Großhirn. Bei ihm laufen alle Informationen der Sinnesorgane zusammen und werden weiter vermittelt. Er besteht hauptsächlich aus grauer Substanz. Große graue Kernmasse beidseits des III. Ventrikels. Der Thalamus wird auch als „Tor zum Bewusstsein" bezeichnet.

→ Der *Hypothalamus* steuert zahlreiche körperliche und psychische Lebensvorgänge und wird selbst teils neuronal über das vegetative Nervensystem, teils hormonell über den Blutweg gesteuert.

→ Hypothalamus und Hypophyse (wichtige Hormondrüse des Körpers, die über den Hypophysenstiel mit dem Hypothalamus verbunden ist) sind das zentrale Bindeglied zwischen dem Hormon und dem Nervensystem.

→ Das Mittelhirn ist beteiligt an der Schlaf – Wach - Steuerung (siehe aufsteigendes retikuläres_Aktivierungssystem, Schmerzempfindung, Temperaturregulierung).

Mittelhirn:

Das Mittelhirn (Mesencephalon) ist ein Teil des Hirnstamms und liegt zwischen Brücke (Pons) und Zwischenhirn (Diencephalon). Das Mittelhirn steuert die meisten Augenmuskeln und ist ein wichtiger Bestandteil des extrapyramidalen Systems. Erregungen sensibler Nerven werden über das Zwischenhirn an das Großhirn (Telencephalon) weitergeleitet oder auf motorische Nervenzellen umgeschaltet. Das Mittelhirn lässt sich in drei Schichten gliedern. In der vorne gelegenen Basis des Mittelhirns liegen die Großhirnschenkel (Crura cerebri), nach dorsal folgt die Mittelhirnhaube (Tegmentum mesencephali). Beide zusammen werden als Pedunculi cerebri (Großhirnstiele) bezeichnet. Darauf folgt das Mittelhirndach (Tectum mesencephali oder Lamina tecti). Zwischen Tegmentum und Tectum liegt der Hirnwasserkanal des Mittelhirns (Aquaeductus mesencephali). Es enthält Umschaltstellen für Hör – und Sehnerven und ist Ursprung einiger Hirnnerven. Außerdem wird das Mittelhirn von einem dünnen Kanal durchzogen, der den 3. und 4. Ventrikel verbindet (Aquädukt).

Großhirnschenkel:

Die Großhirnschenkel (Crura cerebri / Crus cerebri) sind der vordere Teil des Mittelhirns, wobei Crura cerebri und Pedunculi cerebri von einigen Autoren auch synonym verwendet werden. Die Crura cerebri sind durch seichte Furchen seitlich (lateral) und zur Mitte hin (medial) begrenzt. Vorn liegt zwischen den Großhirnschenkel eine Grube (Fossa interpeduncularis). In diesem Bereich schieben sich einige Strukturen des Zwischenhirns (Corpus mamillare, Hypophysenstiel) zwischen die Großhirnschenkel. Kaudal grenzen die Großhirnschenkel an den Pons. Die Großhirnschenkel enthalten u.a die langen Bahnen aus der Capsula interna. Diese Nervenfaserstränge lassen sich von außen nach innen in den Tractus temporopontinus, Tractus corticospinalis, Tractus corticonuclearis und den Tructus frontopontinus weiter untergliedern. An der medialen Rinne tritt der III. Hirnnerv (Nervus oculomotorius) an die Gehirnoberfläche.

Mittelhirnhaube:

Die Mittelhirnhaube (Tegmentum mesencephali) ist der größte Teil des Mittelhirns. Es enthält den Nucleus ruberals wichtigen Schaltkern für das extrapyramidalmotorischen System, den Nucleus nervi oculomotorii, den Nucleus nervi trochlearis, den Nucleus accessorius nervi oculomotorii und den Nucleus mesencephalicus nervi trigemini. An der Grenze der Großhirnschenkel liegt die Substantia nigra, die funktionell ein wichtiges Kerngebiet der Motorik darstellt. Weitere Strukturen des Tegmentus sind der Tractus tegmentalis centralis, der Fasciculus longitudinalis dorsalis und medialis sowie Teile der Formatio reticularis. Die Area tegmentalis ventralis ist Teil des mesolimbischen Systems.

Mittelhirndach:

Das Mittelhirndach (Tectum mesencephali) ist der dorsale Teil des Mittelhirns. Es besteht aus einer dünnen Platte, die als Vierhügelplatte (Lamina quadrigemina oder Lamina tecti) bezeichnet wird. Die beiden mundwärts gelegenen Hügel (Colliculi rostrales) werden beim Menschen auch als obere Hügel (Colliculi superiore) bezeichnet Dazu analog werden die beiden mundfernen Hügel (Colliculi caudales) beim Menschen als unterer Hügel (Colliculi inferiores) bezeichnet. Die Colliculi superiores sind wichtig für die optischen Reflexe, die Colliculi inferiores sind Umschaltstation der Hörbahn. Mundwärts (rostral) der Vierhügelplatte liegt die Area pretectalis. Diese Struktur ist im Gehirn ein zentrales System zur Verarbeitung optischer Reize.

Brücke: (Pons)

Die Brücke ist der mittlere Teil des Hirnstamms. Durch die Brücke ziehen u.a. die Pyramidenbahnen, die motorische Informationen aus der Großhirnrinde leiten.

Kleinhirn:

Die Verhältnisse von Mark un Rinde sind hier prinzipiell ähnlich, jedoch ist die Zeichnung der Verteilung von Mark und Rinde durch den Lebensbaum Arbor vitae 9 zu veranschaulichen, siehe Kleinhirn. Nach verschiedenen Kriterien lässt sich das Kleinhirn in jeweils drei bis vier Abschnitte einteilen. Am nahe liegendsten ist die Einteilung nach anatomischen Abschnitten. Das Kleinhirn liegt unterhalb des Großhirnhälften in der hinteren Schädelgrube. Es besteht ebenso wie das Großhirn aus zwei hälften, deren Oberflächen durch Windungen vergrößert sind. Die Hauptaufgaben des Kleinhirns bestehen in der Feinregulation und Koordination von:

→ Bewegung

→ Muskeltonus

→ Gleichgewicht

Erreicht wird diese Feinregulation durch komplexe Verschaltungen mit dem „Befehlszentren" der Motorik im Großhirn sowie einer permanenten Rückkopplung mit den Sinnesorganen, die es dem Kleinhirn erlauben, in geplante oder laufende Bewegungsmuster einzugreifen. Das physiolgische Prinzip der Feinregulation besteht aus hemmenden Einflüssen auf Befehle, die beispielsweise aus der Großhirnrinde kommen. Kleinhirnschäden zeigen sich in Gleichgewichtsstörungen und überschießenden, unkoordiniert wirkenden Bewegungen.

Die funktionell bedeutendste und gebräuchlichste Unterscheidung ist aber die nach den Afferenzen, bei der das Kleinhirn nach der Herkunft der zuführenden Bahnen in drei Bereichen eingeteilt wird:

→ Das Vestibulocerebellum (Archicerebellum), anatomisch der Lobus flocculonodularis, ist mit den Vestibulariskernen, den Hirnstammzentren des Gleichgewichtsorgans verbunden. Ist der Evolutionsgeschichtlich älteste Teil des Kleinhirns.

→ Das Spinocerebellum (Paläocerebellum), anatomisch der Wurm und angrenzende Bereiche, empfängt u.a Informationen über Körperstellung aus dem Rückenmark. Stellt den mit der Entwicklung von Gliedmaßen verbundenen nächsten evolutionären Schritt dar.

→ Das Pontocerebellum (Neocerebellum), anatomisch den seitlichen Hemisphären entsprechend, empfängt die Fasern, die über die Brücke aus dem Großhirn kommen. Den Anforderungen an komplexe Bewegungsabläufe geschuldet ist und in Ausmaß und Umfang der Faserverbindungen einzigartig sind.

Häufig Synonym gebraucht ist die Einteilung nach der Phylogenese, die sich nach der stammesgeschichtlichen Entwicklung des Kleinhirns richtet. Ein weiteres Kriterium unterteilt das Kleinhirn nach den Kleinhirnkernen, in die die jeweiligen Abschnitte porjizieren. Dadurch wird das Spinocerebellum in zwei funktionell unterschiedliche Gebiete unterteilt. Auch wenn die oben genannten Einteilungen nach den verschiedenen Kriterien Synonym gebraucht werden, so sind doch die beschriebenen Gebiete fast nie völlig deckungsgleich. Ausnahme ist das Vestibulocerebellum.

Neuere Forschungen (2005) lassen darauf schließen, dass es am Spracherwerb und dem sozialen Lernen beteiligt ist.

Hirnstamm

Der Hirnstamm ist der Stammesgeschichtlich älteste Teil des Gehirns. Er bildet den untersten Gehirnabschnitt und besteht aus auf - und absteigenden Nervenfasern (weiße Substanz) und Ansammlungen von Neuronen beziehungsweise von Somata (graue Substanz), morphologisch aus dem Mittelhirn, der Brücke (Pons) und dem Nachhirn (auch verlängertes Mark = Medulla oblongata genannt, da zwischen Rückenmark und Brücke gelegen). Der Hirnstamm verschaltet und verarbeitet eingehende Sinneseindrücke und ausgehende motorische Informationen und ist zudem für Elementare und Reflexartige Steuermechanismen zuständig. Die Anteile des zentralen Nervensystems, die das Großhirn mit dem Rückenmark verbinden, werden als Hirnstamm bezeichnet. Der Hirnstamm besteht aus folgenden Anteilen:

→ Mittelhirn (Mesencephalon)

→ Brücke (Pons)

→ Verlängertes Rückenmark (Medulla oblongata)

Nachhirn:

Im Nachhirn kreuzen sich die Nervenbahnen der beiden Körperhälften. Außerdem werden hier viele automatisch ablaufende Vorgänge wie Herzschlag, Atmung oder Stoffwechsel gesteuert. Ebenso befinden sich hier wichtige Reflexzentren, die zum Beispiel Lidschluss Schluck Husten- und andere Reflexe auslösen. Das untere Ende des Nachhirns schließt an das Rückenmark an.

Weiße und graue Substanz:

Zerlegt man das Gehirn in verschiedene Schichten, so erkennt man an den Schnittflächen eine weiße und eine graue Substanz.

Graue Substanz:

Die graue Substanz ist die aus Nervenzellen aufgebaute Gehirnsubstanz. Sie ist Ausgangspunkt der Befehle, z.B in das Rückenmark oder andere Teile des Gehirns und Empfänger von Informationen aus der Peripherie. Die graue Substanz befindet sich im Gehirn innen und im Rückenmark außen.

Weiße Substanz:

Die weiße Substanz besteht aus markhaltigen Nervenfasern, die für die weiße Farbe verantwortlich sind. Sie dienen lediglich der Nachrichtenleitung. Die weiße Substanz befindet sich im Gehirn innen und im Rückenmark außen.

Limbische System:

Das limbische System ist eine Funktionseinheit des Gehirns, die der Verarbeitung von Emotionen und der Entstehung von Triebverhalten dient. Dem limbischen System werden auch intellektuelle Leistungen zugesprochen. Die Sichtweise, bestimmte Funktionen (wie die Triebe) nur auf das limbische System zu beziehen und als vom Rest des Gehirns funktionell abgegrenzt zu betrachten, gilt heute als veraltet. Andere kortikale und nicht – kortikale Strukturen des Gehirns üben einen enormen Einfluss auf das limbische System aus. Die Entstehung von Emotionen und Triebverhalten muss also immer als Zusammenspiel vieler Gehirnanteile gesehen werden und darf nicht dem limbischen System allein zugesprochen werden. Das limbische System ist auch für die Ausschüttung von Endorphinen, also körpereigenen Opioden verantwortlich. Die Strukturen des limbischen Systems bilden einen doppelten Ring um die Basalganglien und den Thalamus. Es wird gebildet aus phylogenetisch alten Anteilen der Großhirnrinde (Paläopallium und Archipallium, auch Allocortex) und subkortikalen Strukturen, die medial der Hemisphären liegen.

Hypothalamus:

Der Hypothalamus ist ein Abschnitt des Zwischenhirns im Bereich der Sehnervenkreuzung (Chiasma opticum). Medial wird der Hypothalamus vom dritten Ventrikel, kranial vom Thalamus begrenzt. Das Infundibulum, der sogenannte Hypophysenstiel, verbindet den Hypothalamus mit der Hypophyse, deren Hinterlappen auch als Teil des Hypothalamus bezeichnet wird. Der Hypothalamus bildet Effekthormone, Realising – und Inhibiting – Hormone verschiedene Neuropeptide und Dopamin. Er steuert damit die vegetativen Funktionen des Körpers. Der Hypothalamus ist das wichtigste Steuerzentrum des vegetativen Nervensystems, das selbst aus verschiedensten homöostatischen Regelkreis besteht. Der Hypothalamus ist die wichtigste Hirnregion für die Aufrechterhaltung des inneren Milieus (Synonym Homöostase) und seiner Anpassung bei belastungen des Organismus. Selbst geringste Störungen dieses relativ kleinen, äußert bedeutsamen Zwischenhirnareals wirken sich auf die Lebensfähigkeit des Individuums aus. Das gesamte vegetative System hat unter anderem folgende Aufgaben:

→ Aufrechterhaltung der Homöostase (Temperatur, Blutdruck, Osmolarität)

→ Regulation der Nahrungs – und Wasseraufnahme

→ Circadine Rhythmik und Schlaf

→ Steuerung des Sexual – und Fortpflanzungsverhaltens (Sexualzentrum)

Um seinen Aufgaben nachzukommen, hat der Hypothalamus zahlreiche neuronale Verbindungen zu anderen Hirnzentren. Außerdem steuert er über Liberine (releasing factors bzw releasing Hormones) und Statine (release inhing factors bzw release inhibiting hormones) die Hormonabgabe der Adenohypophyse (Hypophysenvorderlappen) bzw produziert selbst die Hormone, die in der Neurohypophyse (Hypophysenhinterlappen), die ebenfalls zum Hypothalamus gezählt wird, ins Blut abgegeben werden.

Basalganglien:

Als Basalganglien werden „subkortikale", d.h unterhalb der Großhirnrinde (Cortex cerebri) gelegene, in jeder Hirnhälfte, also beidseits angelegte Kerne bzw. Kerngebiete zusammengefasst, die für wichtige funktionelle Aspekte motorischer, kognitiver und limbischer Regelungen von großer Bedeutung sind. Die Basalganglien bilden einen wesentlichen Bestandteil der extrapyramidalmotorisches System (EPMS) bezeichneten

Strukturen. Die Basalganglien und ihre anatomisch – funktionellen Nachbarstrukturen. Die Bezeichnung EPMS, die bis heute noch vielerorts verwendet wird, wurde aufgegeben, da sie zu einer Zeit entstand, als man noch davon ausging, dass dem für die Motorik verantwortlichen Pyramidalen System ein extrapyramidalmotorisches System gegenübergestellt werden müsse, das nur indirekt für spezielle motorische und andere Hirnfunktionen zuständig sei, da es keine direkten Verbindungen zum Rückenmark besitze. Die lange vertretene Vorstellung , dass die Basalganglien ausschließlich für die Steuerung der Willkürmotorik zuständig seien, ist heute nicht mehr haltbar. Vielmehr sind die Basalganglien in einem viel weiteren Rahmen in den Gesamtkomplex exekutiver Leistungen wie z.B. Spontaneität, Affekt, Initiative, Willenskraft, Antrieb, sequentielles Planen, Antizipation, motorische Selektion etc. eingebunden. Zu den Basalganglien, teilweise auch als Stammganglien oder nach neuerer Nomenklatur als Basalkerne (Nuclei basales) bezeichnet, zählt man im engeren Sinne (anatomisch):

→ Den Nucleus caudatus (geschweifter Kern) und

→ Den Nucleus lentiformis (linsenförmiger Kern). Dieser besteht aus:

→ Putamen (Schalenkörper) und

→ Pallidum oder Globus pallidus (bleiche Kugel) mit einem internen (Pallidum internum / mediale oder Globus pallidus internus / medialis, GPI) und einem externen Segment (Pallidum externum / lateralis oder Globus pallidus externus / lateralis, GPE) Nucleus caudatus und Putnamen liegen in der frühen Embryonalentwicklung zusammen und werden dann durch das Durchwachsen der Capsula interna, der längsten Projektionsbahn des ZNS, getrennt. Sie bleiben jedoch über feine Streifen bzw Brücken grauer Substanz (Pontes grisei caudatolenticulares) verbunden und werden daher zusammen als Striatum (das Gestreifte) bezeichnet. Diese Zusammenfassung ist nicht nur morphologisch, sondern auch funktionell relevant. Ventral sind Nucleus caudatus und Putamen noch verbunden. Diese Stelle wird als „Fundus striati“ oder Nucleus accumbens bezeichnet.

Zu den Basalganglien im weiteren Sinne (funktionell) rechnet man:

Die Substantia nigra (schwarze Substanz), ein im Mittelhirn gelegenes Kerngebiet bestehend aus:

→ Pars compacta (SNc)

→ Pars reticularis (SNr) und lateralis

→ Den Nucleus subthalamicus (STN, auch Corpus Luysi genannt).

Die Eingangsstation in die Basalganglien stellt das Stratium dar. Es erhält nicht nur Projektionen aus der Großhirnrinde und der Substantia nigra, sondern auch den verschiedensten Kerngebieten des ZNS, z.B. Raphe – Kerne, Formatio reticularis. Den Ausgangspunkt bildet das Pallidum internum (GPI), welches direkt GABAerg (hemmend) auf den Thalamus projiziert und ihn (und somit auch die Großhirnrinde) hemmt. Sowohl Pallidum als auch Nucleus subthalamicus gehören entwickelungsgeschichtlich zum Thalamus ventralis.

Claustrum:

Das Claustrum oder die Vormauer ist ein zum Endhirn gehörender Hirnteil. Anatomisch liegt es seitlich der Capsula externa und wird durch diese vom Putamen getrennt. Weiter nach außen wird es von der Inselrinde die Capsula externa getrennt. Die Funktion des Claustrums, das sich in beiden Gehirnhemisphären, sind abschließend noch nicht geklärt. Es könnte eine Rolle bei der Sexualempfindung spielen, da zu gewissen Zeitpunkten die Neuronen in diesem Bereich auf eine charakteristische Weise feuern. Eine Französische Arbeitsgruppe berichtete 2014, dass die elektrische Stimulation des Claustrum im Rahmen der prächirurgischen Epilepsiediagnostik bei einer Patientin zum sofortigen Bewusstseinsverlust führte.

Striatum:

Das Corpus Striatum oder kurz Striatum ist ein Teil der Basalganglien, die zum Großhirn gehören. Es bildet die Eingangsstation der Basalganglien und ist Bestandteil bedeutsamer neuronaler Regelkreise, die einen elementaren funktionellen Stellenwert für den frontalen (exekutiven) Teil des Gehirns haben, und die das zusammenwirken von Motivation, Emotion, Kognition und dem Bewegungsverhalten auf neuronaler Ebene realisieren. Das Striatum liegt in der Basis jeder Großhirnhälfte seitlich des Thalamus. Es wird in Paläostriatum und Neostriatum unterteilt und besteht aus dem Nucleus caudatus und Putamen. Nucleus caudatus und Putamen liegen in der frühen Embryonalentwicklung zusammen und werden dann durch das Durchwachsen der Capsula interna, der längsten Projektionsbahn des ZNS getrennt. Sie bleiben jedoch über eine feine Streifen grauer Substanz verbunden und werden daher zusammen als Striatum bezeichnet. Diese Zusammenfassung ist nicht nur morphologisch, sondern auch funktionell relevant.

Operculum:

Als Operculum (Deckel) werden diejenigen Rindengebiete des Frontal - (Lobus frontalis), Schläfen - (Lobus temporalis) und Scheitellappen (Lobus parietalis) des Großhirns bezeichnet, die der seitlichen Hirnfurche (Sulcus lateralis oder Fissur Sylvii) anliegen und die sogenannte Insel bedecken. Je nach zugehörigkeit zum entsprechenden Großhirnlappen wird das Operculum weiter untergliedert in:

→ Operculum frontale: Es liegt zwischen Ramus anterior und Ramus ascendens des Sulcus lateralis und ist Sitz des motorische Sprachzentrums

→ Operculum orbitale: Es liegt unterhalb des Ramus anterior

→ Operculum frontoparietale: Es liegt oberhalb des Sulcus lateralis, zwischen dessen Ramus ascendens und seinem hinteren Ende

→ Operculum temporale: Es liegt unterhalb des Sulcus lateralis.

Leistung des Gehirns:

Das Gehirn ist ein sehr aktives Organ mit einem besonders hohen Energiebedarf. Es macht beim Erwachsenen etwa 2% der Körpermasse aus, verbraucht mit etwa 20 Watt etwa 20% des Grundumsatzes beim Neugeborenen 50%. Energie gewinnt es aus der aeroben Verbrennung von Glucose, aus Laktat und Ketonkörper. Glucose kann nicht vollständig durch die anderen Energieträger ersetzt werden. Säuglingsgehirne können unmittelbar nach der Geburt zu einem ganz erheblichen Anteil Ketonkörper zur Energiegewinnung nutzen. Einige Zeit nach Umstellung der Ernährung des Kleinkindes auf Kohlenhydratreiche Nahrung wird die dafür erforderliche Enzymproduktion wieder reduziert oder ganz abgebaut und die Fähigkeit zur Ketolyse (zur Nutzung von Ketonkörpern für die Energiegewinnung) geht wieder verloren. Das Verhalten des Blutglucosespiegels im Hungerstoffwechsel lässt vermuten, dass ein vollständig ketolysefähiges Gehirn priorisiert Ketonkörper (vorrangig vor der Glucose, selbst bei ausreichender Glucosezufuhr über das Blut) verarbeitet.

90% der Leistung benötigt die Natriumpumpe, größtenteils im Zusammenhang mit Aktionspotentialen. Da es nur geringe, arealabhängige Speicherkapazitäten für Energie besitzt, führt ein Ausfall der Sauerstoff - oder Glucoseversorgung bereits nach zehn Sekunden zu einem Funktionsausfall (Synkope) und nach wenigen Minuten zu spezifischen Hirnschäden. Die geringen, auf den ersten Blick evolutionär unverständlichen Reservoirs werden manchmal durch Platzmangel erklärt. Gemäß einer anderen – evolutionären– Erklärung wich die Ernährungsweise der Menschen in der Altsteinzeit sehr stark von der heutigen Zivilisationskost ab, wodurch die Ketolysefähigkeit der damaligen Gehirne zu jedem Zeitpunkt auf natürliche Weise erhalten blieb. Dies begründet sich im einzelnen: Der menschliche Organismus speichert zwar zu viel aus Lebensmitteln aufgenommene Energie letztlich in den Körperfettdepots (bei einer 70kg schweren, gesunden, schlanken Person liegen 85% der verwertbaren Körperenergien als Körperfett vor, 14,5% als Proteine und nur 0,5% als Kohlenhydrate), kann aus Fett kaum noch Glukose herstellen (Anteilsmäßig nur noch 6% aus dem Glycerin der Triglyceride, in deren Form Fett im Organismus gespeichert wird).Einige Wissenschaftler nehmen an, dass die fettreichere Ernährung in der Altsteinzeit zum Wachstum des Gehirns des Menschen beitrug.

Mit der natürlichen Fähigkeit von menschlichen Gehirnen zur Ketolyse begründet sich die Wirksamkeit der ketogenen Diät bei Epilepsie, Glut1 – Defizit – Syndrom und anderen zerebralen Erkrankungen und der Hungerstoffwechsel.

Seit 1994 ist bekannt, dass die Nervenzellen über die Astrozyten bei bedarf eine genau bemessene Energiemenge aus dem Blut erhalten, es ist der aktive Vorgang „Energy on Demand". Die Bedarfs abhängige Regulierung der Blutversorgung von Hirnarealen wird als Neurovaskuläre *Kopplung* bezeichnet. 1998 bis 2004 entwickelte Achim Peters die Selfish – Brain - Theorie, wonach das menschliche Gehirn bei der Regelung der Energieversorgung im Organismus vorrangig den eigenen, vergleichsweise hohen Bedarf deckt. Gemäß einer anderen Erklärung trifft dies jedoch nur für Gehirne zu, die aufgrund langjähriger Anwendung Kohlenhydrat- und kalorienreicher Ernährungsweisen keine Ketonkörper mehr zur Energiegewinnung nutzen können. Diese sind also nicht mehr ketolysefähig. Solche Gehirne sind nicht mehr auf natürliche Weise am Fettstoffwechsel angeschlossen und müssen folglich ihren gesamten Energiebedarf über den viel Leistungsschwächeren Kohlenhydratstoffwechsel mit seinen äußerst geringen Energiereserven decken.

<u>Verschiedene Hirnanteile</u>:

→ Großhirn: Denkvorgänge, Sinnesempfindungen, Erteilen von Befehlen an die Skelettmuskulatur

→ Zwischenhirn: Viele vegetative Zentren. Endokrinsystem – Hypophyse

→ Mittelhirn: Wichtige Schaltstelle optischen und akustischen System

→ Kleinhirn: Koordination von Körperbewegungen, in zusammenarbeit mit der Extrapyramidalbahn, Stabilisierung des Gleichgewichts.
→ Brücke: Verbindung zwischen Groß – und Kleinhirn. Fasern der Brücke verlaufen quer
→ Verlängertes Mark: Sitz wichtiger Zentren wie: Atemzentrum, Kreislaufzentrum, Schluckzentrum, Hustenzentrum, etc.

Sinneseindrücke:
→ Registrieren ohne nachfolgende Reaktion – rein sensorisch
→ Registriere und reagieren – sensorische und motorische

Extrapyramidalbahn:

Es handelt sich um mehrere Bahnen, haben jedoch das gleiche Ziel = extrapyramidalen System. Kerngebiet (graue Substanz) im Hirnstamm. Sie erhalten ihrerseits Impulse von der Großhirnrinde und vom Kleinhirn. Es bestehen auch Verbindungen von den Kerngebieten (Subkortikalen Zentren).

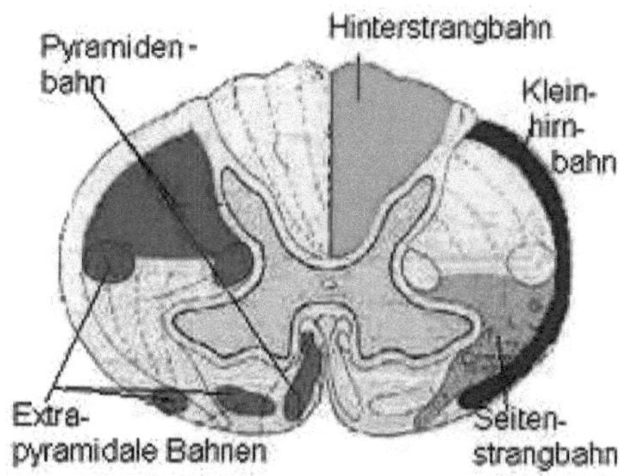

Das Extrapyramidalmotorische System (EPMS) oder kurz Extrapyramidales System (EPS) ist ein neuroanatomisches und - physiologisches Konzept, in dem sich alle Steuerungsvorgänge der Bewegung (Motorik) wiederfinden, die nicht über die *Pyramidenbahn* des pyramidalen Systems verlaufen. Dieses Konzept ist nur bei Primaten, insbesondere beim Menschen sinnvoll, da das pyramidale System nur bei ihnen eine hohe Bedeutung und eine gewisse Dominanz in der Bewegungskontrolle hat. Bei anderen Säugetieren ist praktisch die gesamte motorische Steuerung extrapyramidal. Die übrigen Wirbeltiere besitzen schließlich überhaupt kein pyramidales System.

Eine klare funktionelle Trennung zwischen pyramidalem und extrapyramidalem System existiert eigentlich nicht. Daher wird immer wieder die Aufgabe des Konzeptes gefordert. Die Unterscheidung ist jedoch zum Verständnis von neurologischen Krankheitsbildern hilfreich.

Aufbau und Funktion:

Das Extrapyramidalmotorische System hat seinen Ursprung sowohl im motorischen Cortex (Brodmann - Areale 6 und 8 = Areae extrapyramidales) als auch in zahlreichen anderen Kerngebieten des Gehirns. Sein wichtigster Bestandteil sind die Basalganglien. Es steuert vornehmlich die gröber erscheinenden Bewegungsabläufe vor allem der Rumpf- (tonische Halte- und Stützmotorik) und proximalen Extremitätenmuskulatur (sog. Massenbewegungen) und stellt damit quasi die Grundlage für die pyramidal verschaltete Feinmotorik dar. Weiterhin beeinflusst das EPS stark den Muskeltonus (rubrospinale Bahnen) und sorgt zudem durch die Verschaltung u. a. mit dem Kleinhirn, dem optischen Reflexzentrum und den Gleichgewichtskernen für die Harmonie der Bewegungen und korrektur der Körperhaltung. Die Darstellung des EPS als efferentes System ausschließlich der unwillkürlichen, groben Stütz- und Haltebewegungen, das dem pyramidalen System gegenübergestellt wird, gilt als nicht zutreffend und obsolet. Die beiden Systeme sind als synergistisch anzusehen.

Das Extrapyramidalmotorische System ist polysynaptisch, hat also immer mehrere Umschaltstellen (Synapsen). Die Umschaltung erfolgt in den Kernen zahlreicher Gehirnabschnitte. Die wichtigsten Stationen im extrapyramidalen System sind der *Nucleus ruber* und die *Formatio reticularis*, da nur diese direkt zum oberen (ersten / zentralen)_Motoneuronen ziehen. Wichtigster Neurotransmitter des EPS ist Dopamin.

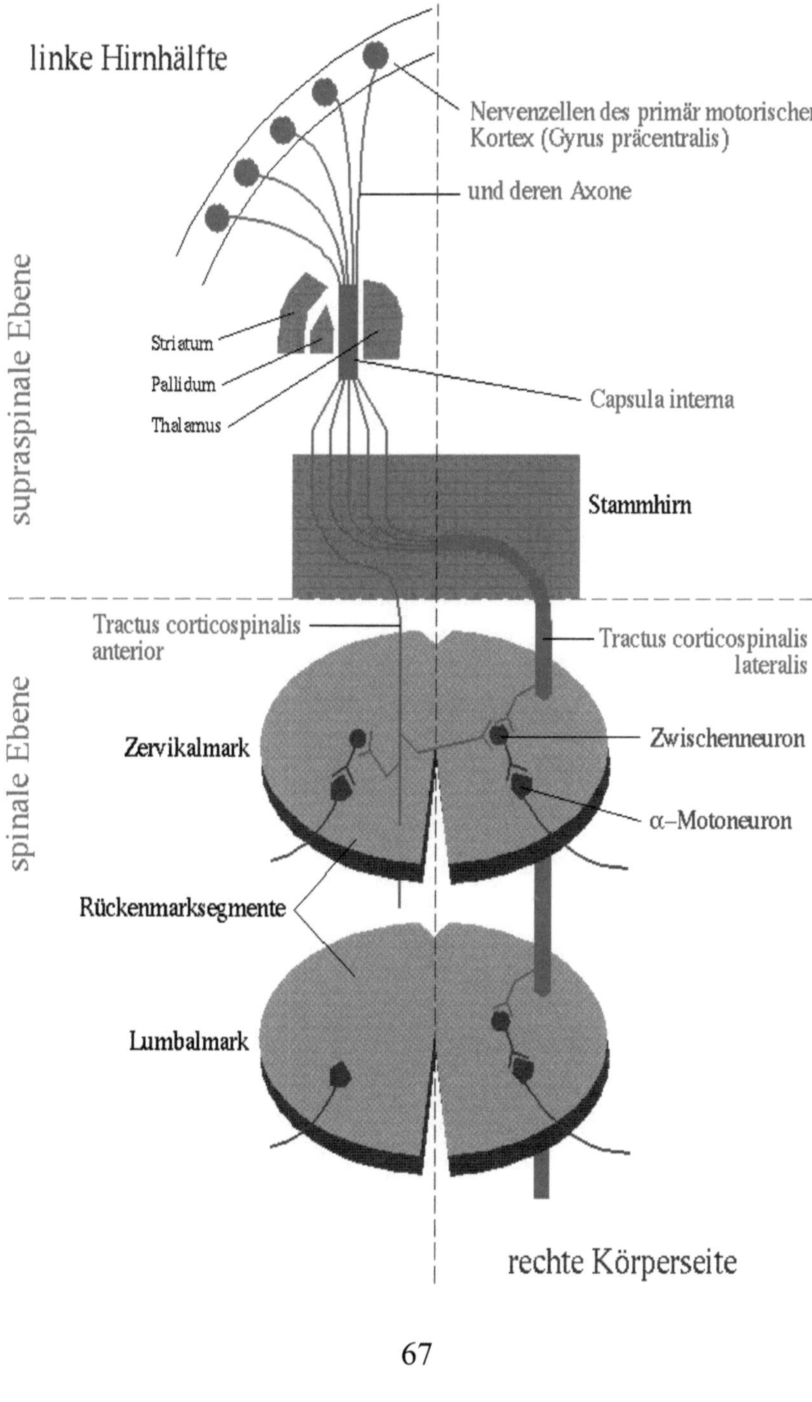
linke Hirnhälfte
Nervenzellen des primär motorischen Kortex (Gyrus präcentralis)
und deren Axone
supraspinale Ebene
Striatum
Pallidum
Thalamus
Capsula interna
Stammhirn
Tractus corticospinalis anterior
Tractus corticospinalis lateralis
spinale Ebene
Zervikalmark
Zwischenneuron
α–Motoneuron
Rückenmarksegmente
Lumbalmark
rechte Körperseite

Pyramidenbahn:

Das pyramidale System (PS) ist ein System der Bewegungssteuerung. Es bezeichnet eine Ansammlung zentraler Motoneuronen und ihrer in der Pyramidenbahn zusammen verlaufenden Nervenzellfortsätzen. Seinen Namen verdankt es besonderen, pyramidenähnlichen Struktur der Perykaryen seiner Ursprungszellen (Pyramidenzellen). Das pyramidale System ist beim Menschen besonders gut ausgebildet. Zusammen mit dem extrapyramidalen System steuert es alle willkürlichen und einen Teil der unwillkürlichen ablaufenden Bewegungen (Motorik). Der Hauptteil des PS ist die Pyramidenbahn (Tractus corticospinalis). Sie ist beidseits an der Unterseite der Medulla oblongata (Myelencephalon) als seichter Längswulst (Pyramis, Pyramide) sichtbar. In der Pyramidenkreuzung (Decussatio pyramidum), am Übergang zwischen Nachhirn und Rückenmark, kreuzen 70 – 90% der Neuriten als Tractus corticospinalis lateralis auf die jeweils andere Seite (kontralateral), die restlichen laufen als Tractus corticospinalis anterior paramedian im Vorderstrang des Rückenmarks und kreuzen segmental ins Vorderhorn der kontralateralen Seite des Rückenmarks. Einige Bahnen kreuzen überhaupt nicht, sondern verbleiben ipsilateral. Das Ausmaß der Kreuzung ist unterschiedlich. Das PS zieht vorwiegend zu den Interneuronen des Rückenmarks und steuert über diese die motorischen Wurzelzellen, die motorischen Vorderhornzellen im Rückenmark. Einige Fasern gehen direkte (monosynaptische) Verbindungen ein.

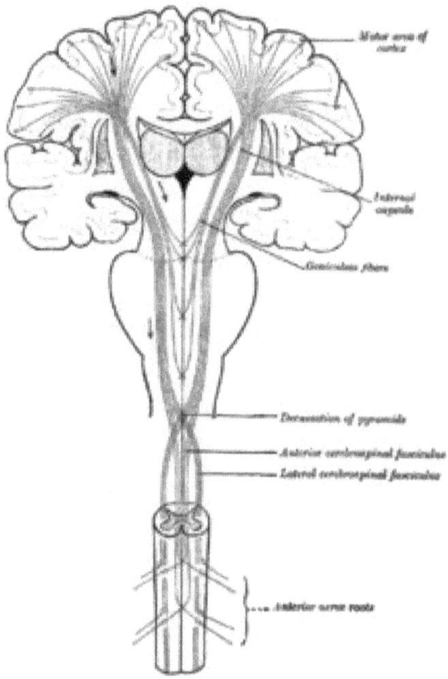

Die Pyramidenbahn besteht aus den Fortsätzen der zentralen Motoneurone

Modifizierte Pyramidenzellen:

Die modifizierten Pyramidenzellen nennt man auch bedornte Sternzellen. Man kann sie vor allem im primär sensorischen Kortex finden. Sie sind die afferenten Zellen der Großhirnrinde, die Informationen aus anderen Teilen des Gehirns empfangen, vor allem aus dem Thalamus. Sie sind im Kortex das erste Ziel sensorischen Information. Bei dieser Fragestellung sind sie wichtig, weil sie ein Ziel der sensorischen Information darstellen und somit potentiell eine Fehlerquelle bei der Ortskodierung des Sinnesreizes sein könnten. Sie leiten die Information exzitatorisch in angrenzende Hirnrindenschichten weiter. Diese Zellen sind topographisch organisiert, was bedeutet, dass sie nach verschiedenen Körperregionen geordnet sind. Sie erhalten ihre Informationen aus der kontralateralen Körperseite.

Nicht – Pyramidenzellen:

Ist eine Gruppe verschiedener Zellen, die sich dadurch von den Pyramidenzellen unterscheiden, dass ihre Perikaryen nicht pyramidenförmig sind und ihre Dendriten keine Dornen tragen. Außerdem verlassen ihre Axone die Großhirnrinde nicht. Nicht – Pyramidenzellen sind in aller Regel inhibitorische Zellen, die als Transmitter GABA verwenden. Zu ihnen gehören die Doppelbuschzellen, Kandelaberzellen, unbedornte Sternzellen, fusiforme Zellen, Marinotti – Zellen, Horizontalzellen und Bipolare Zellen.

Neuronale Verbindungen:

Afferenzen

Die zuführenden Bahnen des Motorcortex stammen vorwiegend aus dem Thalamus, insbesondere aus dessen ventralen Bezirken. Dort werden Informationen aus dem Kleinhirn und den Basalganglien sowie sensible Reize aus dem Lemniskalen System zusammengefasst. Die Bahnen aus den Basalganglien (vor allem aus dem Globus pallidus) gelangen vorwiegend in die prä- und supplementär - motorische Rinde. Über Assoziationsfasern, also Verbindungen innerhalb der Hirnrinde einer Hemisphäre, erhalten die prämotorischen Gebiete umfangreiche sensible und sensorische Informationen aus dem Parietallappen, die supplementärmotorischen Areale hingegen werden vor allem vom präfrontalen Cortex gespeist, der mit höheren kognitiven Leistungen (Bewusstsein, Absicht, Motivation) in Verbindung gebracht wird. Dies wird als Hinweis auf die Rolle der SMA als „Freigeber“ einer geplanten Bewegung interpretiert. Verbindungen aus dem Gyrus cinguli, der dem limbischen System zugerechnet wird, bestehen zu allen Teilen des Motorcortex.

(Quelle: Doccheck)

Assoziationscortex.

Der Assoziationscortex ist der Teil des Großhirns, der nicht den primären Projektionsfeldern zugeordnet werden kann. Entgegen früheren Definitionen dient der Assoziationscortex als sogenannte unspezifischer Cortex nicht nur als Verbindung zwischen primären Projektionszentren, als Apparat mit Cortico – corticalen Faserverbindungen, sondern unterhält auch Rückgekoppelte Verbindungen zu tiefer gelegenen Kernen des Thalamus oder des limbischen Systems.

Der Moto(r)cortex:

(von lateinisch *motor* „Beweger"; von lateinisch *cortex* „Rinde"), auch motorische bzw. somatomotorische Rinde, ist ein histologisch abgrenzbarer Bereich der Großhirnrinde (Neocortex) und das funktionelle System, von dem aus willkürliche Bewegungen gesteuert und aus einfachen Bewegungsmustern komplexe Abfolgen zusammengestellt werden. Er bildet die übergeordnete Steuereinheit des Pyramidalen Systems und liegt in den hinteren (*posterioren*) Zonen des Frontallappens.Früher wurde die Gesamtheit des erregbaren Cortex als motorischer Cortex angesehen. Darunter verstand man die Summe der Großhirngebiete, bei deren äußerer elektrischer Stimulation sichtbare Bewegungen hervorgerufen werden können. Da dies bei ausreichend hohen Reizspannungen auch an praktisch allen assoziativen und einigen sensiblen Arealen möglich ist, tendiert man heute dazu, unter Motorcortex nur die vor der Zentralfurche (Sulcus centralis) gelegenen Areale, die einen typischen Cytoarchitektonischen Aufbau besitzen, zu fassen.

Dazu gehören der *Gyrus praecentralis* und die hinteren (posterioren) Anteile der *Gyri frontalis superior*, *frontalis medius* und *frontalis inferior* sowie der vordere (anteriore) Abschnitt des *Lobulus paracentralis*.

(Quelle: Doccheck)

Verbindungen innerhalb des Motorcortex:

Innerhalb der motorischen Rinde verlaufen die Bahnen überwiegend von den prä- und supplementär-motorischen Feldern zur primär - motorischen Rinde. Die vorderen Anteile der PMA und SMA scheinen die Funktion der hinteren zu kontrollieren und gegebenenfalls zu hemmen, entsenden aber keine direkten Fasern in die M1.

Primär-motorische Rinde (PMA/PM/PMC):

Die primär - motorische Rinde liegt zum überwiegenden Teil auf der Rindenwölbung vor der Zentralfurche (Gyrus praecentralis). bemerkenswert ist die sogenannte Somatotopie, das heißt, dass benachbarte Regionen des Körpers auch in ihren Repräsentationen auf der primär - motorischen Rinde nebeneinander liegen. Der Körper ist somit verkleinert und kopfstehend als „Homunculus“ auf der Hirnrinde abgebildet. Allerdings sind die Proportionen des Homunculus verzerrt, da bestimmte Körperbereiche eine sehr fein abgestimmte Motorik besitzen, dies gilt beim Menschen vor allem für die Hand und die Sprechmuskulatur. Andere Regionen können hingegen nur vergleichsweise grob bewegt werden (Rücken) oder haben einen höheren Anteil automatischer Regulation (Halte- und Stützmuskulatur). Die jeweiligen Rindenareale sind entsprechend größer oder kleiner. Die Somatotopie in M1 ist jedoch immer noch deutlich gröber ausgeprägt als die der primären sensorischen Hirnrinde (S1, Area 3b), welche eine punktgenaue Repräsentation der Körperoberfläche besitzt. Die absteigenden (*efferenten*) Bahnen, die die Hirnrinde verlassen, bilden zusammen den *Tractus corticonuclearis*, der die motorischen Hirnnervenkerne versorgt, und den *Tractus corticospinalis*, also die Pyramidenbahn.

Dieses recht ausgedehnte Rindengebiet (Brodmann Areae 6 und 8, = Areae extrapyramidales) liegt vor der primär-motorischen Rinde und befindet sich etwas seitlicher (*lateral*) auf der Konvexität der Hirnoberfläche, während die supplementär - motorische Rinde zur Kopfmitte zu (*medial*) und überwiegend jenseits der Mantelkante, sozusagen auf den sich gegenüberliegenden Flächen der Hirnhemisphären lokalisiert ist. Die Aufgabe dieses Feldes ist es, Bewegungsentwürfe zu erstellen und mit dem Kleinhirn und den Basalganglien abzustimmen. Dabei fließen auch sensorische Informationen, die beispielsweise das notwendige Ausmaß einer Bewegung definieren, ein. Eine wichtige Unterteilung des Prämotorcortex ist die in den dorsalen Prämotorcortex (dPMC oder

PMd) und in den etwas tiefer zur Sylvischen Fissur hin gelegenen ventralen Prämotorcortex (vPMC oder PMv). Beide Cortices sind insbesondere in die Transformation von visuellen Informationen (zum Beispiel Position und Form eines Gegenstandes) in motorische Programme involviert. Dabei kodieren Neurone des dPMC bevorzugt für die Position eines Objektes im Raum, wohin gegen der vPMC die Hand- und Fingeröffnung zum Greifen eines Objektes steuert. Beide Areale besitzen intensive Verbindungen zum Parietalcortex, wobei dPMC eher vom Lobulus parietalis superior (SPL) und vPMC vom Lobulus parietalis inferior (IPL) und insbesondere vom Sulcus intraparietalis (IPS) Projektionen erhält. Die parietalen Areale sind dagegen stark mit den visuellen Rindenarealen verbunden. Auf Grund dieser anatomischen Begebenheiten hat Rizzolatti eine Theorie zur kortikalen Kontrolle von Greifbewegungen konzipiert, nämlich dass visuelle Information aus dem primären visuellen Cortex (V1) über höhere visuelle Areale (V2-V8) zum Parietalcortex gelangt, in welchem die Information auf Lokalisation und Form analysiert wird, welches an die entsprechenden prämotorischen Areale weitergeleitet wird, die letztendlich den primär-motorischen Cortex ansteuern. Die Prüfung dieses Konzepts ist Gegenstand der aktuellen Hirnforschung.

Einige Nervenzellen im prämotorischen Areal sind sowohl bei der Planung und Ausführung als auch bei der passiven Beobachtung derselben Bewegung bei einem anderen Individuum aktiv (sogenannte Spiegelneurone). Man vermutet ihre Bedeutung in initativen Lernprozessen. Neuere Hypothesen gehen aber eher davon aus, dass die Spiegelneurone (die auch in anderen Hirnarealen wie zum Beispiel dem Lobulus parietalis inferior zu finden sind) eher das „Verständnis“ einer Aktion kodieren: Bei Makaken feuern einige Spiegelneurone nur, wenn der Affe nach einem Apfel greift, nicht aber wenn die Bewegung ohne Apfel ausgeführt wird. Man vermutet, dass Störungen dieses „Verständnisnetzwerkes“ eine pathophysiologische Grundlage für Autismus sein könnte. Auch das für die Sprachproduktion wichtige Broca-Areal (motorisches Sprachzentrum, *Areal 44* und *Areal 45*) und das sogenannte frontale Augenfeld (*Areal 8*) gehören funktionell zum PMA, obwohl sie strukturell eher ein „präfrontales“ Muster besitzen (granulärer Cortex). Hier zeigt sich jedoch die ausgesprochene funktionelle Heterogenität des Prämotorcortex.

Supplementär-motorische Rinde (SMA):

Die supplementär-motorische Rinde spielt eine Rolle beim Erlernen von Handlungsabfolgen und bei der Vorbereitung komplexer Bewegungsmuster. Versuche an Affen zeigten, dass die vorübergehende Blockade der SMA zur Unfähigkeit führt, Bewegungen zu initiieren. Hinweis auf die vorbereitende und Bewegungseinleitende Funktion der supplementär-motorischen Rinde ist auch eine gesteigerte elektrophysiologische Aktivität, die sich dort bereits mehr als eine Sekunde vor dem sichtbaren Einsetzen einer Bewegung nachweisen lässt: das sogenannte Bereitschaftspotential. Die SMA besitzt auch eine wichtige Funktion zur Kontrolle von bimanuellen, d.h. beidhändigen Bewegungen: Professor Tanji beschrieb in den 80er Jahren bei Makaken erstmals das Vorkommen von Neuronen, die sowohl bei einhändigen wie auch beidhändigen Handbewegungen feuerten. Die exklusive Rolle der SMA für bimanuelle Aktionen ist aber mittlerweile revidiert worden, da auch anderen Regionen – wie z.B. M1 – bimanuelle Neurone besitzen. Funktionelle Bildgebungsstudien beim Menschen haben gezeigt, dass sich die Netzwerke, d.h. die beteiligten Regionen, nicht stark zwischen uni- und bimanuellen Bewegungen unterscheiden. Dahin gegen haben Konnektivitätsuntersuchungen –also Untersuchungen, wie Areale miteinander interagieren– gezeigt, dass bei beidhändigen Bewegungen eine intensive Kopplung beider Hirnhemisphären auftritt und dass auch hier die SMA eine wichtige Integrationsrolle zu spielen scheint. Interessanterweise besitzt die linke SMA eine Dominanz über die rechte SMA, so dass einige Forscher hier ein biologisches Äquivalent für Händigkeit sehen.

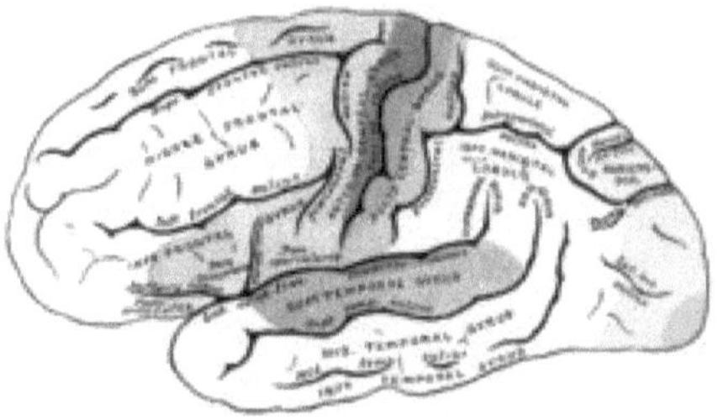

Funktionelle Organisation der Großhirnrinde, Aufsicht auf die linke Hemisphäre von der Seite:

→ Primär - motorisches Areal
→ Prä/Supplementär-motorische Areale
→ Primär-sensible Areale
→ Sensible Assoziationsareale
→ Hörfelder
→ Sehfelder

Efferenzen

Die Riesenpyramidenzellen der primär - motorischen Rinde entsenden ihre Axone praktisch ausschließlich in die Pyramidenbahn, wo sie etwa 5% der Fasern ausmachen. Zudem strahlen dort die Axone der kleinen präcentralen Pyramidenzellen (25–45%) und Fasern aus der prämotorischen und supplementär - motorischen Rinde (5–10%) sowie aus dem somatosensiblen Cortex (20–50%) ein. kollateralen, das heißt Abzweigungen der Axone, der Motoneurone erreichen den Nucleus ruber und die Reticularis-Kerne des verlängerten Marks. Ein großer Teil der Bahnen endet zudem an den Kerngebieten der Pons und am Nucleus olivaris, von wo sie in das Kleinhirn weitergeleitet werden, oder verlässt bereits in der Capsula interna die Pyramidenbahn, um den Thalamus und das Corpus striatum anzusteuern. Der Anteil der Nervenzellfortsätze, die die Pyramidenbahn bis in das Rückenmark begleiten, liegt bei 15%. Insgesamt verlassen die Axone von geschätzten zwei bis drei Millionen motorischen Neuronen die Großhirnrinde. Bei einer Gesamtzahl von rund zehn Milliarden Nervenzellen ist diese Zahl überraschend gering. Die prä- und supplementär - motorischen Felder entsenden ungeachtet ihrer Verbindungen zum primär - motorischen Cortex auch efferenzen zur Formatio reticularis des Hirnstammes. Von dort wird vorwiegend die tonisch aktive Rumpfmuskulatur gesteuert.

(Quelle: Wikipedia)

Hirnhäute (Meningen):

Das Gehirn wird von drei Hirnhäuten umhüllt, die sich in den Rückenmarkskanal fortsetzen und dort das Rückenmark umgeben. Von außen nach innen finden sich folgende Hirnhäute:

→ Dura mater (harte Hirnhaut)

→ Arachnoidea (Spinngewebshaut)

→ Pia mater (innere bzw. weiche Hirnhaut)

→ Dura mater (harte Hirnhaut):

Die „harte" Hirnhaut kleidet die Innenfläche des Schädels aus. Sie senkt sich zwischen den beiden Großhirnhälften als Hirnsichel ein. In die zwei Blätter der Dura sind die Sinus eingebettet, große venöse Blutleiter, die venöses Blut aus dem gesamten Schädelinnenraum in die Jugularvenen leiten. Im Kleinhirnbereich überspannt die Dura als Kleinhirnzelt (Tentorium cerebelli) das Kleinhirn.

→ Arachnoidea (Spinngewebshaut):

Die „Spinngewebshaut" liegt der Innenfläche der Dura dicht an und ist mit der Pia mater durch ein Trabekelwerk (Stränge) verbunden. Unterhalb der Arachnoidea befindet sich der Subarachnoidalraum, in dem der Liquor zirkuliert. Die Arachnoidea bildet Arachnoidalzotten aus, pilzartige Wucherungen, die in die großen Blutleiter ragen und der Ableitung des Liquors dienen.

→ Pia mater (innere Hirnhaut):

Die „innere" oder „weiche" Hirnhaut grenzt direkt an die Hirnsubstanz. Sie ist die zarte Gefäßführende Hirnhaut, die alle Furchen des Gehirns eindringt und diese umkleidet. Arachnoidea und Pia mater werden auch als Leptomenix (weiche Hirnhäute) bezeichnet.

Hirnnerven:

Die Hirnnerven sind 12 paarige Nerven, die aus der Hirnbasis und dem Stammhirn entspringen. Sie haben sehr unterschiedliche Funktionen und leiten sowohl sensible Informationen zum Gehirn als auch motorische Befehle zur Peripherie. Die zwölf Hirnnerven heißen, in der Reihenfolge ihres Austritts aus dem Hirnstamm von vorne nach hinten:

1. **Nervus olfactorius** Riechnerv

2. **Nervus opticus** Sehnerv

Nervus oculomotorius Augenmuskelnerv, Innervation eines Augenmuskels, Pupillenverengung

Nervus trochlearis Augenmuskelnerv, Innervation von Augenmuskeln

Nervus trigeminus Drillingsnerv, Innervation von Kaumuskeln, sonst überwiegend sensibel

Nervus abducens Augenmuskelnerv, Innervation eines Augenmuskels

Nervus facialis Gesichtsnerv, Innervation von mimischer Muskulatur und von Tränen -, Mund -, Nasen – und Rachendrüsen

Nervus vestibulocochlearis Hör – und Gleichgewichtsnerv

Nervus glossopharyngeus Zungen – und Rachennerv, Innervation von Ohrspeicheldrüse, Rachenmuskeln, Glonus caroticum

10. Nervus vagus Eingeweidennerv, Innervation von Kehlkopf – und Rachenmuskeln, Eingeweide bis zur linken Colonflexur, Schleimhaut der Luft – und Speiseröhre, führt auch Äste zum Herz

11. Nervus accessorius Halsnerv, Innervation von Musculus sternocleidomastideus, Musculus trapezius

12. Nervus hypolossus Zungennerv, Innervation der Zungenmuskeln

Brodmann – Areale:

1, 2, 3 = Somatosensorischer Cortex

4 = Primärmotorischer Cortex

5 = Somatosensorischer Assoziationskortex

6 = Prämotorischer und Supplementär – motorischer Cortex

7 = Somatosensorischer Assoziationskortex

8 =Frontales Augenfeld

9 = Dorsolateralen präfrontalen Kortex

10 = Anterior präfontalen Bereich (die meisten rostral Teil überlegen und mittleren frontalen Gyrus)

11 = orbitofrontalen Bereich (Orbital und Rectus gyri, sowie ein Teil des rostral, Teil des rostralen Teil des oberen frontalen Gyrus)

12 = orbitofrontalen Bereich (früher BA 11 zu sein, bezieht sich zwischen der oberen frontalen Gyrus und der unteren rostral Sulcus auf den Bereich)

13 + 14 = Insula

15 = Anterior Temproallappen

16 = Insula

17 = Primäre Sehrinde

18, 19 = Sekundäre und teritäre Sehrinde

20 = Inferior Gyrus temporalis

21 = Mitte Gyrus temporalis

22 = Wernicke Areal (sensorische Sprachregion)

23 = Teil des Cortex cingularis posterior

24 = Teil des Cortex cingularis anterior

25 = subgenualen Gebiet (Teil des ventromedialen präfrontalen Kortex)

26 = Ectosplenialer Teil des retrosplenialen Bereich der Großhirnrinde

27 = Piriform Kortex

28 = Ventraler entorhinalen Cortex

29 = Retrosplenialen cingulären Cortex
30 = Teil des cingulären Cortex

31 = Dorsales posteriore Cortex

32 = Dorsalen anterioren cingulären Cortex

33 = Teil des anterioren cingulären Cortex

34 = Dorsalen enterhinalen Cortex

35 = Perirhinale Kortex

36 = Ectorhinaler Bereich, jetzt Teil der perirhinalen Cortex (im rhinal Sulcus)

37 = Gyrus fusiformis

38 = Temporopolarer Bereich (die meisten rostralen Teil des oberen und mittleren temporalen Gyrus)

39 = Angular Gyrus, von einigen als Teil des Wernicke – Areal zu sein

40 = supramarginalis von einigen als Gyrus, Teil des Wernicke zu sein

41 = Primäre Hörrinde

42 = Sekundäre Hörrinde

43 = Area subcentralis, Primärer Geschmackskortex

44 = Pars opercularis, ein Teil des inferioren frontalen Gyrus und ein Teil des Broca – Areal

45 = Pars triangularis, ein Teil des inferioren frontalen Gyrus und ein Teil des Broca – Areal
46 = Dorsolateraler präfrontaler Cortex

47 = Pars orbitalis, ein Teil des inferioren frontalen Gyrus

48 = Retrosubicularer Bereich (ein kleiner Teil der medialen Fläche des

Schläfenlappens)

49 = Parasubicularer Bereich in einem Nagetier

52 = Parainsularer Bereich (an der Kreuzung des Schläfenlappens und der Insula)

Das Herz:

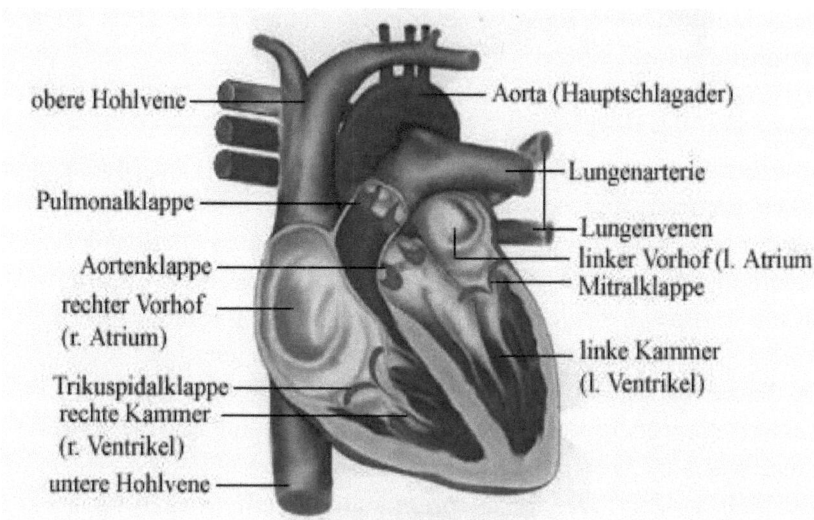

Anatomie des Herzens:

Die Gestalt des Herzens gleicht einem gut faustgroßen, abgerundeten Kegel, dessen Spitze nach unten und etwas nach links vorne weist. Das Herz sitzt beim Menschen in aller Regel leicht nach links versetzt hinter dem Brustbein, in seltenen Fällen nach rechts versetzt (die sogenannte Dextrokardie – Rechtsherzigkeit), meist bei Sinus inversus (spiegelverkehrter Organanordung).

Das gesunde Herz wiegt etwa 0,5% des Körpergewichts, beim Mann zwischen 280 und 340 Gramm, bei der Frau zwischen 230 und 280 Gramm. Über den größten Teil des Lebens nimmt die Herzmasse kontinuierlich zu, wobei es bei dauerhafter Belastung eher mit der (Risikoarmen) Vergrößerung schon bestehender Herzmuskelzellen reagiert: ab etwa 500g,den sogenannten kritischen Herzgewicht, erhöht sich das Risiko einer Mangelversorgung des nun mehr vergrößerten Herzens mit Sauerstoff, da die versorgenden Herzkranzgefäße nicht in gleichem Maße mitwachsen. Entgegen früheren Annahmen bildet der Mensch im Laufe seines Lebens neue Herzmuskelzellen, allerdings nur in begrenztem Ausmaß. Im Alter von 25 Jahren beträgt die jährliche Regeneration etwa 1%, bis zum 75. Lebensjahr fällt sie auf unter 0,5%, während einer durchschnittlichen Lebensspanne werden damit weniger als 50% der Herzmuskelzellen ersetzt.

Lage:

Das Herz liegt innerhalb des Herzbeutels (Perikard) im Mediastinum: Seitlich grenzen, getrennt durch parietale und viszerale Pleura (Brustfell), die linke und rechte Lunge an das Herz. Unten sitzt das Herz dem Zwerchfell auf, das mit dem Herzbeutel verwachsen ist. Oberhalb teilt sich die Luftröhre (Trachea) in die beiden Hauptbronchien (*Bifurcatio tracheae*), von denen der linke vom Aortenbogen überquert wird. Unterhalb dieser Aufteilung befindet sich der linke Herzvorhof. Wenn dieser krankhaft vergrößert ist, kann das zu einer Spreizung der Hauptbronchen führen, was sich im Röntgenbild als vergrößerter Winkel zwischen den Bronchien darstellt. Der linke Vorhof steht außerdem nach hinten in direktem Kontakt mit der Speiseröhre. Vor dem Herzen befindet sich das Brustbein (Sternum), im oberen Bereich liegt es vor den abgehenden großen Gefäßen. Zwischen Brustbein und Herz liegt der Thymus. Das Herz liegt also praktisch direkt hinter der vorderen Leibeswand in Höhe der zweiten bis fünften Rippe. Die Herzbasis oben reicht nach rechts etwa zwei Zentimeter über den rechten Brustbeinrand hinaus. Unten kommt die Herzspitze knapp an eine gedachte senkrechte Linie heran, die durch die Mitte des linken Schlüsselbeins verläuft (linke *Medioklavikularlinie*).

Wandschichten:

Das Herz wird vollständig vom bindegewebigen Herzbeutel (Perikard,

Pericardium fibrosum) umschlossen. Die untere Seite des Herzbeutels ist mit dem Zwerchfell (*Diaphragma*) verwachsen, so dass die bewegungen des Zwerchfells bei der Atmung auf das Herz übertragen werden. Die innerste Schicht des Herzbeutels (Pericardium serosum) schlägt am Abgang der großen Blutgefäße (s.u.) in das Epikard um, das dem Herzen direkt aufliegt. Zwischen Perikard und Epikard liegt ein mit 10–20ml Flüssigkeit gefüllter kapillärer Spaltraum, der reibungsarme Verschiebungen des Herzens im Herzbeutel ermöglicht. Diese komplizierten Verhältnisse werden anschaulicher, wenn man sich den Herzbeutel als einen mit Luft gefüllten und verschlossenen Luftballon vorstellt. Die eigene zur Faust geschlossene Hand stellt das Herz dar. Drückt man den Luftballon mit der Faust so weit ein, dass sie vom Ballon vollständig umschlossen wird, so liegt eine Schicht des Luftballons der Faust (dem „Herzen“) direkt an. Diese Schicht, die dem Epikard entspricht, schlägt am Übergang zum Arm in eine äußere Schicht um. Diese äußere Schicht entspricht dem Perikard. Zwischen beiden befindet sich ein mit Luft gefüllter Raum, der dem Flüssigkeitsgefüllten Spaltraum des Herzbeutels vergleichbar ist.

Unter dem Epikard befindet sich eine Fettschicht (Tela subepicardiaca), in der die Herzkranzgefäße verlaufen. Nach innen hin folgt die dicke Muskelschicht (Myokard) aus spezialisiertem Muskelgewebe, das nur im Herzen vorkommt. Die Herzinnenräume werden vom Endokard ausgekleidet, das auch die Herzklappen bildet.

Räume und Gefäße des Herzens:

Rechte und linke Herzhälfte bestehen jeweils aus einer Kammer (Ventrikel) und einem Vorhof (Atrium). Getrennt werden diese Räume durch die Herzscheidewand (Septum). Diese wird in die Vorhofscheidewand (Septum interatriale) und die Kammerscheidewand (Septum interventrikulare) unterteilt. Das Blut kann zwischen den Herzräumen nur in eine Richtung fließen, da sich zwischen den Vorhöfen und Kammern sowie zwischen den Kammern und den sich anschließenden Gefäßen Herzklappen befinden, die wie Rückschlagventile arbeiten. Alle vier Klappen des Herzens befinden sich ungefähr in einer Ebene, der Ventilebene, und sind gemeinsam an einer Bindegewebsplatte, dem Herzskelett aufgehängt.

Innerhalb der Kammern und Vorhöfe finden sich Muskelzüge, die in den Hohlraum hervorragen – die Papillarmuskeln und die Musculi pectinati. Arterien transportieren das Blut vom Herzen zu den Organen, Venen von den Organen zum Herzen. Arterien des Körperkreislaufes führen sauerstoffreiches Blut (arterilles) Blut, während Arterien des Lungenkreislaufs sauerstoffarmes (venöses) Blut führen. Umgekehrt ist das Blut in den Venen des Körperkreislaufs sauerstoffarm und das der Lungenvenen sauerstoffreich (arteriell). In den rechten Vorhof münden die obere und untere Hohlvene (Vena cava superior et inferior). Sie führen das sauerstoffarme Blut aus dem großen Kreislauf (Körperkreislauf) dem herzen zu. Zwischen rechtem Vorhof und rechter Kammer befinden sich die Trikuspidalklappe, die bei der Kammerkontraktion einen Rückstrom des Blutes in den Vorhof verhindert. Von der rechten Kammer aus fließt das Blut über einen gemeinsamen Stamm (Truncus pulmonalis) in die beiden Lungenarterien. Der Rückfluss in die rechte Kammer wird durch die taschenförmige Pulmonalklappe verhindert. Die Lungenarterien führen das sauerstoffarme Blut dem Lungenkreislauf (kleiner Kreislauf) zu. Durch meist vier Lungenvenen fließt das in der Lunge mit Sauerstoff angereicherte Blut in den linken Vorhof. Von hier aus gelangt es über eine weitere Segelklappe (Mitralklappe), zur linken Kammer. Der Ausstrom erfolgt durch den sogenannten linksventrikulären Ausflusstrakt (LVOT) über eine weitere Taschenklappe (Aortenklappe) und die Hauptschlagader (Aorta) in den Körperkreislauf.

→ *Eintretende Gefäße:*

< In den linken Vorhof: Je zwei linke und rechte Lungenvenen mit Sauerstoffreichem Blut

< In den rechten Vorhof: Untere und Obere Hohlvene mit Sauerstoffarmen Blut (Venöses)

→ *Austretende Gefäße:*

< Aus der linken Kammer, Hauptschlagader mit Sauerstoffreichem Blut (Arteriell)

< Aus der rechten Kammer: Lungenarterie mit Sauerstoffarmen Blut

→ *Herzklappen:* Zwischen den Vorhöfen und den Kammern sowie zwischen den Kammern und den großen austretenden Arterien, finden wir verschiedene Klappen, die das zurückfließende Blut verhindern.

< Dreizipflige Segelklappe liegt zwischen dem rechten Vorhof und der rechten Kammer

< Zweizipflige Segelklappe liegt zwischen dem linken Vorhof und der linken Kammer

< Taschenklappen sowohl zwischen der rechten Kammer und der Lungenarterie, als auch zwischen der linken Kammer und der Hauptschlagader

→ *Innenhaut (Endokard)*
Es besteht aus einer dünnen, feinfasrigen Bindegewebsschicht, die zum Herzinnenraum von einem Endothel bedeckt ist.

→ *Muskelschicht (Myokard)*
Das Myokard, der eigentliche Herzmuskel ist die dickste Schicht der Herzwände. Die dicke bzw Stärke des Herzmuskels variiert je nach geforderter Leistung. So ist das Myokard der Vorhöfe dünn, das der Kammern dicker, links sogar mehr als dreimal stärker als rechts. Dies auf der Grund der weit größeren Arbeitsleistung.
→ *Reizbildungs – und Reizleitungssystem:*
Einige Muskelstränge im Myokard haben sich beim werdenden Menschen so umgewandelt, daß sie rascher als die anderen elektrische Reize bilden und weiterleiten können. Den Reizbildungsort nennen wir Sinusknoten. Die hier gebildeten Reize werden über das Reizleitungssystem bis zum Herzmuskel geleitet und lösen dort die eigentliche Herztätigkeit aus. Das Herz arbeitet also unabhängig vom Nervensystem, nämlich autonom (selbstständig).

→ *Aktionsphasen des Herzens:*
Der Herzzyklus verläuft in 4 Phasen.

< Anspannungsphase

< Auswurfphase

< Systole = Entspannungsphase

< Diastole = Füllungsphase

Die Herzfrequenz (Herzschlag) pro Minute bei einem Gesunden:

< Neugeborenes: ca. 120 160 Schläge / Minute

< Baby (1 – 12 Monate) 80 – 140 Schläge / Minute

< Kleinkind (1 – 3 Jahre) 80 – 130 Schläge / Minute

< Vorschulkind (3 – 5 Jahre) 80 – 120 Schläge / Minute

< Schulkind (6 – 12 Jahre) 70 – 110 Schläge / Minute

< Jugendlicher 13 + Jahre 55 – 105 Schläge / Minute

< Erwachsenen: ca. 60 – 80 Schläge / Minute

<u>Herzfrequenz:</u>
Generell gilt, die Geschwindigkeit des Herzschlags ist nicht allein entscheidend für die Blutmenge, die durch das Herz hindurch gepumpt wird. Sondern auch die Amplitude zwischen Dehnung und Kontraktion der Herzmuskeln, also das Herzschlagvolumen. Aus dem Zusammenwirken beider ergibt sich das Herzminutenvolumen.
Die Herzschlagfrequenz ist die Anzahl der Herzschläge pro Minute. Sie

wird angegeben in min-1. Die Herzfrequenz ist abhängig von der Belastung, vom Alter und von der körperlichen Fitness. Beim Herzkranken Patienten müssen die Grenzwerte entsprechend der kardialen Grunderkrankung verschoben werden. Eine erhöhte Herzfrequenz wird als Tachykardie, eine verringerte als Bradykardie bezeichnet.

Herzkranzgefäße:

Hauptartikel: Koronargefäß

Aus dem Anfangsteil der Aorta entspringen die rechte und linke Herzkranzarterien (Koronararterien). Sie versorgen den Herzmuskel selbst mit Blut. Die Herzkranzarterien sind so genannte „funktionelle Endarterien“. Dies bedeutet, dass eine einzelne Arterie zwar mit anderen Arterien verbunden ist (Anastomosen), dass diese Verbindungen jedoch zu schwach sind, um bei Mangelversorgung eine Durchblutung des Gewebes auf einem anderen Weg zu gewährleisten. Fällt also eine Arterie aufgrund einer Blockade oder einer anderen Störung aus, kommt es in dem von dieser Arterie versorgten Gebiet zu einem Absterben von Gewebe. Die linke Koronararterie (Arteria coronaria sinistra, left coronary artery, LCA) versorgt die Herzvorderseite. Sie teilt sich in einen Ramus interventricularis anterior (RIVA, left anterior descending, LAD) und einen Ramus circumflexus (RCX). Die rechte Koronararterie (Arteria coronaria dextra, right coronary artery, RCA) gibt die *A.* marginalis dexter ab, welche die freie Wand der rechten Herzkammer versorgt. Am „Herzkreuz“ (Crux cordis) teilt sie sich in den Ramus interventricularis posterior und den Ramus posterolateralis dexter. Die rechte Koronararterie versorgt auch einen wichtigen Teil des Erregungssystems (Sinusknoten, Atrioventrikularknoten). Es gibt drei große Koronarvenen, die in den Sinus coronarius des rechten Vorhofs münden und das sauerstoffarme Blut aus dem Herzmuskel abführen. Die große Herzvene (*V.* cordis magna) verläuft auf der Vorderseite, die mittlere Herzvene (*V.* cordis media) auf der Hinterseite und die *V.* cordis parva am rechten Herzrand. Ein kleiner Teil des sauerstoffarmen Blutes wird über die Thebesius - Venen direkt in die Ventrikel entleert.

Funktionsweise des Herzens:

Hauptartikel: Erregungsleitungssystem und Elektrokardiogramm

Die Kontraktion von Herzmuskelfasern wird durch elektrische Signale ausgelöst. Bei einem myogenen Herzen wie dem menschlichen werden die für die Herzaktion nötigen Impulse spontan und rhythmisch in spezialisierten Herzmuskelzellen erzeugt, den Schrittmacherzellen. Damit sich die elektrische Erregung über das Herz ausbreiten kann, sind die einzelnen Herzmuskelzellen über kleine Poren in ihren miteinander verbunden. Über diese Gap - Junctions fließen Ionen von Zelle zu Zelle. Dabei nimmt die Erregung im Sinusknoten zwischen oberer Hohlvene und rechtem Herzohr ihren Ursprung, breitet sich erst über beide Vorhöfe aus und erreicht dann über den Atrioventrikularknoten (AV-Knoten) in der Ventilebene die Kammern.

In den beiden Herzkammern gibt es ein Erregungsleitungssystem zur schnelleren Fortleitung, das aus spezialisierten Herzmuskelzellen besteht. Diese Zellen bilden vom AV-Knoten ausgehend das His - Bündel, das das Herzskelett durchbohrt und sich in einen rechten und einen linken Tawara - Schenkel für die rechte und die linke Kammer aufteilt. Der linke Tawara - Schenkel teilt sich in ein linkes vorderes und ein linkes hinteres Bündel. Die Endstrecke des Erregungsleitungssystems wird durch Purkinje - Fasern gebildet, die bis zur Herzspitze verlaufen, dort umkehren und direkt unter dem Endokard in der Arbeitsmuskulatur enden. Zum Teil können sie auch als „falsche Sehnenfäden" (Chordae tendineae spuriae) oder innerhalb der Moderatorbänder (Trabeculae septomarginales) durch die Lichtung der Kammer ziehen. Dieses System ermöglicht den Kammern, sich trotz ihrer Größe koordiniert zu kontrahieren. Erreichen den AV-Knoten aus irgend einem Grunde keine Vorhoferregungen, so geht von ihm selbst eine langsamere Kammererregung aus (ca. 40 /min). Der AV - Knoten bildet auch einen Frequenzfilter, der zu schnelle Vorhoferregungen (z.B. bei Vorhofflattern oder -flimmern) abblockt (AV – Block).

Mechanik des Herzens:

Das menschliche Herz pumpt in Ruhe etwa das gesamte Blutvolumen des Körpers einmal pro Minute durch den Kreislauf, das sind etwa fünf Liter pro Minute. Bei körperlicher Belastung kann die Pumpleistung etwa auf das fünffache gesteigert werden, wobei sich der Sauerstoffbedarf entsprechend erhöht. Diese Steigerung wird durch eine Verdoppelung des Schlagvolumens und eine Steigerung der Herzfrequenz um den Faktor 2,5 erreicht. Bei jeder Pumpaktion fördert jede Kammer etwas mehr als die hälfte ihres Füllungsvolumens, ca. 50–100ml Blut. Die Herzfrequenz (Schläge/Minute) beträgt in Ruhe 50–80/min (bei Neugeborenen über 120–160) und kann unter Belastung auf über 200/min ansteigen. Liegt ein zu langsamer Herzschlag vor (unter 60/min im Ruhezustand), wird von einer Bradykardie gesprochen; schlägt das Herz zu schnell (über 100/min im Ruhezustand), spricht man von Tachykardie. Während eines Herzzyklus füllen sich zunächst die Vorhöfe, während gleichzeitig die Kammern das Blut in die Arterien auswerfen. Wenn sich die Kammermuskulatur entspannt, öffnen sich die Segelklappen und das Blut fließt, gesaugt durch den Druckabfall in den Kammern, aus den Vorhöfen in die Kammern. Unterstützt wird dies durch ein Zusammenziehen der Vorhöfe (Vorhofsystole). Es folgt die Kammersystole. Hierbei zieht sich die Kammermuskulatur zusammen, der Druck steigt an, die Segelklappen schließen sich und das Blut kann nur durch die nun geöffneten Taschenklappen in die Arterien ausströmen. Ein Rückfluss des Blutes aus den Arterien während der Entspannungsphase (Diastole) wird durch den Schluss der Taschenklappen verhindert. Die Strömungsrichtung wird also allein durch die Klappen bestimmt. Neben der Muskulatur, dem weit aus größten Teil der Gewebemasse des Herzens, besitzt das Herz ein sogenanntes Herzskelett. Es handelt sich hier um eine bindegewebige Struktur, die hauptsächlich aus den „Einfassungen“ der Ventile besteht. Das Herzskelett hat drei wichtige Funktionen: Es dient dem Ansatz für die Muskulatur, als Ansatz für die Herzklappen (daher auch als *Ventilebene* bezeichnet) und der elektrischen Trennung von Vorhof- und Kammermuskulatur, um eine gleichzeitige Kontraktion zu verhindern.

Das Herzskelett ist ausschlaggebend für die Mechanik bei der Herzaktion: Aufgrund des Rückstoßes bei der Blutaustreibung ist die Herzspitze im Laufe des gesamten Herzzyklus relativ fixiert und bewegt sich kaum. Somit wird folglich bei einer Kontraktion der Kammermuskulatur (Systole) die Ventilebene nach unten in Richtung der Herzspitze gezogen. In der Erschlaffungsphase der Kammermuskulatur (Diastole) bewegt sich die Ventilebene wieder in Richtung Herzbasis. Bei der Senkung der Ventilebene wird somit zum einen das Blut aus der Kammer in den Kreislauf ausgeworfen und es vergrößert sich auch der Vorhof. Es kommt zu einem Unterdruck, wodurch Blut aus den großen Venen in die Vorhöfe strömt. Bei der Erschlaffung der Kammermuskulatur hebt sich nun die Ventilebene, wodurch die Kammer passiv über die Blutsäule der Vorhöfe ausgedehnt wird und sich dadurch zu etwa 70–80% füllt. Die anschließende Kontraktion der Vorhöfe pumpt nun das restliche Blut in die Kammern und leitet somit einen neuen Herzzyklus ein. Die Vorhofkontraktion ist daher nicht zwingend für das Funktionieren des Herzens nötig, was sich auch daran zeigt, dass (im Gegensatz zum Kammerflimmern), Patienten mit Vorhofflimmern durchaus lebensfähig sind.

Myogene und neurogene Herz:

Die Herzkontraktion wird durch einen elektrischen Impuls ausgelöst. Bei myogenen Herzen wird dieser Impuls spontan und rhythmisch in spezialisierten Herzmuskelzellen ausgelöst, den Schrittmacherzellen. Die elektrische Gesamtaktivität eines myogenen Herzens lässt sich in einem Elektrokardiogramm (EKG) darstellen. Bei neurogenen Herzen wird der Impuls zur Kontraktion durch Nervenzellen (genauer: Ganglienzellen) ausgelöst, die am Herzen anliegen. Das verantwortliche Herzganglion kann je nach Art zum Beispiel neun oder 16 Zellen haben. Während sich bei myogenen Herzen die Erregung von den Schrittmacherzellen über jeweils benachbarte Muskelzellen schließlich im gesamten Herzen ausbreitet, findet eine solche muskuläre Erregungsweiterleitung in neurogenen Herzen soweit bekannt nicht statt. Statt dessen sind die Muskelzellen vielfach innerviert. Bei *Limulus* wird jede Muskelzelle von sechs oder mehr Nervenzellen innerviert, die Ganglien entspringen, die Rückenwärts am Herzen anliegen und die Erregung steuern. So können sowohl myogene als auch neurogene Herzen durch das Nervensystem gesteuert werden. Durch entsprechende Nervenimpulse können beispielsweise die Schrittmacherzellen stimuliert oder inhibiert werden, so dass die Herzfrequenz gesteigert oder herabgesetzt wird, je nach den körperlichen Erfordernissen.

Blutdruck:

Der Blutdruck ist der Druck, gegen das Herz seinen Inhalt Auswerfen muss. Er ist damit entscheidend für die Arbeit, die das Herz verrichten muss.

Systolisch:

Bei der Herzarbeit handelt es sich um einen wellenartigen Pumpvorgang: Jedes mal wenn sich die linke Herzkammer zusammenzieht, wird das Blut stoßartig in die Aorta gepumpt, was den Blutdruck in den Gefäßen kurz ansteigen lässt. Der dabei erreichte maximale Druck wird als oberer Blutdruckwert oder auch als systolischer Blutdruck bezeichnet.

Diastole:

Nachdem sich die linke Herzkammer beim Pumpvorgang zusammengezogen hat, muss sich die Herzkammer für den nächsten Pumpstoß erst wieder mit Blut füllen. Dafür entspannt sich die Kammer. In dieser Entspannungsphase, in der kein weiteres Blut in die Aorta gepumpt wird, fällt der Druck in den Blutgefäßen langsam ab. Der dabei erreichte niedrigste Druck wird als unterer Wert oder auch als Diastole bezeichnet.

Historie der Epilepsie:

Epilepsie ist in der Menschheitsgeschichte eine der am längsten bekannten Krankheiten. Die Hippokrates zugeschriebene Erkenntnis von den organischen Ursachen der Epilepsie ging im christlichen Mittelalter weitgehend verloren. Gegen Ende des 19. Jahrhunderts stellt J. Hughlings - Jackson aufgrund klinischer beobachtungen patho - physiologische Überlegungen zur Ursache und zum Erscheinungsbild epileptischen Geschehens an, die auch heute noch Gültigkeit haben. Die Entwicklung und Optimierung der Elektroenzephalographischen Diagnostik (EEG), die kontinuierliche Erforschung anfallshemmender Substanzen, die stetige Verbesserung bildgebender Diagnostik und nicht zuletzt die Fortschritte der Epilepsiechirurgie tragen entscheidend zu den heutigen Erfolgen bei der Behandlung der Epilepsie bei. Die Epilepsie ist in der Menschheitsgeschichte eine der am längsten bekannten Krankheiten. Bereits in frühen Texten der Antike (religiöse Schriften, Gesetzessammlungen, Anleitungen, medizinische Abhandlungen) wird sie immer wieder erwähnt. Im wesentlichen aus zwei Gründen: Epilepsie war auch in früheren Zeiten eine häufige Erkrankung. Der große Anfall (Grand mal), schon immer Leitbild der Epilepsie, hat die Menschen seit je her tief beeindruckt.

Übernatürliche Ursachen und soziale Ausgrenzung

Aufgrund des eindrücklichen Anfallsgeschehens und der dabei erlebten Hilflosigkeit wurde die Krankheit vor allem in Antike und Mittelalter mit übernatürlichen Kräften in Verbindung gebracht. Menschen der unterschiedlichsten Kultur - historischen Epochen waren immer wieder der Ansicht, epileptische Anfälle würden von Dämonen, Geistern, Hexen, Teufeln oder anderen bösen Geistern verursacht oder auch von einer göttlichen Macht zur Strafe, als Anruf oder als Prüfung auferlegt. Krankheitsbezeichnungen wie „hieranosos“ (Heilige Krankheit) bei den Griechen, „Morbus lunaticus“ (Mondsucht) bei den Römern oder „dämonische Krankheit“ und „schedelnde Gottesstrafe“ im europäischen Mittelalter legen Zeugnis von diesem (Aber-) Glauben ab. verständlicherweise suchten Epilepsie kranke und ihre Angehörigen in diesen früheren Zeiten Hilfe und Heilung weniger bei den Ärzten als bei überirdischen Mächten. Im christlichen Mittelalter wurden vor allem die Gottesmutter Maria und der wichtigste Epilepsie Schutzpatron, der heilige Valentin, angerufen. (Epilepsie gleichbedeutend mit „Valentins Rache“ oder „Plag“; die bedeutendsten mittelalterlichen Valentin - Wallfahrtsorte waren Rufach im Oberelsass und Kiedrich im Rheingau.) Die Schulmedizin konnte bis in das 19. Jahrhundert hinein tatsächlich keine zuverlässige Hilfe bei der Epilepsiebehandlung anbieten. Im Krankheitsnamen schlug sich mit unter auch die soziale Stellung des Anfallskranken nieder: Morbus insputatus (□Die Krankheit, vor der man ausspuckt□) war bei den Römern eine verbreitete Epilepsie bezeichnung. Das Ausspucken drückte dabei nicht nur Abscheu aus, sondern sollte auch vor einer möglichen Ansteckung schützen! Im Mittelalter gehörten Personen, die an der „schlechten Krenk“, dem „bösen Fehl“ (Epilepsie) litten, zu den „Menschen, welche man fliehen soll“

Das erste Epilepsie – Lehrbuch. Die frühen klinischen Erkenntnisse

Das erste „Lehrbuch“ über Epilepsie stammt aus babylonischer Zeit und wurde um 1000 v. Chr. in neu babylonischer Keilschrift in Tontafeln geritzt. Es ist erstaunlich, welche Kenntnisse die babylonischen Ärzte bereits über Symptome und Verläufe unterschiedlicher ‚antašubbû’ (Epilepsie) Krankheitsbilder besaßen. Die erste (auf Papier geschriebene) „Epilepsie - Monographie“ aus dem europäischen Kulturraum stammt aus der griechischen Antike: Über die Heilige Krankheit hieß die Schrift, die etwa 400 Jahre v. Chr. verfasst und dem Ahnvater der Ärzte, Hippokrates, zugeschrieben wird (was keineswegs gesichert ist). Der fortschrittliche denkende Autor wendet sich dabei ausdrücklich gegen die damals vorherrschende Meinung, die Epilepsie sei eine □heilige□,eine □übernatürliche□ □Krankheit. Er vertritt vielmehr die Ansicht, die Epilepsie sei eine Krankheit wie jede andere, die ihren Ausgang vom erkrankten Gehirn her nähme. Diese epochale Erkenntnis ging allerdings im christlichen Mittelalter vorübergehend wieder verloren. Trotz vieler falscher, ja mit unter abstruser Aussagen über die Epilepsie lohnt es sich auch heute noch, in alten Schriften über dieses Krankheitsbild zu blättern. Akribische Anfallsbeschreibungen, die von der Meisterschaft klinischer beobachtung der früheren Ärzte Zeugnis ablegen (z.B. bei den Ärzten Babyloniens oder bei Hippokrates), die erstmalige Erwähnung bedeutsamer spezifischer epileptischer Phänomene (z.B. Aura – Galen, 2. Jahrhundert n. Chr.) oder die Darstellung der ungünstigen Prognose von Epilepsien, die im Säuglings - oder frühen Kleinkindesalter beginnen (so z.B. im ersten pädiatrischen Lehrbuch von Paulus Bagellardus im 15. Jahrhundert) stehen durchaus im Einklang mit Erkenntnissen der modernen Epileptologie. Wenn auch den Ärzten der Antike und des Mittelalters keine wirksamen Medikamente gegen die Epilepsie zur Verfügung standen, so haben doch viele ärztliche Empfehlungen bezüglich des Verhaltens im Anfall, der Diätetik – also der geordneten, vernünftigen Lebensführung - und der Einstellung gegenüber der Krankheit eine gewisse Bedeutung behalten: □Der Kranke soll sich hüten vor Sonnenhitze, Baden, Weingenuß, Übermüdung und Kummer (nach Celsus, erste Hälfte des ersten nachchristlichen Jahrhunderts); Im Anfall soll man Schonung beobachten und nicht den Widerstand des Kranken gewaltsam brechen (Soranos von Ephesus, etwa 100 n. Chr.); Wein ist zu meiden, weil nichts leichter einen Anfall auslöst (Alexandros von Tralleis, 6. Jahrhundert). „Bei einer so großen Arbeit, wie ich sie mir vorgenommen habe zu beschreiben von den hinfallenden Siechtagen, ist es zu allererst wichtig, zu reden von der Barmherzigkeit, die einem Arzt soll angeboren sein“ (Paracelsus, 1493-1541). Der Erfolg mittelalterlicher, religiös begründeter Empfehlungen, epileptische Anfälle mit Fasten (und Gebet) anzugehen, kann durchaus auf einem natürlichen Vorgang beruhen. Fasten führt zu einer Übersäuerung (Azidose) des Organismus, die die Anfallsschwelle spürbar anheben, also das Risiko eines Anfalls mindern kann. Bei der Verordnung einer ketogonen Diät macht sich noch heute der Arzt diese Erfahrung zunutze.

Wissenschaftlich begründete Epileptologie und spezialisierte Betreuung

In der zweiten Hälfte des 19. Jahrhunderts erfuhr die wissenschaftliche Epileptologie einen ersten Höhepunkt. A. Kussmaul und A. Tenner weisen im Tierexperiment das Gehirn als Ausgangspunkt jeglichen epileptischen Geschehens nach (1857). G.T. Fritsch und E. Hitzig führen den experimentellen Nachweis, dass dieses geschehen eng verknüpft ist mit elektrischen Vorgängen an Gehirnzellen (1870). Der Genius von J. Hughlings-Jackson (1835-1911) stellt aufgrund klinischer beobachtungen patho - physiologische Überlegungen zur Ursache und zum Erscheinungsbild von Anfällen an, die auch heute noch Gültigkeit haben. Klinische Beobachtungen von Ch. Locock, E.H. Sieveking und S. Wilks führen zur Entdeckung der anfallshemmenden Wirkung von Brom, des ersten objektiv wirksamen Medikaments gegen epileptische Anfälle (1857/1861). Klinisch orientierte Publikationen (Th. Herpin, L. Delasiauve, O. Binswanger u.a.) machen die Epilepsie auch bei Nicht - Spezialisten bekannt. Sie betonen nachdrücklich die cerebralorganische Ursache der Krankheit. Aber nicht nur die wissenschaftliche Epileptologie erlebt in dieser Epoche einen entscheidenden Aufschwung. Auch die soziale Stellung des Epilepsie kranken wird entscheidend verbessert. Im fortschrittlichen Frankreich werden Ende des 18. Jahrhunderts zwei große psychiatrische Hospitäler („Salpêtrière“ und „Bicêtre“ in Paris) endlich auch für Epilepsiekranke Menschen geöffnet; sie werden dort nicht nur pflegerisch sondern erstmals auch ärztlich betreut. Aber schon Jahre zuvor, 1773, war im altehrwürdigen Julius - Spital in Würzburg ein Haus speziell für Epilepsiekranke eingerichtet und einer ärztlich medizinischen Leitung unterstellt worden. Vor allem in der zweiten hälfte des 19. Jahrhunderts werden in Deutschland zahlreiche Einrichtungen geschaffen (meist in kirchlicher Trägerschaft), die der pflegerischen Umsorgung, der Beschulung, der sinnvollen Beschäftigung (z. B. in der Landwirtschaft) und – so weit möglich – der ärztlichen Betreuung ausschließlich Epilepsiekranker Menschen dienen sollten. Die erste deutsche „Heilanstalt für Epileptische" wird 1855 in Görlitz errichtet. 1862 wird die Heil- und Bewahranstalt für Epileptische auf der Pfingstweide (bei Tettnang am Bodensee) eröffnet. 1867 erfolgt bei Bielefeld die Einweihung eines Pflegehauses für epileptische Knaben – Keimzelle des späteren weltberühmten Epilepsie - Zentrums Bethel. 25 Jahre später, 1892, öffnet die Heil- und Pflegeanstalt für epileptische Kinder in Kork bei Kehl ihre Tore.

Die Grundlagen therapeutischer Erfolge

Bereits 1875 hatte der Engländer R. Carton elektrische Ströme am Kaninchengehirn registrieren können. Etwa 50 Jahre später machte der deutsche Psychiater Hans Berger (1873-1941) die menschlichen Hirnströme im Elektroenzephalogramm sichtbar. Das EEG ist heute aus der Epilepsie - Diagnostik nicht mehr wegzudenken. Im Rahmen der modernen prächirurgischen Diagnostik und Epilepsie-Chirurgie erlebt die EEG-Untersuchung derzeit einen erneuten eminent wichtigen Aufschwung. Neben der modernen Elektroenzophalografie hat auch die Entwicklung bildgebender Verfahren die Epilepsiediagnostik in den letzten Jahren entscheidend vorangebracht (z.B. Computertomographie, Kernspintomographie, PET und SPECT). 1912 entdeckt A. Hartmann die antiepileptische Wirkung des Phenobarbital – noch heute ein wichtiges Medikament bei der Behandlung generalisierter großer Anfälle. 1938 erkennen H. Merrit und T. Putnam die anfallshemmende Wirkung von Phenytoin. 1945 wird mit den Oxazolidinen die erste Substanzgruppe eingeführt, die auch gegen kleine epileptische Anfälle (Absencen, Myoklonien, astatische Anfälle) wirksam ist. Die Entdeckung weiterer Antiepileptika erfolgt nach der Jahrhundertmitte: 1958 Ethosuximid, 1963 Valproat, Carbamazepin und Benzodiazepine. In den 80er und 90er Jahren des 20. Und in den ersten Jahren des 21. Jahrhunderts wird die Reihe der Antiepileptika durch neue Substanzen entscheidend erweitert, die ihre Entdeckung jetzt jedoch meist nicht mehr dem Zufall verdanken, sondern Folge neuer neuro- und pathophysiologischer Erkenntnisse in der experimentellen

Epileptologie sind. Im letzten viertel des 20. Jahrhunderts erlebt die Epilepsiechirurgie einen entscheidenden Aufschwung dieses Therapieverfahren kommt derzeit für annähernd 5 – 10 % aller Epilepsiepatienten in Frage. Mit einer deutlichen Zunahme dieser Zahl ist in den nächsten Jahren und Jahrzehnten allerdings zu rechnen. Die heutige Epilepsie - Chirurgie steht beispielhaft für die Entwicklung von einer symptomatischen zu einer kausalen Epilepsie - Therapie, d.h. von der medikamentösen unterdrückung der Krankheitssymptome zur operativen Entfernung der Krankheitsursache.

ÉTUDES CLINIQUES

SUR

L'HYSTÉRO-ÉPILEPSIE

OU

GRANDE HYSTÉRIE

Dr PAUL RICHER

J.-M. CHARCOT

PARIS 1881

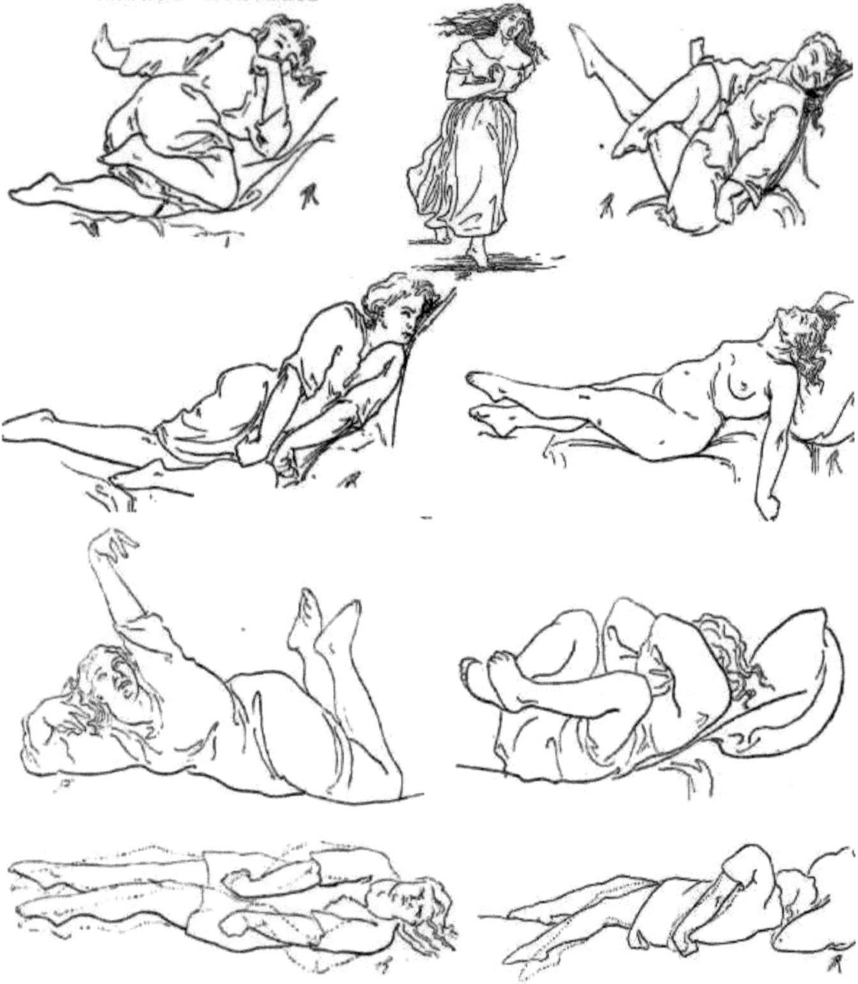

Epilepsie in der Antike:

Die Versuche, epileptische Anfälle und Epilepsien zu behandeln, reichen weit in die Vor – und Frühgeschichte der Menschheit zurück. In jeder geschichtlichen Epoche waren Art und Weise der therapeutischen Bemühungen abhängig von den Vorstellungen, die man sich über Ursache der Krankheit machte. In der vor – Hippokratischen Zeit, als man die „Heilige Krankheit" für ein von den Göttern geschicktes Leiden hielt, waren Opfergaben, „Entsühnung", religiöse Übungen unter Anleitung von Priester Ärzten (möglichst im Tempelbereich) als „Heilmittel" in Gebrauch. In der Hippokratischen Medizin, deren Vertreter von der natürlichen Ursache der Epilepsie überzeugt waren (Humoralpathologie: Säfte Lehre), wurden versucht, die Behandlung auf eine natürliche Basis zu stellen. Fundament einer solchen Therapie war die Diätetik, also die geordnete, „vernünftige" Lebensweise. Diese diätetische Therapie stützt sich vor allem auf drei Säulen:

→ Ernährungsvorschriften
→ Regulierung der Ausscheidungen
→ Heilgymnastik

Neben der Diätetik spielen „Medikamente", die im wesentlichen aus Heilkräutern bestanden, nur eine untergeordnete Rolle.

Epilepsie im Altertum:

Rechtsvorschrift für Ärzte:

König Hammurapi von Babylon (1728 – 1686 v. Chr.) erließt in seinen Gesetzestext (Kodex Hammurapi) auch Rechtsvorschriften für Ärzte. Darin finden sich Hinweise auf bekannte Krankheiten. In Paragraph 278 heißt es, dass ein Sklave, den vor Ablauf eines Monats die bennu – Krankheit befällt, zurück gegeben werden kann. Die Bezeichnung für Epilepsie. Von ihr betroffene Sklaven waren für ihre Herren wertlos.

Epilepsie als Ausdruck entsteht in der hippokratischen Zeit:
Vor der hippokratischen Zeit, die von 500 – 1 vor Chr. Angesiedelt wird, gilt die Epilepsie allgemein als Ausdruck für Besessenheit, bzw. Dämonologie. Während der Hippokratischen Zeit wird in einer Hippokratischen Schrift erstmals das Wort Epilepsie in direkter Verbindung mit einem Anfallsleiden gebraucht.

Einige Namen für Epilepsie:
Der Epilepsie wurde im Laufe der Geschichte viele Namen gegeben:

→ Orbus insputatus
→ Scelestis
→ lunaticus
→ Daemoniacus
→ böse Staube
→ Gichter
→ Fraislein
→ Fallsucht

Theriak des Andromachus:
Um 60. Der Leibarzt des römischen Kaisers Nero Andromachus stellt ein Allheilmittel zusammen, das er Theriak nennt. Der Theriak ist ein alchemistisches Heilmittel und enthält zwischen 12 und 64 Substanzen, u.a. Opium, mineralische Substanzen, große Mengen Meerzwiebeln und Viperfleisch. Er wird gegen nahezu jede Krankheit eingenommen, auch gegen Epilepsie. Für die einzelnen Krankheiten gibt es genaue Dosisvorschriften. Noch im 19. Jahrhundert findet sich der Theriak in abgeänderter Form in vielen Arzneibüchern.

Epilepsie des christlichen Mittelalter:
Im christlichen Mittelalter, als die Erkenntnis über die natürliche Ursache der Epilepsie wieder in Vergessenheit geriet und die Ursache des Leidens mit Teufeln, bösen Geistern und Dämonen in Verbindung gebracht wurde (Morbus Dämonicus), änderte sich das „therapeutische Vorgehen“ entsprechend: Gebete, Fastenübungen, Opfer, Wallfahrten

und Exorzismen waren die Grundpfeiler der „Behandlung“. Viele Heilige wurden um unmittelbare Hilfe oder um Fürsprache bei Gott angefleht, zahlreiche geweihte Objekte (Devotionalien) fanden bei der Bekämpfung der Epilepsie Anwendung (Behandlung mit Heiligen „Hagio – Therapie“). Nach der Pest war im Mittelalter die Epilepsie die Krankheit mit den meisten „zuständigen“ Heiligen, deren wichtigster der heilige Valentin war (wahrscheinlich wegen des Gleichklangs des Namens: Fallen, Fallsucht, fall net hin Valentin)

<u>**Das neue Testament**</u>:

Lukas 9,37 "Als sie am folgenden Tag den Berg hinabstiegen, kam ihnen eine große Menschenmenge entgegen. Da schrie ein Mann aus der Menge: Meister ich bitte dich, hilf meinem Sohn! Es ist mein einziger. *Er ist von einem Geist besessen; plötzlich schreit er auf, wird hin und hergezerrt, und Schaum tritt ihm vor den Mund*, und der Geist quält ihn fast unaufhörlich. Ich habe schon deine Jünger gebeten ihn auszutreiben, aber sie konnten es nicht. Da sagte Jesus: du ungläubige und unbelehrbare Generation! Wie lange muss ich noch bei euch sein und euch ertragen. Bring deinen Sohn her. Als der Sohn herkam warf der Geist ihn zu Boden und zerrte ihn hin und her. Jesus aber drohte dem unreinen Geist, heilte den Jungen und gab ihn seinem Vater zurück. Und alle gerieten außer sich über die Macht und Größe Gottes."
Dies war mit eine Grundlage für noch nicht ganz ausgestorbene Teufelsaustreibungen wie auch für Vorurteile gegen Betroffene. Im Mittelalter war *der heilige Valentin* der Schutzpatron der Epilepsie. Städte die er besucht hatte wurden Pilgerstädte für Menschen mit Epilepsie in der Hoffnung auf Heilung. Rom und Terni (wo Valentin Bischoff war), Ruffach (in Frankreich wo später eine Hospital für Epilepsiekranke gebaut wurde), Poppel in Belgien, und Passau in Deutschland waren solche Pilgerstädte. Über Jahrhunderte wurden Menschen mit Epilepsie mit Furcht und Misstrauen gesehen, zu kaum einer Erkrankung gab es so viele Vorurteile. Sie wurden ausgestoßen und bestraft. 1374 soll in Aachen der Tanzwahn des Mittelalters begonnen haben und in weite Teile Europas verbreitet worden sein. In Deutschland wurde das Phänomen zuerst "St. Johannestanz" genannt. Johannes der Täufer war der Schutzpatron gegen

Epilepsie und andere Bewegungsstörungen. Die "Tanzepidemie" erhielt diesen Namen in der Hoffnung auf Heilung von dieser Krankheit. Angst vor der Pest soll diese Bewegung sich zu einer zeitweisen Massenhysterie ausgebreitet haben. schützen sollte er auch vor Epilepsie und anderen Bewegungsstörungen, die als Ausdruck einer Besessenheit vom Teufel angesehen wurden. Der Tanz wurde später in St. Vitus - Tanz umbenannt, St. Vitus soll durch sein Gebet einen Jungen von der "Tanzpest" befreit haben.

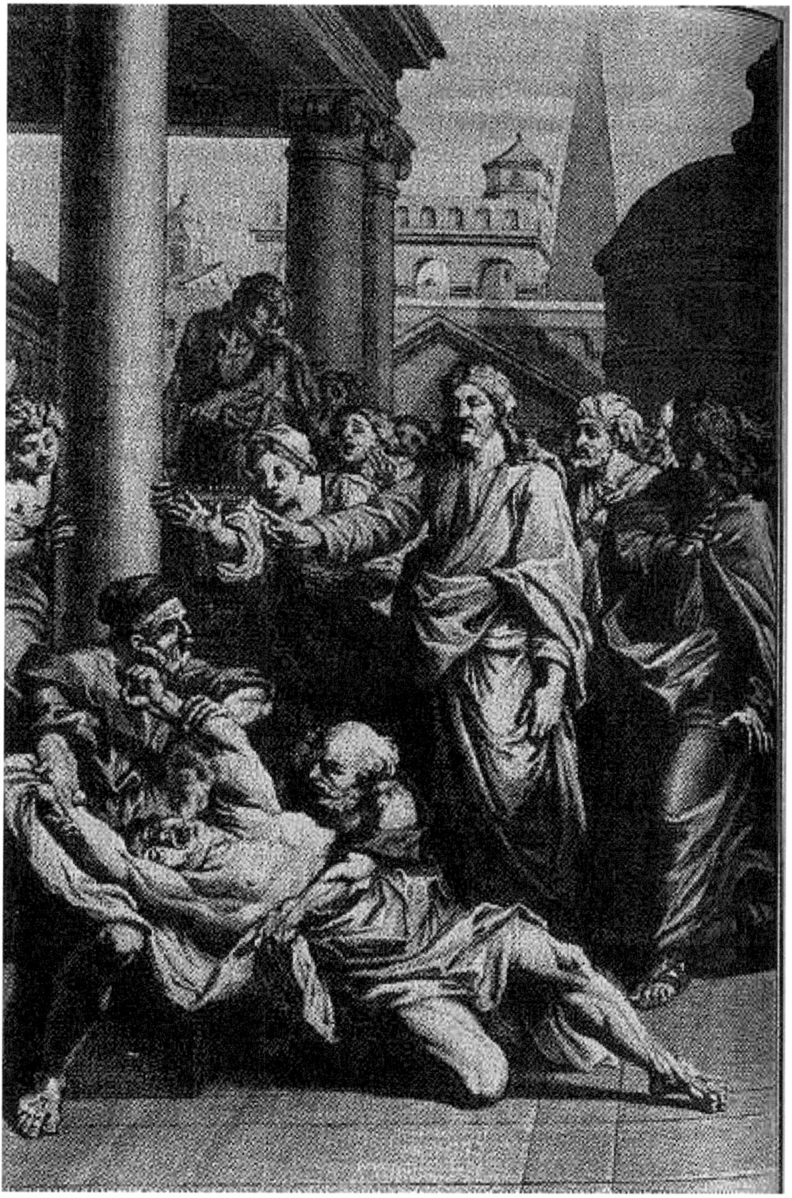

Epilepsie im Mittelalter:

Anrufen der Heiligen sollten den Epilepsiekranken helfen:

Im Mittelalter gilt die Epilepsie als Ausdruck von bösen Geistern und / oder als schedelnde Gottesstrafe (schüttelnde Gottesstrafe). Verschiedene Regional unterschiedliche Heilige wurden angerufen, um bei der Heilung zu helfen. Aus diesem Grund finden sich für Epilepsie auch Namen wie:

→ St. Veltins – Weh
→ St. Johannes – Übel
→ St. Cornelius – Siechtum
→ St. Paul´s disease

Epilepsie – Renaissancezeit bis Heute:

Im ausgehenden Mittelalter, in der Renaissance – Zeit, fanden zunehmend auch chemisch definierte Substanzen als „Fallsucht – Mittel" Verwendung. Zu den bedeutsamsten gehörten:

→ Kupfer (das bereits in der Antike verwendet worden war)
→ Zinkoxyd
→ Silbernitrat
→ Quecksilber
→ Wismut
→ Zinn

Bibergeil:
Schon in der gräco – romanischen Antike wurde eine harzige Absonderung aus Duftdrüsen des Bibers als Mittel gegen die „heilige Krankheit" eingesetzt: Castoreum, das Bibergeil. Bis ins 19. Jahrhundert war die Substanz als „Beruhigungsmittel und Fallsuchtmittel" weit verbreitet und fehlte in keiner Apotheke.

Menschenschädel:
(Cranum humanum)
Galt in manchen Epochen als hilfreiches Fallsuchtmittel: „Man schabe

etwas von der Hirnschale eines Todenkopfes und dieses gebe man einige Monate hintereinander ein. Ist der Patient ein Mann, so muss der Schädel von einem Weib herrühren, und umgekehrt".

Beifuß:

(Artemisia vulgaris)

War in früheren Jahrhunderten das Zauberkraut schlecht hin. Selbst in der Schulmedizin galt die Beifußwurzel bis ins 19. Jahrhundert als antiepileptisch wirksame Substanz. Auch Absinth, zu dessen wesentlichen Bestandteilen Bitterstoffe aus den Beifuß – Blüten gehören, fand als Fallsuchtmittel Verwendung. Es besteht heute kein Zweifel darüber, dass all diese pflanzlichen und metallischen Medikamente keinerlei Wirkung gegenüber epileptischen Anfällen aufweisen. Erst ab der zweiten Hälfte des 19. Jahrhunderts, als die naturwissenschaftlichen und medizinischen Erkenntnisse über die Epilepsie stetig zunahm, wurden schließlich Medikamente entdeckt, die eine objektivierbare Wirkung gegen epileptische Anfälle aufweisen. Die beiden ersten, noch eingesetzten Substanzen, die als „antiepileptisch wirksam" anerkannt wurden, waren „Brom (1857) und Phenobarbital (1912)".

Epilepsie in der Neuzeit:

Epilepsie als Ausdruck von Zank und Zorn. Um 1750 veröffentlicht der herzogliche Hof – und Leibarzt Johann Storch Krankengeschichten seiner Patientinnen in einem achtbändigen Werk „Weiberkrankheit". Darin wird Epilepsie als Ausdruck von Zank und Zorn in verschiedenen Beispielen angeführt. Im 19. Jahrhundert wurden die Epilepsiekranken von den Irren getrennt, weil man eine Ansteckung befürchtete.

Epilepsie während des Dritten Reiches:

Zur Zeit des Dritten Reiches wurde die „Fallsucht" auch von Medizinern (fälschlicherweise) überwiegend als eine Erbkrankheit angesehen, sei es aus „Rassenhygienischer Verblendung" der Ärzte, sei es auf Grund fehlenden medizinischen Wissens. So war z.B der damalige Korker Anstaltsarzt der Ansicht, dass 80% der Korker Heimbewohner an „erblicher Fallsucht" litten. Zu den besonders menschenverachtenden Vorgehensweisen der Nationalsozialisten im Dritten Reich gehörten Rassenhygienische Maßnahmen, zu denen auch das

„Gesetz zur Verhütung erbkranken Nachwuchses“

zählte, das am 14. Juli 1933 von der Reichsregierung beschlossen wurde.

§ 1

→ Wer Erbkrank ist, kann durch chirurgischen Eingriff unfruchtbar gemacht (sterilisiert) werden, wenn nach den Erfahrungen der ärztlichen Wissenschaft mit großer Wahrscheinlichkeit zu erwarten ist, dass seine Nachkommen an schweren körperlichen oder geistigen Erbschäden leiden werden.

→ Erbkrank im Sinne dieses Gesetzes ist, wer an einer der folgenden Krankheiten leidet:

> angeborenem Schwachsinn
> Schizophrenie
> zirkulärem (manisch – depressivem) Irre sein
> erblicher Fallsucht
> erblichem Veits – Tanz (Chorea Huntington)
> erblicher Blindheit
> erblicher Taubheit
> schwerer erblicher körperlicher Missbildung

→ Ferner kann unfruchtbar gemacht werden, wer an schwerem Alkoholismus leidet

(Auszug aus dem Reichsgesetzblatt Teil 1 1933)

Dieses Gesetz trat am 01. Januar 1934 in Kraft.
Dieses Gesetz eröffnete die „Gesetzeskonforme“ Möglichkeit, Epilepsiekranke Menschen zu sterilisieren (Zwangssterilisation). Nach den An-

gaben des Bundesministeriums der Justiz wurden zwischen 1933 und 1945 etwa 350.000 Menschen (darunter viele Epilepsiekranke) sterilisiert. In den Korker Anstalten wurden zwischen 1934 und 1939 insgesamt 102 Sterilisationen durchgeführt. Dieses Gesetz und seine Anwendung standen nicht nur im krassen Gegensatz zu jeder Moral und Menschlichkeit, sondern widersprachen auch in vielerlei Hinsicht medizinischer Erfahrungen und Erkenntnis: Epilepsien z.B sind keine Erbkrankheiten (von ganz selten Epilepsieformen einmal abgesehen, die weltweit bisher nur vereinzelt in einigen wenigen Familien beobachtet wurden). Epilepsien entstehen in aller Regel durch das Zusammenwirken einer vorhandenen individuellen Disposition (Veranlagung) mit einer exogenen (äußerlichen) Verursachung z.B Unfall, Entzündung, Durchblutungsstörung. (Daher werden übrigens auch in Zukunft Gentherapeutische Maßnahmen bei der Bekämpfung von Epilepsien keine entscheidende Rolle spielen).

Epilepsiekranke – vernichtet:
Einen überaus traurigen Höhepunkt der Rassenhygienischen Maßnahmen der Machthaber des Dritten Reiches stellte die sogenannte Euthanasie Aktion. Über 70.000 behinderte Menschen fielen 1940 – 1941 dieser Tötungsaktion zum Opfer, das waren etwa 20% aller damaligen Anstaltsbewohner.

Epilepsiemuseum:

In Kehl – Kork gibt es seit 2001 das Deutsche Epilepsiemuseum, das weltweit einzige zum Thema Epilepsie.

Epilepsie in der heutigen Zeit:

Heute stehen der Medizin etwa 20 chemische Substanzen zur Verfügung, die in Einzel – oder Kombinationstherapie mit großer Aussicht auf Erfolg gegen epileptische Anfälle eingesetzt werden können. Mit der modernen medikamentösen Behandlung können heute knapp 60% aller Epilepsiekranken von ihren Anfällen befreit werden, in weiteren 20% gelingt eine deutliche Verbesserung des Leidens, nur bi einem fünftel der Epilepsie – Patienten bringen die modernen Antiepileptika keinerlei Hilfe. Bei einem Teil dieser „therapieresistenten“ Patienten kann aber die moderne Epilepsie – Chirurgie noch entscheidende Hilfe bringen.

Morbus Sacer – Die heilige Krankheit:

Selbst für uns modernen Menschen hat es etwas Unheimliches, ja Beängstigendes, wenn wir erstmals einen epileptischen Anfall bei einem anderen Menschen miterleben. Zu diesen Empfindungen tritt noch ein Gefühl der Hilflosigkeit, weil man nicht weiß, wie man sich verhalten soll, wenn ein Mensch, der z.B ganz ruhig in der U – Bahn sitzt, plötzlich einen Anfall erleidet. Um wieviel beunruhigender muss ein solches Geschehen auf die Menschen in der Antike oder im Mittelalter gewirkt haben, also in Zeiten, in der Aberglaube, Furcht vor bösen Geistern und Hexen herrschte. Bereits im alten Ägypten war die Epilepsie bekannt und gefürchtet. Das Phänomen des Unerklärbaren und das plötzliche, heftige Auftreten führten vermutlich dazu, dass die Epilepsie in der griechischen und römischen Antike als „heilige Krankheit“ (Morbus Sacer) bezeichnet wurde. Ein weiterer Grund könnte darin bestehen, dass Menschen mit Epilepsie offensichtlich so mühelos in einen „Trancezustand“ verfallen konnten, einen Zustand, der in der Antike angestrebt wurde. Um mit den Göttern in Kontakt zu treten. Gleichwohl hatte der griechische Arzt Hippokrates (ca. 460 – 375 v. Chr.) erkannt, dass es sich mit der heiligen Krankheit auch nicht anders verhält als mit anderen Krankheiten. So erklärt er: „Sie scheint mir in keiner Beziehung einen mehr göttlichen Ursprung zu haben als die übrigen Krankheiten, auch nicht heiliger zu sein“. Hippokrates erkannte bereits, dass das Gehirn für die „heilige Krankheit“ verantwortlich ist. Es ist Hippokrates Verdienst, die Epilepsie entdämonisiert und sie in die Reihe „normaler“ Krankheiten einzugliedern zu haben. Wirksame Behandlungsmethoden konnten Epilepsiekranken in dieser Zeit natürlich noch nicht angeboten werden. Pflanzliche Arzneien haben nachweislich keine Wirkung auf Epilepsie. Interessanterweise waren aber auch in der Antike bereits bestimmte Auslöser von Anfällen, z.B das Glitzern einer sich drehenden Töpferscheibe bekannt. Angeblich mussten römische Rekruten bei ihrer Musterung durch ein rotierendes Wagenrad in eine Lichtquelle (z.B. Sonne) schauen. Heute weiß man, dass es sich bei diesem Phänomen um Photosensibilität handelt, eine bestimmte seltene Form der Epilepsie, die durch Discobeleuchtung oder bestimmte PC – Spiele ausgelöst werden kann.

Von den 50 Millionen Menschen auf der Welt, die an einer Epilepsie leiden, werden 35 Millionen immer noch nicht behandelt. Wenn man die Menschen mitrechnet, bei denen die Epilepsie ausgeheilt ist, gibt es 100 Millionen Betroffene. 85% der Epilepsiekranken leben in Entwicklungsländern. Grund sind immer noch Vorurteile vor allem in Entwicklungsländern, in denen die Krankheit von Betroffenen und Angehörigen oft noch als Fluch oder Besessenheit und nicht als Krankheit gesehen wird

Die Geschichte der modernen Epileptologie in Bern:

Im Juni 1886 gründete die reformierte Kirche den Fürsorgeverein „Bethesda" im Kanton Bern, mit einer „Anstalt für Epileptische" in Tschugg, wo Dr. Robert Schweingruber über 30 Jahre als Chefarzt tätig war. Das erste EEG-Gerät im Raum Bern wurde 1948 von Dr. Werner Bärtschi-Rochaix in seiner Praxis an der Sulgeneckstr. 8 in Betrieb genommen. Das erste EEG-Labor am Inselspital wurde 1952 durch den neurologisch interessierten internistischen Oberarzt Prof. Robert Georg Isenschmid als erste neurologische Einrichtung am Inselspital etabliert. Vom damaligen internistischen Klinik - Direktor Prof. Walter Hadorn wohlwollend unterstützt, wurde Isenschmids Assistent Dr. René Monteil in Zürich bei Prof. Rudolf Hess ausgebildet, bevor er in Bern R. G. Isenschmid bei der Befundung der EEG - Kurven half. W. Bärtschi hat die EEG - Station später parallel zu seiner Praxistätigkeit bis 1956 betreut, als er einen Ruf als Professor nach Alexandria in Ägypten bekam. Er wurde für kurze Zeit vom habilitierten Psychiater PD Dr. Theodor Spoerry abgelöst. Dr. Marc Eichenberger betreute nach seiner EEG-Ausbildung bei Dr. William A. Cobb am National Hospital Queen Square in London neben der neurologischen Bettenstation von 1957 bis 1967 auch die EEG-Station. Der erste vollamtliche EEG -Oberarzt war Prof. Kazimierz Karbowski, der 1967 von Tschugg kam und die EEG-Station an der Neurologischen Klinik bis zu seiner Pensionierung im März 1990 über 20 Jahre, zuletzt als Chefarzt, führte.

Während rund 10 Jahren wurde anschliessend die EEG - Station sukzessive von den Oberärzten Dr. Einar Wilder - Smith, Dr. Leo Schäffler und Dr. Filippo Donati geführt.

Definition:
Was ist Epilepsie ?

Ein Anfall ist die Folge einer ungebremsten Ausbreitung von Nervenimpulsen im Gehirn. Synchrone Entladungen der Nervenzellen, die sich über das gesamte Gehirn ausbreiten können. Meist verliert der Patient bei diesem Ereignis das Bewusstsein, fällt zu Boden zuckt an allen Gliedern, verdreht die Augen, beißt sich auf die Zunge und zeigt Blaufärbung der Haut (Zyanose). Das ist der typische Verlauf eines großen Anfalls, dabei ist immer eine Erinnerungslücke (Amnesie) über einen großen Zeitraum. Warum Neuronenverbände zu diesen unkontrollierten Entladungen neigen, ist nicht genau bekannt. Manchmal kann ein epileptischer Herd im Hippocampus nachgewiesen werden.

Die Nervenzellen haben die Bereitschaft zur Regeneration während der Entwicklung eingestellt. Verletzungen des ZNS folgt daher ein unwiederbringlicher Verlust der Zellen und Funktionausfall. Epilepsie bedeutet „ Fallsucht „ und beschreibt ein Leiden, bei dem epileptische Anfälle auftreten. Es gibt außerordentlich viele verschiedene Anfallsformen. Am bekanntesten ist der sehr dramatisch verlaufende >> große Anfall << (Grand – mal). Hierbei tritt zunächst eine Verkrampfung der gesamten Körpermuskulatur auf (tonischer Anfall), gefolgt von Muskelzuckungen am ganzen Körper (klonischer Anfall). Neben dem Grand – mal – Anfall gibt es eine Reihe weiterer Anfallsformen, z.B. Muskelzuckungen nur an bestimmten Teilen des Körpers (fokale Anfälle) mit oder ohne Beeinträchtigung des Bewusstseins, ferner Anfälle, die sich vorwiegend im Jugendalter manifestieren und lediglich mit kurzer Bewusstseinseinschränkung einhergehen (Absencen). Bei Kinder im Vorschulalter treten auch atonische Anfälle auf, die mit einem plötzlichen Verlust der Muskelspannung verbunden sind, bei denen die Patienten in sich zusammensacken. Das vergangene Jahrzehnt hat viele Fortschritte für die Behandlung der Epilepsie gebracht. Doch die Erkrankten leiden immer noch unter Vorurteilen und werden ausgegrenzt. Ständiger Begleiter von Epilepsiekranken ist vor allem die Angst, die Angst vor dem nächsten Anfall

– die Angst wann und wo er auftritt und wie schwer er sein wird. Die Angst vor Verletzungen. Aber Epileptiker müssen nicht nur mit den körperlichen und psychischen Belastungen ihrer Erkrankung fertig werden. Darüber hinaus haben sie auch mit den Vorurteilen ihrer Mitmenschen zu kämpfen. Wie kaum eine andere Gruppe chronisch kranker werden sie Gesellschaftlich diskriminiert. So halten 20% der deutschen einer Emind – Umfrage zufolge Epilepsie für eine Geisteskrankheit. In keinem anderen Land der Welt seien es die USA und Italien oder Indien und China ist diese Vorstellung so verbreitet wie bei uns. 15% der Bevölkerung wollen nicht, dass ihr Kinder in der Schule oder beim spielen Kontakt zu epileptischen Kindern haben. 20% würden Epileptiker als Ehepartner für Sohn oder Tochter ablehnen, doppelt so viele sind in dieser Frage unentschieden. Falsche Vorstellungen von der Erkrankung und die Abwertung der Betroffenen ziehen sich durch die Medizinhistorie. Im täglichen Leben leiden Epileptiker aber vor allem darunter, dass sich immer noch viele falsche Vorstellungen um die Epilepsie ranken. Viele Betroffene verheimlichen deshalb ihre Erkrankung. Das kann zur sozialen Isolation führen und das Selbstwertgefühl verringern. Viele Kinder mit Epilepsie erhalten keine ausreichende Schulbildung, und ihr Berufseinstieg ist erschwert. Die Arbeitslosenquote von Epilepsiekranken ist überproportional hoch. Das lässt sich nur selten medizinisch begründen, eher liegt es wohl am mangelnden Wissen der Arbeitgeber über die Krankheit. Denn Epilepsie vermindert nicht die Intelligenz. Die beruflichen Leistungen von Epileptikern sind so gut wie die von gesunden, und nur in wenigen Berufen besteht abhängig von der Art und schwere der Erkrankung ein erhöhtes Unfallrisiko. In einer anfallsfreien Zeit ist ein Epileptiker so „normal" wie andere Menschen auch. Und die Geschichte zeigt, dass einige Anfallskranke ihre Mitmenschen an Intelligenz, Kreativität und Leistungsfähigkeit sogar weit überragen, wie etwa die Dichter Byron, Dostojewski und Flaubert. Der Maler van Gogh, der Naturforscher Helmholtz oder die Staatsmänner Alexander der Große, Cäsar und Napoleon. Heute wissen die Forscher relativ genau, was bei einem epileptischen Anfall passiert. Von den 20 Milliarden Nervenzellen im Gehirn steht jede mit sehr vielen anderen in Verbindung. Elektrische Impulse und chemische Signale ermöglichen Denken und Fühlen, Bewegung und

Wahrnehmung. Wenn jedoch ungewöhnlich viele Nervenzellen gleichzeitig elektrisch aktiviert sind und sich gegenseitig aufschaukeln, kommt es zu einem „Feuerwerk / Gewitter“ im Gehirn – einem epileptischen Anfall. Manchmal ist die gesamte Hirnrinde von den Fehlzündungen der Nervenzellen betroffen, manchmal nur eine kleine Region. Je nach dem Ursprungsort im Gehirn können epileptische Anfälle unterschiedlich aussehen. Sie können zu Bewegungsstörungen führen, etwa zuckenden Armen oder Beinen. Sehstörungen wie Lichtblitze und Farben sehen oder Hörstörungen können auftreten, oder die Aufmerksamkeit kann vermindert sein. Ursache für die Störung der Gehirnfunktionen sind z.B Hirnschäden während der Schwangerschaft, Sauerstoffmangel bei der Geburt, Kopfverletzungen, Gehirntumoren oder – vor allem im Alter Durchblutungsstörungen. Doch bei der mehr als der Hälfte der epileptischen Anfälle sind die Ursachen unbekannt. Bei einem kleinen Teil dieser Patienten spielt wahrscheinlich Vererbung eine Rolle. Epilepsie ist die häufigste neurologische Erkrankung. Weltweit sind etwa 50 Millionen, in Deutschland rund 800.000 Menschen betroffen. Besonders häufig erkranken Kleinkinder. Was wenig bekannt ist: Auch Ältere sind überdurchschnittlich gefährdet – mehr als ein drittel der Epilepsien beginnt jenseits des 60. Lebensjahres. Einen sogenannten Gelegenheitsanfall können rund 5% der Bevölkerung mindestens einmal im Leben erleiden. Diese Anfälle werden durch besondere Umstände wie z.B Schlafmangel, Veränderung des Schlaf – Wach – Rhythmus, Alkoholkonsum, Drogen (-entzug), Stoffwechselstörungen und bei Kindern fieberhafte Infekte (Fieberkrampf) ausgelöst. Von einer chronischen Epilepsie spricht man erst nach mindestens zwei Anfällen, für die keine Auslöser erkennbar sind. Es gibt zahlreiche Formen epileptischer Anfälle. Rund 70% der Patienten sprechen relativ gut auf Medikamente an. In der Regel werden sie von Allgemeinärzten, Kinderärzten oder niedergelassenen Neurologen behandelt, gelegentlich auch in einer neurologischen Klinik. Es stehen etwa 15 – 20% anfallshemmende Substanzen zur Verfügung. Sie setzten die Übererregbarkeit von Nervenzellen herab oder verstärken die natürlichen Hemmmechanismen. Der Weg zur optimalen Dosis – Unterdrückung der Anfälle, geringe Nebenwirkungen – ist allerdings oft lang und beschwerlich. Etwa 7 von 1000 Menschen in der Bevölkerung sind an einer Behandlungsbedürftigen Epilepsie erkrankt. Epilepsien gehören damit zu den häufigen Krankheiten, die jeden Menschen treffen können, unabhängig von Alter, Geschlecht und Herkunft. Obwohl Epilepsien etwa so verbreitet sind wie Insulin behandelter Diabetes, wird in der Öffentlichkeit kaum über diese Krankheit gesprochen, auch die Medien schweigen sich zu meist aus. Über Vergleich seltenere Krankheiten hört man oft mehr und weiß daher auch besser Bescheid darüber: Der Parkinsonsche Krankheit (= Schüttellähmung) z.B. ist den meisten Menschen bekannter, obwohl die Zahl der Betroffenen, vergleichen mit den Epilepsien, nur bei einem Drittel liegt. Von einer Epilepsie spricht man in den meisten Fällen erst, wenn wiederholt Anfälle auftreten. Ein einzelner Anfall bedeutet noch nicht das man an einer Epilepsie leitet, und das der Betroffene weitere Anfälle haben wird und eine Epilepsie entwickelt Grundsätzlich kann jedes gesunde Gehirn mit einem Anfall reagieren, wenn es nur intensiv genug gereizt wird, z.B. durch übermäßigen Alkoholgenuss, während eines Drogen – oder Alkoholentzug, bei hohem Fieber (Fieberkrämpfe bei Kleinkindern) oder auch völlige Übermüdung. Sind solche Auslöser wesentlich verantwortlich, spricht man von provozierten Anfällen. Bei optimaler Therapie können etwa 70% aller Menschen, bei denen eine Epilepsie aufgetreten ist, ihre Anfälle deutlich bessern. Eine Anfallsfreiheit hängt von verschiedenen Faktoren ab. Epilepsie stellen kein einheitliches Krankheitsbild dar. Gerade die Art der Epilepsie hat aber eine große Bedeutung für die Chancen auf erfolgreiche medikamentöse Behandlung. ungünstig sieht es aus, wenn die Epilepsie auf eine Gewebsschädigung des Gehirns (z.B. eine Narbe nach einen Unfall oder nach einer Entzündung des Gehirns) zurückgeht. Es besteht aber die Möglichkeit je nach Ort der Schädigung eine operative Behandlungschancen. Ein Anfallsrezidiv auch bei meiden der Provokation ist nicht ganz auszuschließen, da diese Patienten auch zur Manifestation unprovozierter Anfälle neigen. Es ist anzunehmen, wenn ein erster unprovozierter Anfall auftritt das die Patienten an einer beginnenden Epilepsie leiden. 50% der Rezidivrate der nächsten Jahre für einen Grand – mal , sodass nicht immer sofort eine prophylaktische Therapie begonnen werden muss. Wie viele Menschen und welche die Veranlagung haben, unter bestimmten Umständen Anfälle zu bekommen ist weitgehend unbekannt. Auch darüber, wie die Anlage dazu weitergegeben wird, weiß man nichts. Sicher ist jedoch, dass es viele Menschen gibt, die trotz einer solchen erhöhten Bereitschaft für epileptische Anfälle nie in ihrem Leben einen Anfall bekommen. Wenn zusätzlich Erkrankungen oder Behinderungen bestehen, kann es sinnvoll sein, nach erblichen Faktoren mit speziellen Untersuchungen zu suchen. Ursache eines epileptischen Anfalls ist eine vorübergehende Funktionsstörung des Gehirns, hervorgerufen durch gleichzeitige elektrische Entladung größerer Verbände von Nervenzellen im Gehirn. Die elektrische Aktivität im Gehirn ist das Kommunikationsmittel, die „ Sprache „ der zig Milliarden Nervenzellen untereinander. Sie funktioniert normalerweise nach einem fein abgestimmten Regelwerk, das Erregung und Hemmung der Zellen im Gleichgewicht hält. Bei Störungen dieses Gleichgewichts kann es zu einem epileptischen Anfall kommen. Dabei unterscheiden sich nicht nur die Stärke, sondern auch die Art der elektrischen Entladungen (rhythmische, länger anhaltende elektrische Impulse). Diese „ epilepsietypischen „ Impulse erfassen manchmal vom Beginn eines Anfalls an gleichzeitig das ganze Gehirn. Dann spricht man von einem generalisierten Anfall. Generalisiert bedeutet nicht, dass der Anfall besonders stark ausgeprägt sein oder dass der Betroffene das Bewusstsein verlieren muss. Schon eine kurze Muskelzuckung beider Arme für eine halbe Sekunde kann ein generalisierter Anfall sein. Bei einem fokalen Anfall kann sich die epileptische Aktivität aber auch wie bei einem Flächenbrand auf andere Hirnteile ausbreiten, deren Funktionen ebenfalls stören und schließlich das gesamte Gehirn erfassen (sekundäre Generalisierung). Nach der vorübergehenden Störung durch einen Anfall normalisieren sich die Hirnfunktionen wieder vollständig. Das Gehirn ist manchmal schlagartig wieder voll da. In anderen Fällen benötigt es eine Erholungszeit, in der sich der Betroffene wieder langsam orientiert. Durch die Epileptische Funktionsstörung werden die Nervenzellen nicht geschädigt oder gar zerstört. Erst wenn Anfälle in Serien auftreten oder wenn es zu einem sogenannten Status epilepticus kommt, kann das Gehirn geschädigt werden. Der Übergang von einem epileptischen Anfall in einen Status epilepticus kann fließend sein. Wenn sich der Betroffene jedoch zwischen den Anfällen noch so Erschöpft, dass er noch gar nicht reagieren kann, bevor ein nächster Anfall kommt, spricht man ebenso von einem Status epilepticus wie bei einem mehr als 5 Minuten dauernden Anfall. Das EEG zeigt dabei durchgehende epileptische Aktivität. Da insbesondere bei Menschen die bisher keine Epilepsie hatten, eine lebensgefährliche Situation entstehen kann, wenn die Behandlung zu spät beginnt, wurde in den letzten Jahren die Dauer von mehr als 5 Minuten zur Diagnosestellung eines Status epilepticus festgelegt. Dadurch wird eine möglichst frühe und dann auch häufiger erfolgreiche Behandlung gewährleistet. Nach einem Anfall, fallen einige / die meisten Patienten in einen Tiefschlaf. Aus dem sie benommen wieder erwachen. Manche Anfälle wirken auf Anwesende dramatisch. Ein einzelner Anfall ist nicht gefährlich für das Gehirn und hört üblicherweise nach 1- 2 Minuten von selbst auf. In seltenen Fällen kommt es dabei zu einem Herz – Kreislauf – Stillstand. Dies ist der Grund warum eine Epilepsie auch bei seltenen Anfällen behandelt werden sollte. Nervenzellgruppen der Hirnrinde senden plötzlich gleichzeitig und hoch synchrone Signale, zwingen andere Nervenzellen Rhythmus auf. In der Medizin kennt man vielerlei „Anfälle" die nicht epileptischer Natur sind. Letztendlich bedeutet der Begriff „Anfall" ein mehr oder weniger plötzliches, episodisches auftretendes Ereignis, das in Form einer „Attacke" den gewohnten „sonst üblichen" Zustand des betreffenden Menschen unterbricht. Anfälle brauchen keineswegs immer krankhafter Natur zu sein. Ein epileptischer Anfall ist eine von vielen pathologischen Reaktionsformen des Gehirns. Der Temporallappen besitzt eine sehr niedrige Schwelle für epileptische Manifestationen.

In 60% der Fälle ist die Temporallappenepilepsie gekennzeichnet durch eine Ammonshornsklerose mit einseitiger Hippokampusatrophie (selektiver Ganglienzellverlust mit reaktiver Gliose). Inzidenz (kumulativ) 0,5%

2 Altersgipfel: 1 – 2 Lebensdekate und 6. Lebensdekate

Prävalenz 0,4 - 1%

→ Etwa 5 von 100 Menschen haben mindestens einmal im Leben einen epileptischen Anfall.

→ In Deutschland sind über 500.000 Menschen an einer Epilepsie erkrankt
→ Epilepsie können in jedem Alter auftreten.

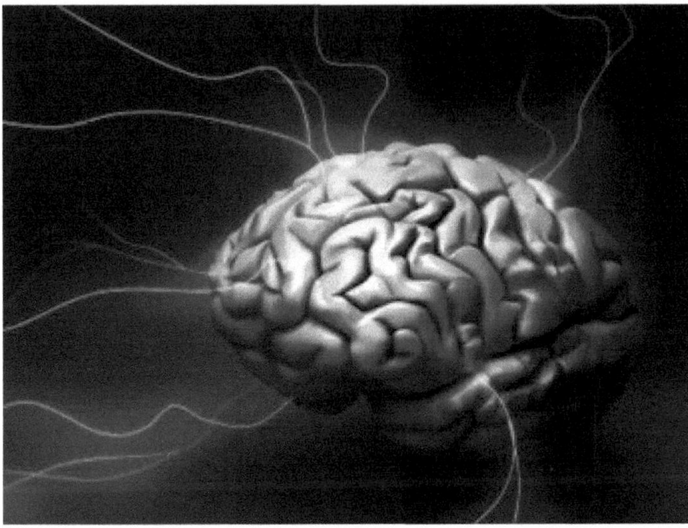

Epilepsien sind die häufigsten chronischen (dauerhaften) Erkrankungen des zentralen Nervensystems.
In Deutschland sind zur Zeit etwa 500.000 Menschen erkrankt, was einem Bevölkerungsanteil von rund 0,6 Prozent entspricht. Jährlich erkranken etwa 47 von 100.000 Menschen neu an einer Epilepsie. Die Erkrankung kann in jedem Lebensalter auftreten. Sehr häufig beginnt sie allerdings in den ersten Lebensjahren oder nach dem 60. Lebensjahr. Neben der Krankheit Epilepsie können auch einmalige epileptische Anfälle, beispielsweise aufgrund von übermäßigem Alkoholgenuss, hohem Fieber oder starker Übermüdung, auftreten. Diese so genannten Gelegenheitsanfälle kommen bei etwa fünf Prozent aller Menschen einmal im Leben vor.

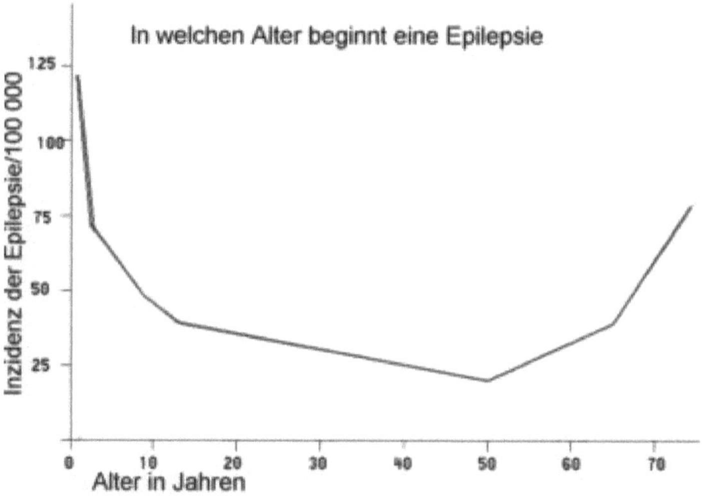

Tag der Epilepsie :
Seit 1996 gibt es am 5. Oktober in Deutschland, Österreich und der Schweiz einen Tag der Epilepsie. Rund um den Gesundheitstag finden deutschlandweit Informationsveranstaltungen der Epilepsie – Selbsthilfe statt. Der Gesundheitstag steht jeweils unter einem bestimmten Motto. Der Bundesverband Deutsche Epilepsievereinigung e.V. weist mit einer Zentralveranstaltung auf die Anliegen von Menschen mit Epilepsie hin und möchte die Angebote der Selbsthilfe bekannter machen.

Epilepsie / Epilepsia:
>> Fallsucht <<, St. Valentins – Krankheit, Morbus Sacer: Oberbegriff für Elementaranfall und Anfallsleiden.

Weitere Bezeichnungen für Epilepsie:
Fallsucht, Schwerenot, Heilige Krankheit, Mondsucht, Dämonische Krankheit, Königskrankheit, Corneliuskrankheit.
Epilepsien sind organische Hirnerkrankungen und keine Geisteskrankheit !!!!!
Es ist ein multifaktorielles Geschehen

"Gewitter im Kopf" mit vielen Gesichtern.

Epilepsie kann jeden treffen:

Epilepsie kommt genauso häufig wie Gelenkrheuma vor, doch nur wenige Betroffene reden darüber. Denn die plötzlichen, teils bizarren Krampfanfälle machen Außenstehenden oft Angst. Hilfe für die Betroffenen bleibt oftmals aus. Dabei kann die Krankheit, deren Krämpfe lebensgefährlich sein können, jeden treffen.

Vielfältige Erscheinungsformen:

Dabei ist Epilepsie mit einer Erkrankungswahrscheinlichkeit von rund einem Prozent in der Bevölkerung etwa so häufig wie Gelenkrheuma. Epilepsie beruht auf einer Funktionsstörung des Gehirns. "Das kann etwa eine genetische Störung, ein Tumor, eine Schädelhirnverletzung durch einen Unfall oder ein Schlaganfall sein, und im Rahmen dessen kann es zu Anfällen kommen", sagt Thomas Mayer, Geschäftsführer der Deutschen Gesellschaft für Epileptologie. Entgegen den Vorurteilen ist Epilepsie keine geistige Behinderung. "Viele Patienten sind in Leistungsreichen Positionen tätig", fügt Professor Christian Elger von der Deutschen Gesellschaft für Neurologie in Berlin hinzu. "Wenn die Ursache der epileptischen Anfälle aber die Gesamtleistungsfähigkeit des Gehirns einschränkt, kann es neben den Anfällen auch zu einer intellektuellen Beeinträchtigung kommen." Um von Epilepsie zu sprechen, müssen sich mehrere Anfälle über einen gewissen Zeitraum von selbst wiederholen. Epileptische Anfälle sind wie elektrische Gewitter im Gehirn. Nervenzellen entladen sich unbewusst und ungezielt. Die Anfallsformen reichen von sekundenlangen Abwesenheiten, in denen Betroffene wie abgeschaltet wirken, über Wahrnehmungsstörungen und merkwürdig erscheinende Verhaltensweisen wie plötzliches Brummen bis hin zu großen Krampfanfällen. "Da werden die Patienten ganz steif und entwickeln enorme Kräfte, sie zucken rhythmisch, werden bewusstlos und stürzen zu Boden, wobei sie sich teilweise Knochenbrüche zuziehen können", sagt Elger.

Lebensgefahr nicht ausgeschlossen:

Vielen Menschen macht diese Erscheinung Angst. "Das dauert aber maximal nur eineinhalb Minuten. Bis sich die Betroffenen reorganisiert haben, vergeht manchmal eine halbe Stunde oder mehr." Dauern die Krämpfe jedoch fünf Minuten oder länger an, müsse man davon ausgehen, dass sich eine Anfallsserie ereignet. Da das lebensgefährlich ist, müsste der Notarzt gerufen werden, sagt Mayer. Zur langfristigen Behandlung werden vorrangig Medikamente eingesetzt. "Bei etwa zwei Drittel aller Patienten führen sie erwiesenermaßen zur Anfallsfreiheit", sagt Elger. An den Ursachen ändern sie aber nichts. "Deshalb kommt es nach einer möglichen Absetzung der Medikamente mit hoher Wahrscheinlichkeit zu neuen Anfällen, oftmals mit Verzögerungen von bis zu einem Jahr und mehr."

Mechanismen, die epileptische Reaktionen von Neuronengruppen auslösen können:

→ Störungen des exzitaorischen inhibitorischen Transmitterstoffwechels

→ Veränderungen der Membranrezeptoren / Ionenkanäle

→ Veränderungen des Elektrolytgleichgewichts

→ Störungen des neuronalen Energiestoffwechsels

Anfälle sind nicht vorhersagbar:

Auch wenn Epilepsie gut behandelbar ist, lassen sich die Anfälle nicht vorhersagen. Ein Epilepsie - Notfallausweis kann Ängste etwas lindern. "Wenn ihn Menschen mit schwerer Epilepsie bei sich tragen, fühlen sie sich sicherer und trauen sich wieder auf die Straße", sagt Porschen. Neben den Anfällen werden Menschen mit Epilepsie oft auch von den Sorgen und Ratschlägen ihrer Angehörigen und Freunde eingeengt. In der Regel wollen sie aber genauso behandelt werden wie alle anderen auch. "Dafür müssen sie ihrem Umfeld deutlich machen: Schränkt mich bitte nicht ein, ich weiß ganz genau selbst, wo meine Grenzen liegen", sagt Porschen. Ein gemeinsamer Besuch beim behandelnden Arzt könne Epilepsiepatienten dabei unterstützen.

Bedeutung der Anfallsemiologie für die Lokalisation und Lateralisation der Anfallsursprungszone:

Es werden verschiedene Zonen des Gehirns, die bei epileptischen Anfällen involviert sein können, unterschieden. Die epileptogene Zone ist die Kortexregion, die epileptische Anfälle generiert. Die Anfallsursprungszone ist die Region des Gehirns, in der mit invasiven Elektroden ein Anfallsursprung aufgezeichnet werden kann.

Anfallssemiologie:

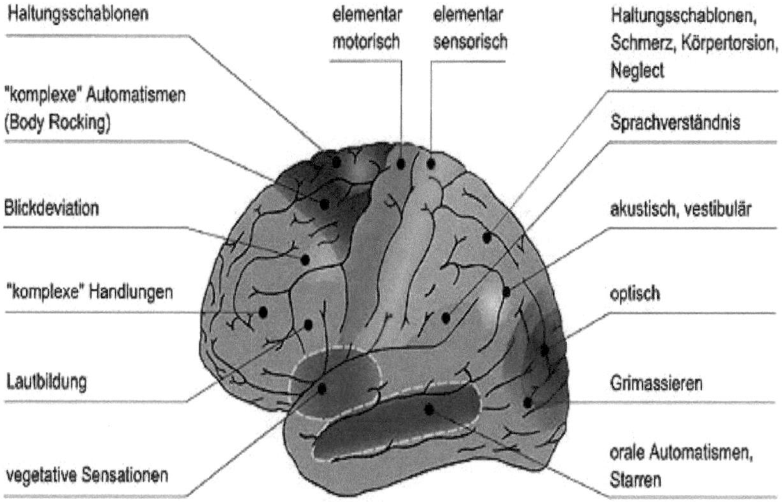

Pathophysiologie der Epilepsie:

Bezüglich des Zustandekommens epileptischer Anfälle interessiert vom Gehirn nur das Großhirn, die anderen Abschnitte des Gehirns (Kleinhirn, Hirnstamm) sind daran nicht beteiligt. Die Nervenzellen besitzen einen Zellkörper diese sitzen in der grauen Substanz. Diese umfasst die Hirnrinde, also den äußeren 3 – 5 mm des Gehirns, und in der tiefe des Gehirns einige Neutronenansammlungen, die man Stammganglien nennt (z.B. den Thalamus). Der Rest des Großhirns besteht aus der weißen Substanz, diese besteht aus den Nervenzellfortsätzen (Axone) der Neuronen, die als Kabel die verschiedenen Hirnabschnitte miteinander in vielfacher und komplizierter Weise verbinden. Außerdem gibt es im Gehirn noch andere Zellen und Gewebe (Gliazellen, Blutgefäße, Immunzellen), die in diesem Zusammenhang aber nicht interessieren. Die Aufgabe einer Nervenzelle besteht darin, Information zu empfangen, zu verarbeiten und weiterzuleiten. Der Grundmechanismus der Funktion einer Nervenzelle ist die kurzzeitige Umpolung der elektrischen Spannung (Aktionspotential) zwischen Außen – und Innenseite der Nervenzelloberfläche (Zellmembran) und die sofortige Wiederherstellung der ursprünglichen Spannungsverteilung innerhalb von winzigen Sekundenbruchteilen. Diese flüchtige Umpolung läuft wie eine Welle über die Oberfläche von Zellkörper und Axon. Diese Umpolungswelle ist der Mechanismus der Informationsleitung der Nervenzelle. Einige Nervenzellen empfängt Informationen von mehreren anderen, verarbeitet diese und gibt sie als begrenzte Serie von Aktionspotentialen an andere Nervenzellen weiter. Das Gehirn besteht aus unzähligen vernetzten Schaltkreisen und Nervenzellverbänden, die alle ihren jeweils eigenen Aufgaben nachkommen und deren hochkompliziertes Zusammenspiel die Funktion des Gehirns ausmacht. Normalerweise produziert eine Nervenzelle dann Aktionspotentiale, wenn sie Information bekommt, die sie bearbeitet und weiterleitet. Es gibt auch Nervenzellen, die von sich aus ständig in einem bestimmten Rhythmus aktiv sind. Überall im Gehirn gibt es aber auch andere Nervenzellen, die sich nicht an diesen produktiven Tätigkeit beteiligen, sondern die im Hintergrund wirken und die Aufgabe haben, die anderen Neuronen ständig zu überwachen und zu kontrollieren. Hier geht es insbesondere darum, zu verhindern, dass sinnlose oder überschießende Aktivität entsteht. Man spricht von hemmenden Neuronensystemen. Epileptische Aktivität ist immer eine Sache der Nervenzellen, und sie entsteht immer in deren Zellkörper. Epilepsie ist also eine Erkrankung, die ihren Ursprung in der grauen Substanz des Gehirns hat. Wenn der Vorgang nicht gebremst und unterbunden würde, würde sich die epileptische Aktivität auf das ganze Gehirn ausbreiten, jegliche sinnvolle Aktivität unterbinden und am Schluss würden alle Neuronen im gleichen Rhythmus den gleichen sinnlosen Unfug machen. Wenn es tatsächlich soweit kommt, ist das der Grand – mal ist also ein Zustand allerhöchster, aber vollständig sinnloser Ordnung im Gehirn. Die hemmenden Neuronen können solche epileptische Ausbreitungsvorgänge dadurch beenden, dass sie die Aktivität der beteiligten Neuronen bremsen, im Bedarfsfall bis zu deren völligem Abschalten. Dadurch erlischt der epileptische Vorgang, und danach werden die abgeschalteten oder gebremsten Hirnbereiche wieder hochgefahren und sie nehmen allmählich ihre normale Tätigkeit wieder auf. Auch die ursprünglichen epileptischen Neuronen nehmen ihre Aktivität wieder auf und erweisen sich weiterhin als epileptisch. Die

hemmenden Neuronen können nämlich die epileptische Aktivität der geschädigten Neuronen nicht dauerhaft auslöschen. Epilepsie ist so häufig wie TBC in der BRD, häufiger als Diabetes. Epilepsie ist bis heute die unheimlichste Krankheit unter diesen Krankheiten. mangelnde Aufklärung und eigene Scheu der Betroffenen, sich zu ihrem Leiden zu bekennen. Es wird Zeit, die ungerechte und menschlich degradierende Meinung über den Epileptiker zu begraben. Das Vorurteil man sei machtlos muss aus den Weg geräumt werden. Es gelingt heute schon, etwa 60 – 80 von 100 Patienten anfallsfrei sind. Früher dachte man das man mit Luminal und Brom als das einziges Mittel gegen Epilepsie. Man nahm an, dass die Anfälle nur unterdrückt werden könnten wenn man das Bewusstsein des Betroffenen dämpft. Heute noch werden aus Bequemlichkeit oder falscher Diagnose Beruhigungsmittel verschrieben werden. 1933 wurde ein Epileptiker durchschnittlich schon im Alter von 34,6 Jahren invalidisiert.
Die genuine Epilepsie ist eine selbstständige Krankheit auf erbliche Grundlage (Jugendalter). Epileptische Äquiavatente

Epilepsie Hirnorganisch betrachtet:
Hirnorganisch gesehen kommt es in der sogenannten „Stressphase“ der Erkrankung zu einer regionären Entmarkung des Gehirns. In der vagotonen Heilungsphase füllt sich dieser Bereich des Gehirns mit heilsamen Ödem, so dass der entsprechende Bereich, in Abhängigkeit der Dauer der vorangegangenen Sympathikotonie, anschwillt und sich im Computertomogramm als raumfordernder Prozess darstellt. Der Sinn dieses Hirnorganischen, Biologisch völlig normalen Prozesses ist die Neubildung von Gliagewebe (Hirnbindegewebe) um die betroffenen Nerven der Areale, welche unter „Kurzschluss“ standen, wieder zu isolieren. Auf dem Höhepunkt der vagotonen Heilungsphase, der mit der maximalen Ausprägung des Hirnödems identisch ist, kommt es dann zu einem Punkt, an welchem sich der Organismus von Teilen seines Hirnödems zu befreien versucht und langsam zur Normalität zurückkehrt. Und genau diesen Umschlagpunkt, die maximalen Raumforderung des Hirnödems ist bei der Epilepsie der epileptische Anfall.

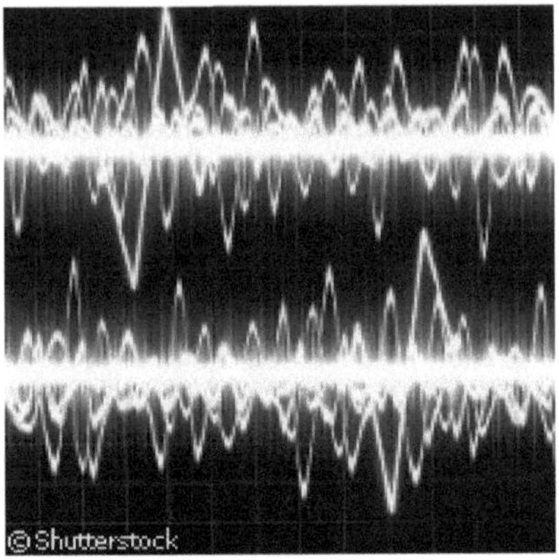

Berühmte Menschen mit Epilepsie:

Viele berühmte Persönlichkeiten litten unter Epilepsie. Die Erkrankung ist auch häufig Thema i der Literatur. Sei es wie in Dostojewskis „Der Idiot", in dem die Hauptfigur ein Epilepsiekranker ist, oder es betrifft eine Nebenfigur wie den Adi in der „Deutschstunde" von Siegfried Lenz. Dostojewski verarbeitete in seinem Roman „Der Idiot" eigene Erfahrungen, er litt selbst unter Epilepsie. Auch in den Werken Agatha Christes oder Edgar Allen Poes, beide waren ebenfalls von Epilepsie betroffen, spielt die Erkrankung immer wieder eine wichtige Rolle. Weitere bekannte Persönlichkeiten mit Epilepsie waren:

Aristoteles, Dante, Lord Byron, Lewis Carrol, Charles Dickens, Sir Walter Scott, Socrates, Ludwig van Beethoven, Alfred Nobel, Sir Isaac Newton, Pythagoras, Leonardo Da Vinci, Margaux, Hemimgway, Michelangelo, Vincet van Gogh, Alexander der Große, Napoleon, Julius Cäsar, Hannibal, Papst Pius IX, Georg Friedrich Händel, Peter Tchaikowsky, Lenin, Herakles, Johanna von Orleans.

Erscheinungsbild epileptischer Anfälle:

Nach Abklingen der klonischen Phase ist der kranke bis zu 2 Minuten komatös, d.h das Bewusstsein noch erheblich eingeschränkt. Die komatöse Phase schließt sich meist ein Nachschlaf bis zu mehreren Stunden an. In manchen Fällen kommt es statt des Nachschlaf's zu einem Dämmerzustand mit Verwirrtheit und Unruhe. Der Anfall ist immer ein lebensbedrohliches Ereignis. Zentrale Herz – und Atemlähmung, Hirnschwellung oder andere schwere Komplikation.

Wichtige Merkmale von Anfällen:

Besonders in der Praxis können die behandelten Ärzte nur ausnahmsweise einmal einen Anfall bei einem ihrer Patienten selbst beobachtet. Sie sind daher auf möglichst genaue Beschreibungen der Anfälle oder besser Anfallsverdächtigen Ereignisse durch die Betroffenen oder Augenzeugen angewiesen. Besonders für die Beurteilung von epileptischen Anfällen, die mit einer Bewusstseinsstörung einhergehen, für die Betroffenen selbst keine Beschreibung geben können, sind Augenzeugen oft sogar wichtiger als die ärztliche Untersuchung oder das EEG. Augenzeugen können Angehörige, Arbeitskollegen, Mitschüler, Kindergärtnerinnen, Lehrer oder fremde Menschen sein, die den Anfall zufällig gesehen haben.

Eine genaue Beschreibung ist wichtig:

Viele Menschen, die noch nie einen Anfall gesehen haben, erschrecken besonders bei einem großen, generalisierten tonisch – klonischen Anfall (Grand – Mal) und sind meist durch das Ereignis so beeindruckt, dass sie es hinterher kaum genau beschreiben können. In ihren Schilderungen werden die Abläufe oft noch deutlich dramatischer und länger dargestellt als sie wirklich waren, worin sich in erster Linie ihre eigene Angst und Besorgnis widerspiegelt. Sofern möglich, sollten Betroffene und Augenzeugen sich in den Beginn und Ablauf eines Anfalls möglichst genau einprägen, wobei die im folgenden besprochenen Punkte von Bedeutung sind.

Wichtige Anfallsmerkmale:

→ Wann trat der Anfall auf (Datum) ?
→ Zu welcher Uhrzeit trat der Anfall auf und wie lange dauerte er an ?
→ Trat der Anfall im Wach – oder Schlafzustand auf ?
→ Worin bestand die Tätigkeit des Betroffenen beim Beginn des Anfalls ?

→ Gab es irgendwelche besonderen Umstände beim Auftreten des Anfalls ?
→ Wodurch auf Anfall aufmerksam geworden (Schrei, Sturz, komische Bewegungen) ?
→ Womit begann der Anfall ?
→ Wie und wie rasch entwickelte sich der Anfall weiter ?
→ Wie lange dauerte jede Phase, und wie lange dauerte der ganze Anfall ?
→ Welche Körperteile waren am Anfall beteiligt ?
→ War eine Seite des Körpers mehr betroffen als die andere ?
→ Kam es zu einer Versteifung des Körpers ?
→ Kam es zu Muskelzuckungen bzw. Krämpfen ?
→ War der Betroffene stets ansprechbar und reagierte normal ?
→ Wenn nicht, wirkte er benommen oder war er ohne Bewusstsein ?
→ War die Hautfarbe verändert, wenn ja wie (rötlich, blau, rosig) ?
→ War die Atmung verändert ?
→ Sprach oder trat der Betroffene während des Anfalls etwas ?
→ Kam es zu einem Zungenbiss ?
→ Kam es zu Verletzungen ?
→ Kam es zu einem unwillkürlichen Urin – oder Stuhlabgang ?
→ Wie lange dauerte es, bis der Betroffene wieder richtig bei sich und unauffällig war ?
→ Konnte er sich an irgendwelche Empfindungen oder Besonderheiten zu ?
→ Beginn des Anfalls erinnern ?
→ Gab es sonst irgendwelche Besonderheiten ?

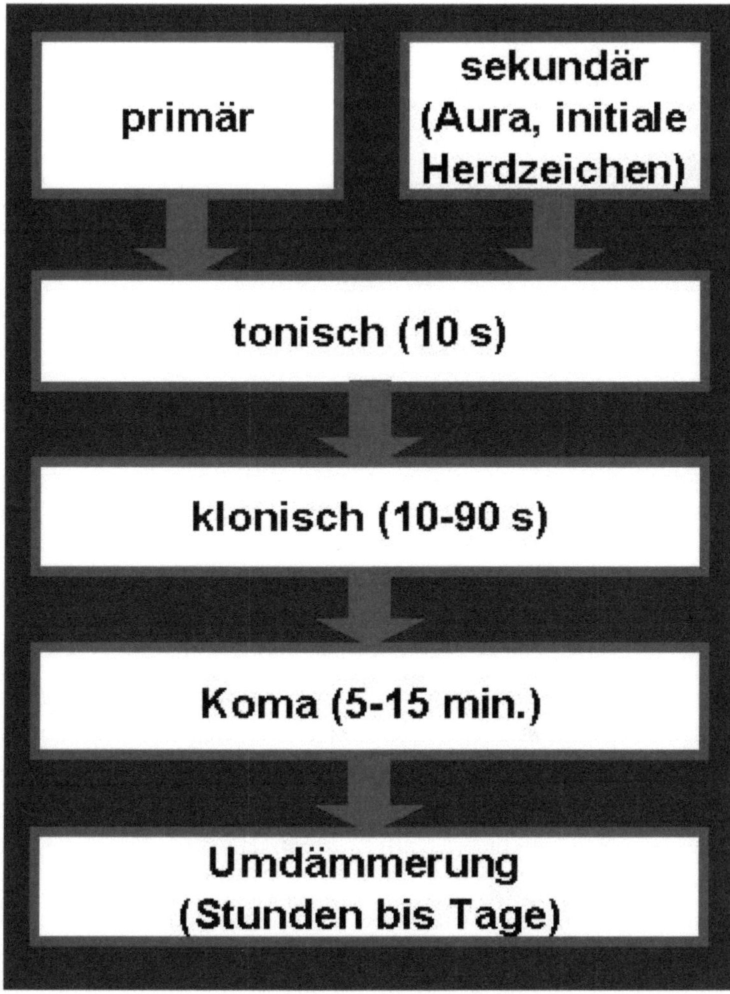

Welches Gefährdungspotential besteht mit Epilepsie ?

→ Gefährdungspotential durch Anfälle: Verletzung des Patienten und von Umgebungspersonen, Ertrinken, Status epilepticus, Begrenzung der Aktivitäten mit allen sozialen Nachteilen

→ Gefährdungspotential durch Antiepileptische Dauertherapie: mögliche kognitive Störungen, Verhaltensauffälligkeiten und Wesensveränderungen, systemische Toxizität, Interaktionen mit anderen Medikamenten, Überempfindlichkeitsreaktionen, negativer Einfluss auf die embryonale Entwicklung z.B Spina bifida bei Valproat – Therapie, kognitive Defizite bei überhöhter Valproat – Dosis.

Biochemische Vorgänge bei epileptischen Anfällen:

→ + Neuronale Aktivität → O2 Verbrauch, Glucoseverbrauch, ATP, Creatinphosphat

→ + Glutamatfreisetzung → Ausbreitung der Erregung über NMDA – Rezeptoren

→ + Extrazelluläre K+ Konzentration

→ - Pufferkapazität der Astroglia → Für K+ und Glutamat – Defekt der Astroglia

→ + Extrazelluläre CI+ → weitere Freisetzung von Glutamat und Asp

Latente Epilepsie:

Bei knapp 10 % aller Menschen sind im EEG Krampfströme zu sehen. Aber kaum die hälfte dieser Personen erleiden jemals einen Anfall. Bei Menschen, die zwar Krampfströme im EEG aufweisen aber nie einen Anfall erleiden spricht man von latenter (bioelektrischer) Epilepsie.

Was ist eine schwere Epilepsie:

Die schwere einer Krankheit ist ein relativer Begriff, dessen Definition vom Standpunkt des Betrachters abhängt. Die subjektive Wahrnehmug des Patienten, die soziale Schätzung durch die Gemeinschaft und die objektive Beurteilung des Arztes laufen selten parallel. Was die Selbstwahrnehmung von Epilepsie angeht, so lassen sich noch keine Ansätze zu einer systematischen Einschätzung des subjektiven Handicaps erkennen. Auch die Soziabilität kann mit medizinischen Kriterien nicht zulänglich beurteilt werden. Als Beispiel für eine angemessene Beurteilung einer sozialen Dimension werden Leitlinien angegeben, an Hand derer man berufliche Möglichkeiten nach dem Anfallsbedingten Unfallrisiko einstufen kann. Vom ärztlichen Standpunkt aus ist die Beeinträchtigung durch Epilepsie eine Funktion ihrer therapeutischen Ansprechbarkeit.

Unter den Faktoren, die einen Einfluss auf die Behandlungsprognose haben, werden kritisch referiert: Ursachen von Epilepsie, zugrundeliegende strukturelle Läsionen, das Vorkommen von Grand – mal – Status, verschiedene Anfallstypen und verschiedene epileptische Syndrome. An zwei Beispielen den Absence – Epilepsien und der Epilepsie mit komplex – fokalen Anfällen – wird gezeigt, daß „Schwere von Epilepsie" vom medizinischen Standpunkt aus letztlich nur definiert werden kann auf der Grundlage von mehreren Faktoren, die einen prädikativen Wert haben. Nicht nur wie man sich anzieht, ist der Mode unterworfen, auch ärztliche Einstellungen wechseln im Laufe der Zeit. So war die Einstellung gegenüber Epilepsie in den 50 und 60er Jahren relativ optimistisch. Man erfuhr und betonte die medikamentös erzielte Behandlungserfolge. Das hat sich in den 70er und 80er Jahren geändert. Man erkennt die Grenzen und beklagt die Misserfolge, man diskutiert über die Gründe von Therapieresistenz und man spricht in diesem Zusammenhang von leichten und von schweren Epilepsien, ohne diese Begriffe jedoch klar zu definieren. Die Schwere einer Krankheit ist ein relationaler Begriff, der verschieden zu definieren ist, je nachdem, ob man damit ihre medizinische behandelbarkeit, ihre Auswirkung auf die soziale Rolle Patienten oder ihre Bedeutung für das subjektive Erleben des kranken meint. Dem entspricht auch der Vorschlag der WHO, gesundheitliche Beeinträchtigungen durch chronische Krankheiten nach „Impairments, Disabilities, und Handicaps" zu klassifizieren. Auch bei Epilepsie ist es wichtig jeweils anzugeben, welche der drei Ebenen man meint, wenn man wie das z.B in der neuen Klassifikation von epileptischen Syndromen mehrmals der Fall ist, von benign oder severe spricht. Um ein Beispiel zu geben: Wenn Roger Porter in einem Buch über sagt: „Ein alle zwei Wochen auftretender komplex – fokaler Anfall bedeutet bei einem geistig behinderten Anstaltspatienten eine weit geringere Beeinträchtigung als solch ein Anfall jährlich bei jemanden, der eine Familie zu ernähren hat", dann spielt er das soziale Argument der Disability gegen das individuelle Argument des Handicaps aus. Oder um ein anderes Beispiel zu geben: Das die kranken von ihren Anfällen um so weniger wahrnehmen, je heftiger sie sind. Die erstaunliche Paradoxie zwischen dem minimalen subjektiven „Handicap" und dem maximalen sozialen „impairment" beim großen, generalisierten tonisch – klonsichen Anfall hinweisen. Die Ebenen der Betrachtung verlaufen offenbar nicht parallel. Daher gehen auch die Perspektiven von Arzt, Gesellschaft und Patienten oft weit auseinander.

Anzahl der Neuerkrankungen:

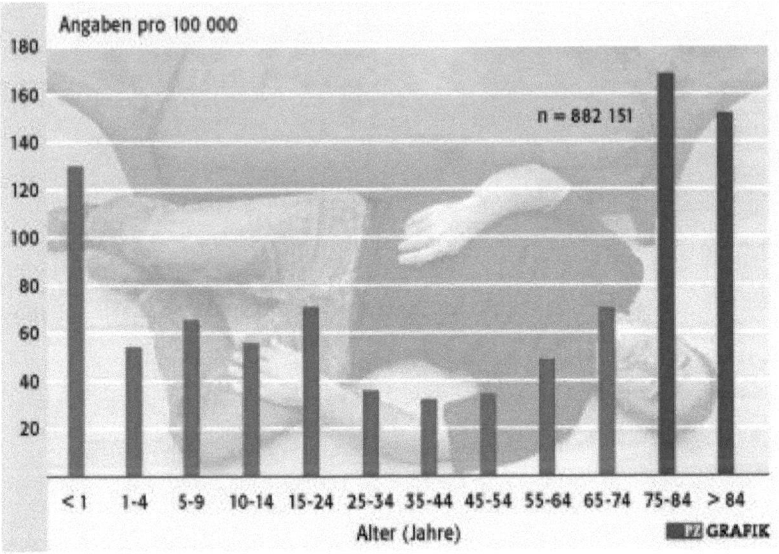

Warum häufen sich jedes Jahr am 01. Januar epileptische Anfälle ?

Am 01. Januar treten statistisch gesehen überall in Mitteleuropa und in den westlichen Industrienationen überdurchschnittlich viele epileptische Anfälle auf. Die Silvesternacht mit langen Party´s, Alkohol in Strömen, grellen Raketen und zu wenig Schlaf vereint viele Risikofaktoren auf sich. Diese können bei gefährdeten am 01. Januar Anfälle auslösen, entweder einmalig oder einen von mehreren Anfällen. Lichtreflexe sind ein Risikofaktor.

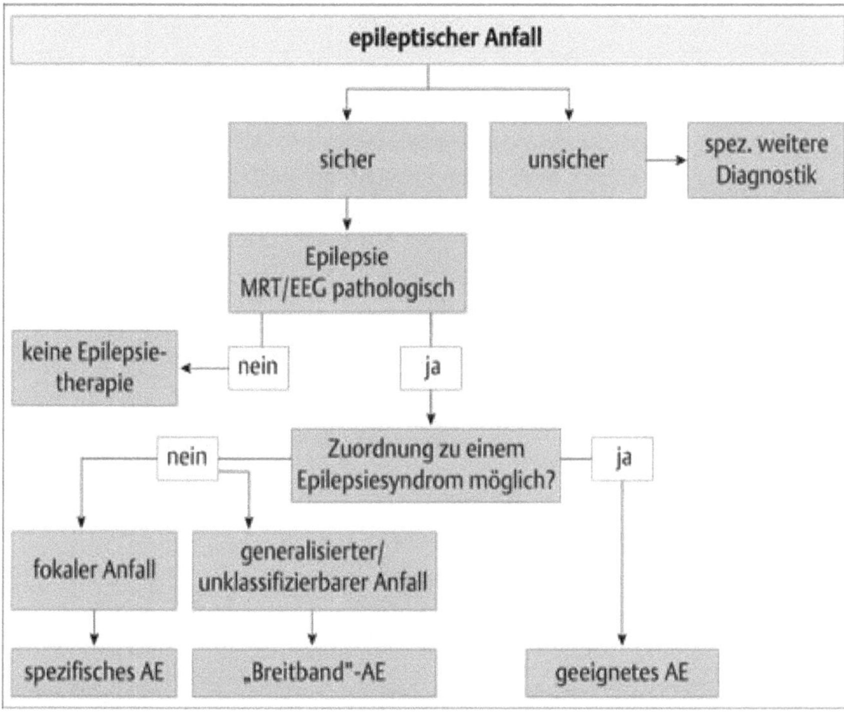

Vorurteil Epileptische Anfälle sind gefährlich:

Epileptische Anfälle sind an sich nicht gefährlich. In der Regel hören sie nach wenigen Minuten von selbst auf. mangelndes Wissen über den Verlauf und die Symptome eines Anfalls verursachen bei Außenstehenden jedoch oft unsicherheit oder sogar Angst. Dabei ist es wichtig, als Außenstehender Ruhe zu bewahren, ggf. Gefahrenquellen zu entfernen bzw. den Betroffenen davor zu bewahren, ihn möglichst wenig in seiner Aktivität einzugrenzen, ihn beruhigend anzusprechen und ihm Hilfsbereitschaft zuzusagen. Gefahr droht erst, wenn ein epileptischer Anfall länger als 5-10 Minuten andauert oder sich mehrere Anfälle hintereinander reihen. Dann ist ein Arzt zu verständigen. Der erste bewusst erlebte oder beobachtete epileptische Anfall bleibt Angehörigen oder Augenzeugen oft besonders dramatisch in Erinnerung. Ein epileptischer Anfall wirkt bedrohlich, schädigt das Gehirn aber nicht und hört in aller Regel von selbst wieder auf.

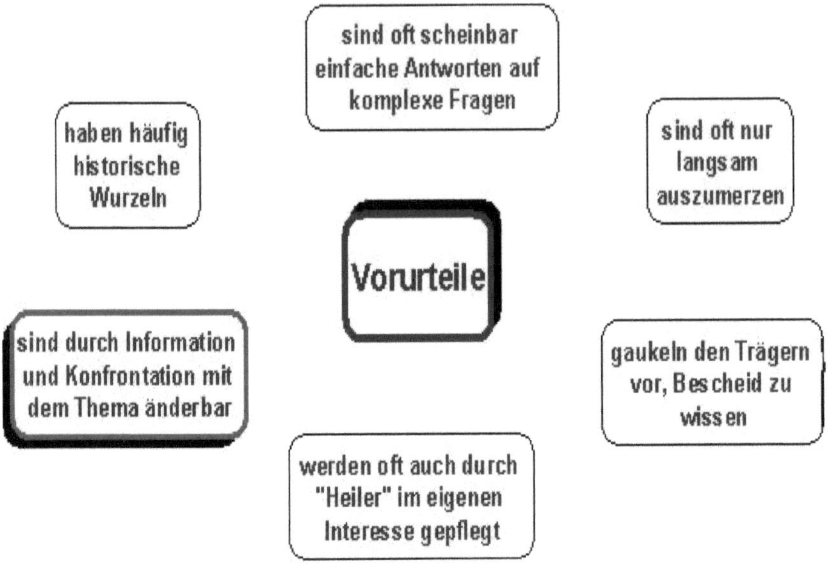

Vorurteile:

Über Epilepsie wissen viele Menschen wenig, und das auch oft noch falsch. Der ursächliche Zusammenhang liegt wohl am fehlenden öffentlichen diskurs und bestehender Ängste. Historisch wurden Menschen mit Epilepsie immer in die Ecke der Geisteskranken und furchterregenden kranken gesteckt, auch von Ärzten waren Diagnosen mangels wissen um die neurologischen Vorgänge eher Spekulationen, die dem Abbau von Vorurteilen nicht gerade förderlich waren, mehr dazu in unserem Geschichtsteil. Nun zu den schönsten Vorurteilen, die sich oft auch am hartnäckigsten halten:

Falsch:

→ Ein epileptischer Anfall ist gleichbedeutend mit Epilepsie ?
→ Epileptische Anfälle sind immer dramatisch und nicht zu übersehen
→ Bei epileptischen Anfällen werden Gehirnzellen zerstört ?
→ Epilepsie ist eine Krankheit

→ Epilepsie ist eine gleichförmige Krankheit
→ Epilepsien sind schwer zu behandeln
→ Alle Epileptiker sind mehr oder weniger gleich
→ Epilepsie ist eine Geisteskrankheit
→ Epilepsie geht mit einer geistigen Behinderung einher
→ Epilepsie ist eine Erbkrankheit
→ Epilepsiekranke dürfen keine anstrengenden Arbeiten ausführen, weil dies Anfälle auslösen kann
→ Bei einem Anfall muss man unbedingt einen Krankenwagen rufen
→ Während eines Anfalls muss man einen Keil in den Mund schieben
→ Ein epileptischer Anfall ist eine Epilepsie
→ Ich kann niemals Epilepsie bekommen
→ Epilepsie ist unheilbar
→ Das Kind mit Epilepsie muss auf eine Sonderschule

Wahr:
→ Von einer Epilepsie kann erst nach mehreren spontan auftretenden Anfällen ohne erkennbare Ursache gesprochen werden
→ Es gibt kaum merkliche oder harmlos erscheinende epileptische Anfälle wie z.B Absencen oder komplex – partielle Anfälle
→ Durch Anfälle werden keine Gehirnzellen zerstört
→ Epilepsie ist genau genommen keine Krankheit, sondern eine Störung des Gehirns
→ Es gibt nicht eine, sondern mehr als 20 Arten von Epilepsien
→ Etwa 60 – 70% aller Epilepsien lassen sich mit einem Medikament gut behandeln
→ Es gibt keinen typischen und einheitlichen Epileptiker, Menschen mit Epilepsien unterscheiden sich ebenso wie Menschen mit hohem Blutdruck oder Zuckerkrankheit
→ Epilepsie ist ebenso wenig eine Geisteskrankheit wie andere neurologischen Krankheiten
→ Die überwiegende Mehrzahl der Menschen mit Epilepsien ist nicht geistig Behindert
→ Mehr als 90% aller Epilepsien sind nicht erblich
→ Konzentriertes arbeiten, gleichmäßige körperliche Belastungen und

geregelte Arbeit dienen eher dazu, Anfälle zu vermeiden

→ Epileptische Anfälle sind in aller Regel kurz und hören von selbst wieder auf

→ Einen Beisskeil im Anfall einzuführen, ist eine sinnlose und vor allem gefährliche Maßnahme . Durch das gewaltsame öffnen der Kiefer, um den Beisskeil während eines Anfalls einzuführen (um Bissverletzungen der Zunge oder Wangen zu vermeiden) besteht große Gefahr Zähne des Betroffenen herauszubrechen oder selbst gebissen zu werden.

→ Epilepsie ist eine gesteigerte Neigung zu epileptischen Anfällen. Es findet sich keine ausreichende Hemmung der Reizweitergabe von Nervenzelle zu Nervenzelle statt. Bei jedem Menschen kann bei genügend starken Reizen ein epileptischer Anfall entstehen (z.B bei übermäßigen Alkoholkonsum, Fieber, usw.)

→ Epilepsie ist definiert als wiederholtes Auftreten von epileptischen Anfällen.

→ Fast 70% aller Epilepsien können mit Medikamenten gut behandelt werden

→ Mit hohem Lebensalter wächst die Gefahr, auch epileptische Anfälle zu bekommen, z.B. im Zusammenhang mit einer Hirnverletzung oder einer Hirnerkrankung

→ Nahezu 70% aller Kinder mit einer Epilepsie sind normal begabt.

→ Es gibt unterschiedliche Formen epileptischer Anfälle. Es gibt nicht den Epileptiker, sondern einen Menschen, der von einer Epilepsie betroffen ist.

Beispiele für Vorurteile aus einem fact sheet der WHO:

- In Cameroon glaubt man, dass Menschen mit einer Epilepsie vom Teufel besessen sind. Sie werden deshalb nicht unbedingt als schlecht gesehen, sondern als von dieser bösen Macht besessen, und der Teufel greift ab und zu Besitz von ihnen und verursacht dann die Anfälle.

- In Indonesien, wird Epilepsie oft als eine Bestrafung durch unbekannte dunkle Mächte gesehen.

- In Liberia, und anderen Afrikanischen Ländern sieht man oft eine Verbindung von Epilepsie und Hexerei oder damit zusammenhängende böse Geister

- In Nepal, wird Epilepsie als Schwäche oder Besessenheit von einem bösen Geist oder auch eine Reaktion auf rote Farben gesehen.

- In Swaziland, sehen viele traditionelle Heiler in der Epilepsie Hexerei.

- In Uganda, wie in vielen anderen Ländern wird Epilepsie als ansteckend angesehen, den kranken wird deshalb oft der Zugang zum dörflichen Kochtopf verweigert, da man befürchtet, dass man sich an ihrem Speichel anstecken könnte.

Epilepsie als Diskriminierungsgrund?

Epilepsie ist eine gut behandelbare Erkrankung und dennoch für viele Menschen ein Diskriminierungsgrund.

Wieviel Diskriminierung müssen Epilepsiekranke heute im Alltag ertragen ?

Epileptiker werden oft ausgegrenzt. Es gibt sicher noch viel Aufklärungsbedarf und Vorurteile gegenüber Epilepsiekranken sind immer noch häufig. Aber in den letzten Jahrzehnten hat die Aufklärungsarbeit schon große Fortschritte erzielt. Besonders die Ärzte sind angehalten aufzuklären, Vorurteile abzubauen. Auch die Selbstorganisation der Epilepsiekranken ist heute sehr weit gediehen, allein schon durch Einrichtung zahlreicher Selbsthilfegruppen. Nach wie vor ist die berufliche Benachteiligung von Menschen mit Epilepsie aber ein zentrales Problem.

Betroffene im sozialen Abseits:

Während Forscher die Entwicklungen auf medizinischem Gebiet weiter vorantreiben, stoßen Epileptiker noch immer auf wenig Akzeptanz in der Gesellschaft. Fakt ist, dass Epilepsiekranke auch heutzutage noch häufig im sozialen Abseits stehen. Eine anonyme Umfrage zeigt, dass viele Eltern nicht einverstanden wären, wenn ihr Kind mit einem Epilepsie erkrankten Mitschüler spielen würde. Dazu kommt, dass Kinder mit Epilepsie trotz normaler Intelligenzleistung häufiger in weniger qualifizierte Schulen kommen als ebenso Leistungsfähige, gesunde Kinder. Die Schwierigkeiten auf dem Arbeitsmarkt und bei der Partnerwahl sind entsprechend gravierend. Und in der Tat, scheinen sich viele Arbeitgeber davor zu scheuen Epileptiker einzustellen. Die hälfte aller Erkrankten ist nicht erwerbsfähig, damit liegt die Arbeitslosigkeit in dieser Gruppe weit über dem Bundesdurchschnitt. Das zeigt, dass immer noch viele Vorurteile bestehen. Umso wichtiger ist es, durch Information und Aufklärung, Ängste und Missverständnisse abzubauen. Genau an diesem Punkt setzt sich auch die Arbeit der DGfE (Deutsche Gesellschaft für Epileptologie) an. „Unser Ziel ist es, den Patienten mit Epilepsie eine möglichst normale berufliche und private Lebensführung zu ermöglichen". Und immer mehr Betroffenen gelingt das.

Wie verhält sich die Bevölkerung bei einem epileptischen Anfall ?

Einige bzw. viele Menschen mit den Anblick wenn jemand einen epileptischen Anfall in der Öffentlichkeit hat: Hilflos, Überfordert, sie stehen nur da und schauen zu und helfen nicht. Es kommen immer wieder Vorurteile und Äußerungen wie z.B. Der ist ja nur besoffen, Drogensüchtiger oder der spielt uns ja nur was vor, der will die Öffentlichkeit auf sich Aufmerksam machen. Es kommen verstörende Blicke von den Menschen, sie ziehen sich zurück wenn sie sehen das ein anderer Passant hilft und haben die Meinung das die Person gut versorgt sei und dass es hier nichts mehr zu sehen gibt. Ängste und Vorurteile kamen gnadenlos zum Vorschein, dass die Öffentlichkeit fasst gar nichts über diese Erkrankung weiß.Ängste, Unsicherheiten und Schamgefühlen. Die Angst on jemanden abgelehnt zu werden wegen der fehlenden Kenntnis über Epilepsie, fehlenden Selbstsicherheit. Wir wollen ja nicht auffallen: Ja kein Aufsehen, ja kein Ärger, es könnte ja sein, dass die Leute den erkrankten für verrückt oder dumm halten. Ein erster, bewusst erlebter oder beobachteter epileptischer Anfall bleibt bei vielen Menschen mit Epilepsie sowie

ihren Angehörigen oder anderen Augenzeugen oft besonders dramatisch in Erinnerung. Bei vielen Betroffenen stellen sich dann Angst, Furcht, Zorn oder auch Hilfslosigkeit und Schuldgefühle ein. Vielen gehen irgendwann einmal gehörte Vorurteile über Menschen mit Epilepsie (Epileptiker) durch den Kopf. Sind dies nicht irgendwie Behinderte oder möglicherweise sogar Geisteskranke, muss man jetzt lebenslang irgendwelche Medikamente nehmen, die doch sicherlich auch schädlich für den Körper sein könnten ? Die Epilepsie ist eine Krankheit, die vom Gehirn ausgeht. Mit Geisteskrankheit hat sie nichts zu tun und führt überwiegend nicht zu einem nachlassen der Intelligenz. Eine Epilepsie kann man behandeln und in sehr vielen Fällen ausheilen. Epilepsie und Öffentlichkeit ist ein ganz eigenes und spezielles Thema. Ein Thema für verschlossene Türen.
Epilepsiekranke wurden in der Kriegszeit noch als Versuchskaninchen missbraucht und vergast. Später ließ sich das Vorurteil Geisteskrankheit kaum widerlegen, denn immer noch hören Betroffene dass sie darüber lieber nicht sprechen sollten. Ein Krampfanfall in der Öffentlichkeit ? Damit sind viele Mitmenschen überfordert. Auch deshalb verheimlichen Epilepsiekranke ihr Leiden.

Epilepsie in der Presse:

Trotz der wachsenden Bedeutung des Internets beschäftigen sich die Deutschen weiterhin gerne mit Gedrucktem. Man kann also davon ausgehen, dass die Presse durch ihre Verbreitung einem enormen Einfluss auf die öffentliche Meinungsbildung hat, im positiven wie im negativen Sinne. Daher wird auch von der vierten Gewalt der Presse oder der Macht der Medien gesprochen. Menschen die an Epilepsie leiden, sehen sich auch heute noch mit zahlreichen Vorurteilen konfrontiert. Im Allgemeinen erwartet man daher eine überwiegend negative Darstellung der Krankheit – Epilepsie in der Presse. Die Erwartungshaltung könnte wie folgt aussehen:

→ Die Printmedien zeichnen ein negatives und klischehaftes Bild von Epilepsie, d.h sie verstärken durch ihre Berichterstattung gängige Vorurteile gegenüber epilepsiekranken Menschen

→ Über Epilepsie wird in den Medien zu selten berichtet
→ Wenn über Epilepsie berichtet wird, dann meist in dramatischer Weise (Unfälle, Todesfälle Horrorgeschichten)
→ Risiken für Menschen mit Epilepsie werden in der Presse überbewertet
→ Besondere Aspekte, wie z.B Komorbidität, Lebensqualität und Stigma werden in den Medien nicht ausreichend thematisiert.

Das durch die Berichterstattung gängige Vorurteile und negative Einstellungen gegenüber Menschen mit Epilepsie erheblich gestärkt wurden. Benutzt man die Online Suchmaschinen der gängigen deutschen Zeitungen wie: Der Spiegel, Frankfurter Allgemeine, Die Zeit, Die Welt, Süddeutsche Zeitung, Bild Zeitung, etc. so wird über Epilepsie sicher weniger berichtet als über ebenfalls häufige Erkrankungen wie Diabetes und Demenz. Insbesondere die Wissenschaftsbeilagen wichtiger überregionaler Tages – und Wochenzeitungen enthalten überaus aktuelle und nützliche Informationen zum Thema Epilepsie. Erklärung des Krankheitsbildes und der Semiologie epileptischer Anfälle oftmals im Rahmen von Experteninterviews, d.h ein Neurologe oder Epileptologe wir von Journalisten über das Krankheitsbild der Epilepsie befragt. Aus wissenschaftlicher Sicht finden sich in letzter Zeit ebenfalls zahlreiche Berichte für eine sachliche und meist korrekte Berichterstattung über neuste Forschungsergebnisse.

Zusammenfassend lässt sich folgendes festhalten:
→ Grundlagen und wissenschaftliche Neuerungen werden in neueren Presseartikeln fast immer sachlich und korrekt dargestellt.
→ Die Aussagen zu Therapiemöglichkeiten sind oft weniger detailiert
→ Die Berichterstattung über Unfälle oder Todesereignisse in Zusammenhang mit Epilepsie wirkt nur zum Teil übertrieben
→ Komorbidität (Angst, Depression), psychosoziale Konsequenzen der Erkrankung und Stigma werden thematisiert
→ Die Frequenz der Berichte über Epilepsie steigt stetig an
→ Das Wort „Epileptiker“ wird weiterhin häufig benutzt
Die Epilepsie ist sicher noch immer stärker mit Vorurteilen besetzt als

andere chronische Erkrankungen. Dennoch gibt die aktuelle Analyse der Darstellung der Epilepsie in den Printmedien Anlass zu der Hoffnung, dass die Ängste und Befürchtungen der Bevölkerung im Umgang mit Epilepsiekranken Menschen im Zukunft weiter abgebaut werden.

Epilepsie: Die Vorurteile sind geblieben:

Bei der Darstellung von Epilepsie und ähnlichen Erkrankungen greifen Filme häufig auf überholte Stereotypen zurück, berichtet eine britische Wissenschaftlerin im Fachmagazin Lancet Neurology. Innerhalb der vergangenen 75 Jahre lässt sich allerdings ein Trend zur offeneren Thematisierung von Epilepsie feststellen. In Filmen fanden sich Beispiele für die ganze Bandbreite überkommener Vorurteile über Epilepsie, wie etwa göttliche oder dämonische Besessenheit, Genialität, Wahnsinn und Kriminalität. Zudem gibt es in der Darstellung weiblicher und männlicher Charaktere, die an Epilepsie oder Erkrankungen leiden, deutliche Unterschiede. Frauen mit Epilepsie werden häufig als sehr verletzlich oder aber als intrigant geschildert, stellte Sallie Baxendale vom University College in London fest. Bei der Darstellung männlicher Charaktere zeigten sich zwei Tendenzen: Litten sie an sogenannter idiopathischer Epilepsie, der keine krankhafte Veränderung des Gehirns zugrunde liegt, waren sie bösartig, verrückt und meist gefährlich. Waren männliche Figuren erst nach einem traumatischen Ereignis erkrankt, erschienen sie als strahlende Helden, die über das Böse triumphieren. Baxendale untersuchte 62 Filme aus den vergangenen 75 Jahren, in denen Epilepsie, epileptische Anfälle oder Anfälle mit anderen Ursachen thematisiert werden. Über die Hälfte der Filme stammte aus den USA und etwa ein Viertel aus europäischen Ländern. Ähnliche Untersuchungen hatten in der Literatur seit den sechziger Jahren des vergangenen Jahrhunderts eine Tendenz festgestellt, an Epilepsie leidende Menschen als lediglich krank, nicht als besessen zu beschreiben. Dem gegenüber halten Filme an den alten Stereotypen fest, gehen allerdings zunehmend offener mit dem Thema Epilepsie um, fand Baxendale heraus.

Die Vorurteile gegenüber normalen Menschen:

Epilepsie ist bis heute mit vielen Vorurteilen behaftet, obwohl alle Epileptiker normale Menschen und in den meisten Fällen voll arbeitsfähig sind. Ein Leben mit Epilepsie ist nicht immer einfach, denn die Leute wissen in den meisten Fällen zu wenig über diese Krankheit und verurteilen die Epileptiker. Sie glauben zwar zu wissen, was mit den Epileptikern los ist, und dass diese eine Störung haben. Aber wirklich wissen tun sie nichts. Denn eigentlich, weiß man ja bis heute zu wenig um z.B die genauen Ursachen erörtern zu können. Auch ein Arzt kann einem Patienten in den meisten Fällen nicht sagen, wieso er an Epilepsie erkrankt ist. Epileptiker sind eigentlich normale Menschen. Aber wieso traut man den Epileptikern nicht ? Schämt man sich für sie ?

Fakten statt Vorurteile:

Menschen mit Epilepsie haben nicht häufiger Arbeitsunfälle als andere Mitarbeiter. Dies gilt für gewerblich-technische Berufe und auch für Berufe im Dienstleistungssektor. Menschen mit Epilepsie fehlen krankheitsbedingt nicht häufiger am Arbeitsplatz als Arbeitnehmer ohne Epilepsie. Dies belegen Untersuchungen des Chemiekonzerns BASF und des Berufsbildungswerks Bethel zu Anfallsbedingten Fehlzeiten und zur Unfallhäufigkeit. Menschen mit Epilepsie weisen die gleiche Spannbreite an Intelligenz, Geschicklichkeit und Belastbarkeit auf, wie alle anderen Menschen auch. Einschränkungen ergeben sich lediglich durch Symptome während eines Anfalls und gegebenenfalls zusätzlichen Erkrankungen. Etwa 70% aller Menschen mit Epilepsie sind heute aufgrund moderner Therapien und Antiepileptischer Medikamente anfallsfrei. Menschen mit Epilepsie besitzen häufig eine hohe Motivation. Sie verhalten sich an ihrem Arbeitsplatz umsichtig und diszipliniert, weil sie sich ihres Gefährdungspotentials bewusst sind. Bei der Einstellung berät Sie der Integrationsfachdienst über begleitende Hilfen und finanzielle Unterstützung. Für die Beantragung dieser Unterstützung ist ein Schwerbehindertenausweis erforderlich.

Die Gesellschaft über Epilepsie aufklären:

Um die Lebensqualität von Menschen mit Epilepsie zu verbessern, ist es wichtig die Mitmenschen über die Erkrankung aufzuklären. Je mehr Menschen über die Erkrankung informiert sind, desto größer wird die Akzeptanz für diese Erkrankung in allen Bereichen des Lebens. So können Aufklärungskampagnen wie Epilepsie – Informationstage, Internetseiten oder Broschüren der Wissensverbreitung dienen und ein gutes Stück zur Enttabuisierung der Epilepsie beitragen.

Gegen Diskriminierung:

Ungleichbehandlung, gesellschaftliche Ausgrenzung und Probleme am Arbeitsplatz, sind die meisten Patienten ausgesetzt. Epilepsie ist immer noch eine verborgene Krankheit, der ein Stigma anhaftet. Sie ist behandelbar, aber 40% der schätzungsweise 6 Millionen Menschen mit Epilepsie in Europa erhalten keine geeignete Therapie. Dies belaste auch die Gesundheitssysteme der Länder erheblich. Mehr Forschung und Zugang zu guter Therapie, aber auch gute Ausbildung und bessere soziale Angebote für die Betroffenen seien nötig, um ihre Lebensqualität zu verbessern.

Die Epilepsieliga fordert vor allem Maßnahmen um:

→ Das Verständnis für Epilepsie in der Öffentlichkeit zu verbessern und dadurch das mit ihr verbundene Stigma abzubauen

→ Die Diskriminierung von an Epilepsie Erkrankten am Arbeitsplatz zu beseitigen, den Betroffenen ein besseres Verständnis ihrer Erkrankung zu vermitteln und sie zu befähigen, eine adäquate Behandlung anzustreben und ein erfülltes Leben zu führen.

→ Den Kenntnisstand der Angehörigen der Gesundheitsberufe und anderen Berufsgruppen über Epilepsie in Ausbildung, Weiter – und Fortbildung zu heben – die Verfügbarkeit moderner Geräte, Einrichtungen, ausgebildeten Personals und der ganzen Palette der Medikamente gegen Epilepsie zu gewährleisten. So das eine exakte Diagnose gestellt und die erfolgreiche Behandlung daraus abgeleitet werden kann.

→ Die Forschung über Epilepsie und ihre Behandlung zu fördern

→ Eine enge Zusammenarbeit zwischen Regierung, für das Gesundheits – und Sozialwesen zuständigen und den nationalen Sektionen von ILAE und IBE zu fördern

→ Die Veröffentlichung eines Weißbuchs im Sinne einer detaillierten Gesundheitswissenschaftlichen Erhebung über Epilepsie in Europa zu unterstützen

→ Ländern innerhalb und außerhalb Europas mit unterentwickelten Epilepsiediensten praktische Unterstützung zu gewähren.

Hintergrundinformationen:
Epilepsie ist in jedem Land die am meisten verbreitete schwerwiegende Hirnerkrankung und möglicherweise die am weitesten verbreitete Gesundheitsstörung überhaupt. Sie kommt in allen Altersstufen vor, besonders in Kindheit und höherem Alter, und in allen Rassen und sozialen Schichten. Weltweit leiden mindestens 40 Millionen Menschen an Epilepsie. Hundert Millionen erkranken an Epilepsie irgendwann im Laufe ihres Lebens. Epilepsie wird weithin missverstanden, was Angst, Verheimlichung, Stigmatisierung und das Risiko sozialer und rechtlicher Ächtung nach sich zieht. In einigen europäischen Ländern wird Epilepsie noch nicht als Hirnfunktionsstörung aufgefasst, und bis zu 40% der Epilepsiekranken können unbehandelt bleiben, hier existieren eine Behandlungslücke. Die Lebenserwartung von Menschen mit Epilepsie ist reduziert. In besonderem Risikogruppen kann die Mortalität im Vergleich zum Bevölkerungsdurchschnitt auf das doppelte und mehr ansteigen. Die ILAE hat Empfehlungen „Angemessene Standards der Epilepsieversorgung in Europa“ veröffentlicht. Die Behandlung von Menschen mit Epilepsie liegt jedoch häufig in den Händen von für diese Aufgabe unzureichend ausgebildeten Fachleuten. In eigenen Ländern sind Medikamente gegen Epilepsie nicht regelmäßig zu bekommen oder unbezahlbar. In einer Reihe von europäischen Ländern sind die diagnostischen Möglichkeiten mangelhaft oder unzureichend. Obwohl Studien der WHO und Weltbank gezeigt haben, dass Epilepsie eine beträchtliche wirtschaftliche Belastung bedeutet, haben nur sehr wenige europäische Länder nationale Epilepsiepläne. Epilepsie hat tiefgreifende körperliche, seelische und soziale Folgen:

→ Viele Kinder mit Epilepsie erhalten keine zureichende Schulbildung

→ Die Beschäftigungslosenquote bei Epilepsiekranken ist überproportional hoch, was vor allem am mangelnden Wissen der Arbeitgeber liegt. Sie ist zwei – bis dreimal höher als die durchschnittliche Quote und liegt über der von Menschen mit anderen Behinderungen.

→ Viele Betroffene verheimlichen ihre Erkrankung. Dies trägt zu sozialer Isolation und verringertem Selbstwertgefühl bei und kann zu Hilflosigkeit und Depressionen führen

→ Viele Epilepsiekranke wissen zu wenig über ihre Erkrankung. Frauen mit Epilepsie sind oft unzureichend über Schwangerschaft und Geburt informiert

→ Die Lebensqualität älterer Menschen wird oft durch eine unerkannte Epilepsie beeinträchtigt

→ Ein gravierendes Problem vieler Epilepsiekranker sind Einschränkungen der selbstständigen Bewegungsfreiheit Die Ziele der weltweiten Kampagne gegen Epilepsie der WHO, der Internationalen Liga gegen Epilepsie und des Internationalen Epilepsiebüros sind:

→ Die Wahrnehmung von Epilepsie als einer universellen, behandelbaren Gehirnkrankheit in Öffentlichkeit und Fachwelt zu verbessern

→ Die Akzeptanz von Epilepsie im öffentlichen Leben auf ein neues Niveau zu heben

→ Die öffentliche und fachliche Bildung über Epilepsie zu fördern

→ Die Bedürfnisse von Menschen mit Epilepsie auf nationaler und regionaler Ebene festzustellen

→ Die Regierungen und Gesunheitsverwaltungen aufzufordern, sich den Bedürfnissen von Menschen mit Epilepsie einschließlich Wahrnehmung, Bildung, Diagnose, Behandlung, Versorgung, Hilfsangeboten und Vorsorge zuzuwenden.

Epilepsie – Eine große Belastung:

Epilepsie ist mehr als eine medizinische Diagnose. Sie betrifft jeden Aspekt im Leben der betroffenen Person, betonen die IBE – Experten. Sie belaste Patienten und ihre Familien sehr, sowohl psychisch als auch in ihren sozialen Bezügen. Für viele Betroffene sei das Stigma der Erkrankung schwerer zu ertragen als die Epilepsie selbst. So unterschiedlich wie die verschiedenen Epilepsieformen seien auch deren Auswirkungen auf die Lebenssituation der Betroffenen. Daraus folgt, dass Kinder und Jugendliche mit Epilepsie eine andere Unterstützung benötigen als Erwachsene oder ältere Menschen. Diesem sei der Tag der Epilepsie gewidmet

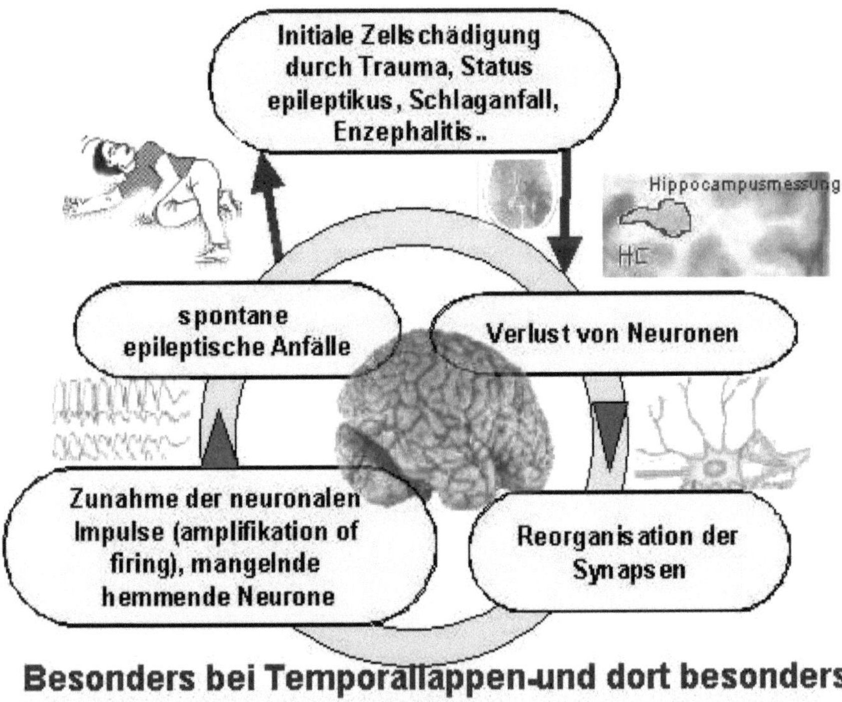

Besonders bei Temporallappen-und dort besonders bei Hippokampusschäden kann sich ein Kreislauf epileptischer Anfälle ausbilden

Ursache:

Grundsätzlich kann jedes Gehirn mit epileptischen Anfällen reagieren, wenn bestimmte Voraussetzungen erfüllt sind. Bei Kleinkindern kann es während fieberhaften Infekte zu Fieberkrämpfen kommen. Manifestiert sich eine Epilepsie im Kindes – oder frühen Erwachsenenalter, ohne das eine konkrete Ursache fassbar ist, so spricht man von einer Epilepsie unklarer Ursache. Alkoholiker und Drogenabhängige können während des Entzugs Krampfanfälle erleiden (Entzugskrämpfe). Während der Schwangerschaft treten häufiger epileptische Anfälle auf, auch kann es in der Spätschwangerschaft zu eklamptischen Anfällen kommen. Ein epileptischer Anfall kann auch als einmaliger Gelegenheitsanfall nach Provokation auftreten, ohne das eine Epilepsie besteht (Schlafentzug, Hypoglykämie). Das Auftreten epileptischer Anfälle wird begünstigt durch:

→ Schlafentzug
→ psychischer Stress
→ Krampffördernde Medikamente (Krampf fördernde Medikamente sind z.B unter anderen Penicillin, Antidepressiva, Benzodiazepinen und Neuroleptika)
→ Hirntumor
→ Narbengewebe nach einer Hirnverletzung oder Operationen
→ Hirnblutung
→ Durchblutungsstörung
→ Intoxikationen
→ Stoffwechselentgleisungen (z.B. Hypoglykämie)
→ Infektionen des Gehirns (Enzephalitis) oder der Hirnhäute (Meningitis)
→ Alkoholiker und Drogenabhängige
→ während des Entzugs Krampfanfälle erleiden (Entzugskrämpfe)
→ Frühkindliche Hirnschädigung oder – Fehlbildung
→ Lichtblitze (z.B. Disco – Flackerlicht, Blaulicht, Fernsehen, Autofahrt durch eine Allee bei Sonnenschein)
→ . Während der Schwangerschaft zu eklamptischen Anfällen kommen
→ Abszesse
→ Schädel – Hirn - Traumata

→ Hyperventilation
→ Erbliche Veranlagung
→ Auswirkung verschiedener Einflussfaktoren
→ Inbalance zwischen exzitatorischen und inhibitorischen Neurotransmitter mit überwiegen exzitatorischer (Glutamat, Aspartat) und Mangel inhibitorischer Transmitter besonders GABA.
→ Verschiedene genetische Defekte (Ionenkanalerkrankung) die über Instabilität des Ruhemembranpotentials neuronale Spontanentladung zur Folge haben.

Welche Ursachen haben Epilepsien?

Bei idiopathischen Epilepsien wurden in den letzten Jahren verschiedene Veränderungen besonders der Gene entdeckt, welche an den Ionenkanalstrukturen der Nervenzellen mitwirken. Diese können bei ihren Trägern ohne Auswirkung bleiben, bei anderen – etwa Geschwistern oder Nachkommen - im Zusammenwirken mit anderen (modifizierenden) Genen jedoch eine Anfallsbereitschaft bedingen. Es gibt Eltern, welche unzufrieden sind, wenn sie nach eingehender Untersuchung ihres Kindes vom Arzt erfahren, dass eine organische Ursache der Epilepsie ihres Kindes nicht zu finden ist. Sie sollten wissen, dass dies im Kindesalter häufig ist und können erleichtert sein, weil es dem Kind gute Aussichten eröffnet, dass das Leiden ausheilt. Die Annahme einer Veranlagung zu epileptischen Anfällen wird oft zurückgewiesen mit dem Einwand, dass doch in der ganzen Verwandtschaft kein Anfallsleiden bekannt sei - was bei den meisten Betroffenen auch zutrifft. Eine Epilepsie ist in einer Familie in den meisten Fällen eine einmalige Erkrankung, die bei den Eltern und in der näheren Verwandtschaft nicht vorausgegangen ist und sich in der folgenden Generation auch nicht wiederholt. Trotzdem können sich verschiedene, eine Anfallsbereitschaft fördernde erbliche Anlagen bei den Betroffenen so zusammengefunden haben, dass eine Epilepsie auftritt. Bei Kindern bedarf es dazu meistens noch einer besonderen Reifungsphase des Gehirns. Außerdem ist immer möglich - aber nicht notwendig - dass zu diesen Anlagen noch eine geringfügige organische Ursache tritt, die in der Vorgeschichte und mit der verfügbaren Diagnostik nicht zu erfassen ist, aber als zusätzliche Ursache wirkt.

Primäre Anfälle:
→ Kryptogen (v.a fokale Anfälle)
→ Idiopathisch (fokale und generalisierte)
→ Genetisch

Sekundäre Anfälle:
Sie werden wiederrum nach intra – und extrakraniellen Ursachen untergliedert.
A.) Intrakraniell:
→ Perinatale Hypoxien
→ Fokale kortikale Dysplasie
→ Aneurysmen, Hämangiome
→ Tumore
→ Schädel – Hirn – Trauma
→ Vaskuläre Enzephalopathien
→ Infektiöse Enzephalopathien
→ Degenerative Hirnerkrankungen

B.) Extrakraniell:
→ Hypoxien
→ Hypoglykämie
→ Drogenentzug

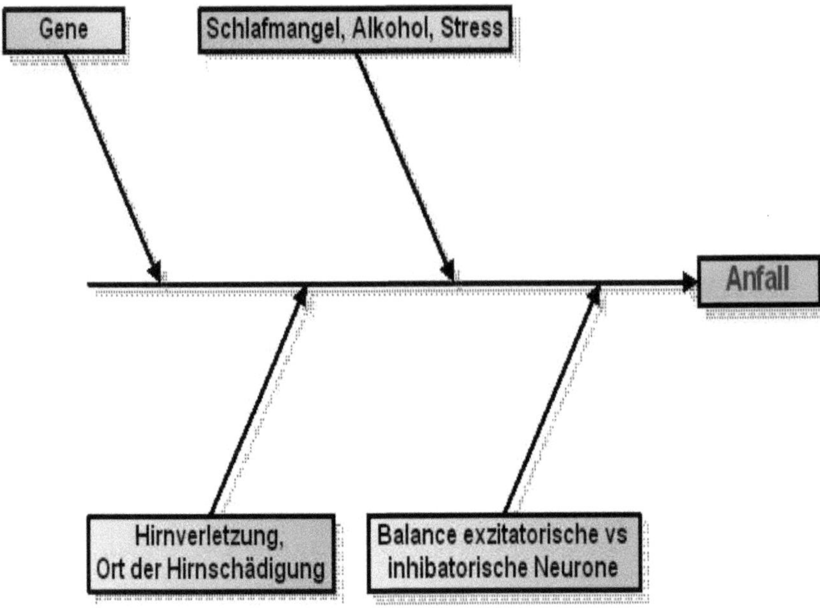

Ursache und Realisation:

Epilepsie / Anfälle sind ein Symptom für eine cerebrale Primärstörung. Es gehören zwei Voraussetzungen:

→ Innere endogene (Disposition)

→ Äußere erworbene, exogene (Realisationsfaktor)

Ursachen von 2000 Verkehrsunfällen bei denen ein Verlust des Bewusstseins am Steuer ursächlich war. Daten nach Polizeimeldungen:

Epilepsie 38%

Synkope 21%

Diabetes mit Insulin behandelt 18%

Herzerkrankung 8%

Schlaganfall 7%

Andere 7%

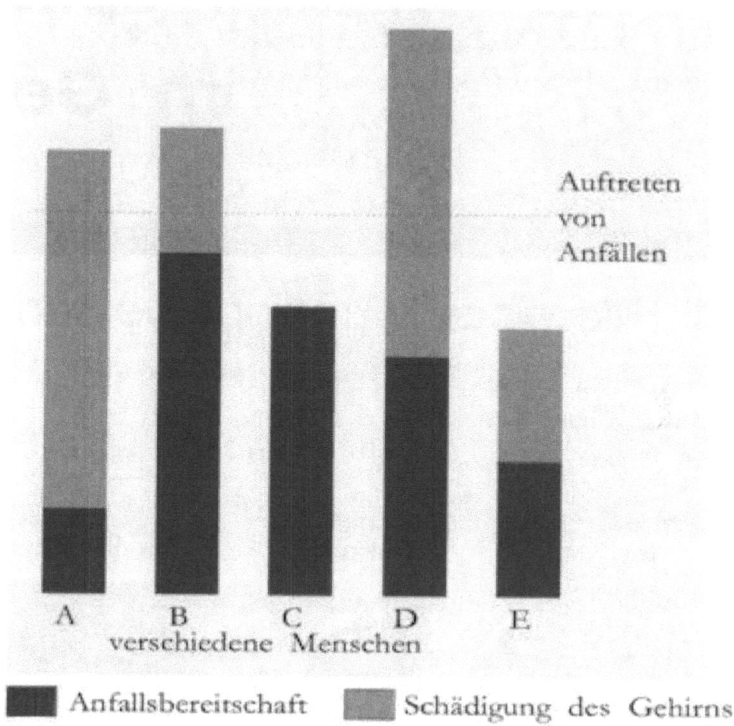

<u>Jede Säule steht für die Situation bei jeweils einem anderen Menschen:</u>

Die unterschiedliche Schädigung und Anfallsbereitschaft ist durch die Länge der Säule gekennzeichnet. Addieren sich solche Ursachen, dann können Anfälle auftreten. Beispielsweise addieren sich im Fall A eine geringe Anfallsbereitschaft und eine große Schädigung so, dass Anfälle auftreten, während im Fall C trotz hoher Bereitschaft keine Anfälle auftreten. Die Anfallsbereitschaft wird bei manchen Epilepsiekranken durch unregelmäßige Schlafgewohnheiten erhöht.

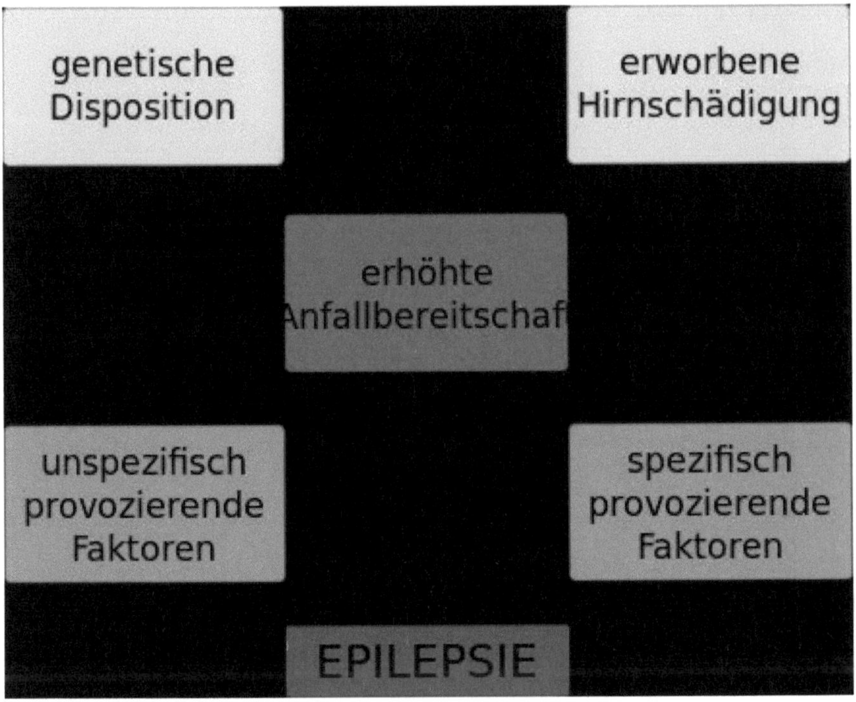

Vergiftungen und andere Anfallsauslöser:

Vergiftungen mit Blei (ein Schwermetall), Kohlenmonoxid (Farb – und geruchloses Atemgift) oder anderen giftigen Substanzen können zu Anfällen führen. Diese können auch beim Konsum von illegalen Drogen und nach Überdosen von Antidepressiva und anderen Medikamenten vorkommen.

Anfallsbegünstigende Bedingungen:

→ Bewusste Hyperventilation nicht Sportbedingte Hyperventilation: Absencen

→ Vermehrte Konzentration / komplexe Intentionen: Generalisierte tonisch – klonische Anfälle, myoklonische Anfälle, juvenile myoklonische Epilepsie (JME)

→ Aufregung / Stress: Frontallappenepilepsie, Temporallappenepilepsie,

Dravet – Syndrom

→ Schlafentzug / Müdigkeit: Absencen, myoklonische und generalisierte tonisch – klonische Anfälle

→ Zirkadiane Umstände:

< Morgens. Aufwach – Grand – mal, myoklonische Anfälle bei JME

< Nachts / Tiefschlaf: Generalisiert tonisch – klonische Anfälle bei Rolando – Epilepsie, Anfälle (Cluster) bei Frontallappenepilepsien

Dösigkeit: sensomotorische Herdanfälle bei Rolando – Epilepsie

→ Katameniale Situationen: Anfälle zur Zyklusmitte oder nach dem Progesteron – Abfall mit Monatsblutung

→ Fieber: Generalisiert tonisch – klonische Anfälle, atonische Anfälle

→ Anfallsfördernde Antiepileptika: Generell kann jedes Antiepileptikum eine Epilepsie selten mal aktivieren

→ Anfallsfördernde Arzneimittel: Neuroleptika, Antiemetika, Asthma – Mittel

→ Anfallsfördernde Substanzen: Genussdrogen: Alkohol bei Entzug nach betrinken, Cannabis

Nicht alle Ursachen von Anfällen sind bereits erforscht.

Bei Absencenepilepsie geht man davon aus, dass die normalen Thalamocorticalen Regelkreise gestört sind. Es kommt zu einer Abnormen Im-

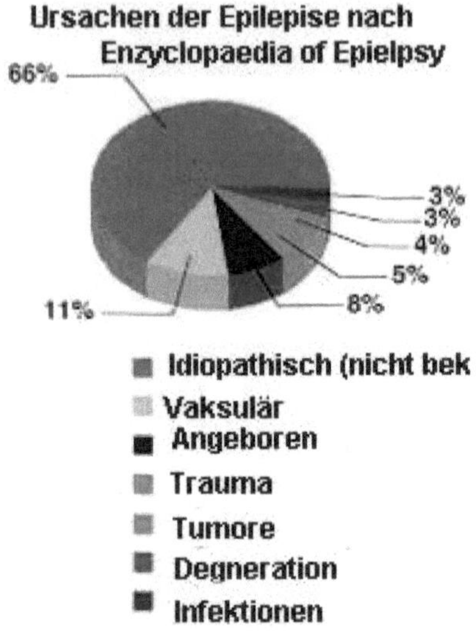

pulsfeuerung der Hirnrinde im Wachzustand, die zu den entsprechenden EEG- Auffälligkeiten führt. Diese rhythmischen Spike – wave Entladungen stören dann die Fähigkeit auf Umgebungsreize zu reagieren. Thalamocorticalen Regelkreise, die auch vom Hirnstamm beeinflusst werden, spielen sonst eine Rolle bei der Regulierung des Schlaf/Wachzustandes. Fokale Anfälle haben ihre Grundlage meist in einer Verletzung des Hippocampus. Im Gehirn mancher Menschen sind bestimmte Nervenzellen dort besonders empfindlich gegenüber Verletzungen, es kommt zu einer Narbenbildung, diese Hippocampussklerose ist der häufigste Grund für fokale oder partiale Anfälle. Hemmende Nervenzellen scheinen bei diesen Menschen ebenfalls in der Funktion gestört zu sein. Ganz unklar ist noch die Rolle der Stützzellen (Glia) im Nervensystem. Bei manchen Formen der Epilepsie scheinen nur mikroskopisch erkennbare Fehlbildungen der Architektur der Hirnrinde vorzuliegen. Bei manchen Formen der Epilepsie handelt es sich um so genannte Ionenkanalerkrankungen. Genau identifiziert ist dies beispielsweise bei den benignen familiären Neugeborenen Krämpfen. Bei dieser autosomal dominant Erkrankung mit Anfällen, die in den ersten Lebenstagen beginnen, und meist nach wenigen Wochen mit oder ohne Behandlung aufhören liegt eine Mutation der *KCNQ2* und *KCNQ3,* der Gene für die Kaliumkanäle auf den Chromosomen 20q und 8q vor.

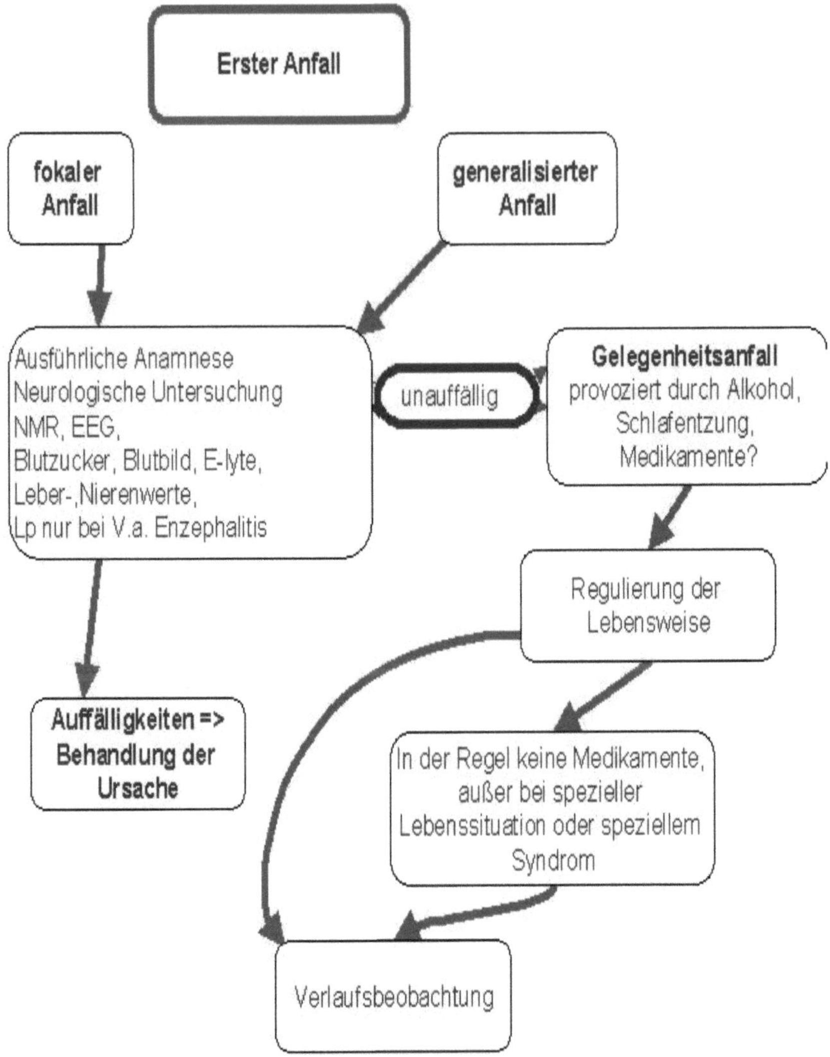

Erster Anfall:
Ein Anfall ist noch keine Epilepsie.

Von einer Epilepsie spricht man erst nach mindestens zwei Anfällen, für die keine Auslöser erkennbar sind. Epilepsien sind chronische Erkrankungen, bei denen es zu wiederkehrenden, meist "spontan" auftretenden epileptischen Anfällen kommt. Bei sehr seltenen Anfällen spricht man heute nicht mehr von einer Epilepsie.

1 % der Bevölkerung leidet an einer Epilepsie.

Ungefähr so viele wie an Diabetes. Das Risiko, an Epilepsie zu erkranken, ist in den ersten 2 Lebensjahrzehnten und ab dem 60. Lebensjahr besonders hoch. Was hat der erste Anfall für Konsequenzen, wonach muss gesucht werden. wie wird die Entscheidung getroffen, ob eine Behandlung eingeleitet wird? Epileptische Anfälle sind ein Symptom und noch keine Krankheit. Etwa 5% der Bevölkerung haben irgendwann im Leben einen epileptischen Anfall, nur jeder 5. von diesen entwickelt aber eine Epilepsie. 10% der heute 80-Jährigen haben im Laufe ihres Lebens einen Anfall erlitten. Auch bei den ganz seltenen Anfällen alle paar Jahre spricht man heute nicht mehr von einer Epilepsie. Nach einem ersten epileptischen Anfall besteht nach Untersuchungen ein Risiko von 40 % innerhalb von 5 Jahren einen erneuten Anfall zu erleiden. Erneute Anfälle treten am häufigsten in den ersten sechs Monaten auf und auch dabei am häufigsten in den ersten Wochen. Ein Rückfallrisiko von etwa 50% innerhalb der nächsten 2-3 Jahre bedeutet immerhin noch, dass eine antiepileptische Therapie bei etwa jedem zweiten Betroffenen überflüssig ist und damit auch unnötig Nebenwirkungen in Kauf genommen werden.

Tab. 1.4 Empfehlung für die Durchführung eines MRT beim ersten epileptischen Anfall (Minimalanforderung unter epileptologischen Gesichtspunkten).

Wichtung	Ebene	Orientierung
T1	sagittal	Standard
T2 - TSE	axial	Standard
FLAIR	axial/koronar	Standard
T1	koronar	Standard
T2 - TSE	koronar	temporal anguliert
Schichtdicke: 4 mm und kleiner; Kontrastmittel beim Vorliegen einer Läsion		

Allgemeine Empfehlungen

Nach dem ersten Anfall kann, nach mehreren Anfällen sollte eine Therapie der Epilepsie begonnen werden, da von einer chronischen Anfallsdisposition ausgegangen werden muss. Das Unterlassen einer Therapie steigert das Gefährdungsrisiko. Ausnahme sind sehr seltene Anfälle (< 2 pro Jahr) oder klinisch geringfügige, die Lebensqualität wenig belastende Anfälle bei einer über einen längeren Zeitraum berechenbar stabilen Gesamtsituation. Hier muss der Nutzen gegen das Risiko einer Therapie auch unter Compliance – Gesichtspunkten abgewogen werden.

Klassifikation und Konsequenzen des 1. Epileptischen Anfalls:

Grand – mal unprovoziert Rezidivrate 30 – 50% in 2 Jahren, AED

Therapie nicht zwingend notwendig.

Grand – mal provoziert. Bei allgemeinen Provokationsfaktoren
und unauffälligen Zusatzbefund

(Gelegenheitsanfall) Therapie
Meiden von Provokationsfaktoren

Bei akuter Erkrankung. Prognose abhängig von Reversibilität der der zerebralen Funktionsstörung (Gelegenheitsanfall), ggf. passagere AED Therapie .

Fokaler Anfall Unprovoziert Meist Ausdruck einer sich etablierenden Epilepsie. AED indiziert.

Provoziert Bei akuter Erkrankung, Prognose abhängig von Reversibilität der zerebralen Funktionsstörung, ggf. passagere AED Therapie.

Absencen oder provoziert Ausdruck einer sich etablierenden **myoklonischen** unprovoziert Epilepsie, AED Therapie und meiden

impulsiver Anfall: der Provokationsfaktoren (AED = Antiepileptika)

Der erste epileptische Anfall im Erwachsenenalter:

Die Manifestation eines ersten epileptischen Anfalls wirft einige Fragen auf, die nur bei einer präzisen Klassifikation korrekt beantwortet werden können. Nicht selten führt die zu oberflächliche Beurteilung zu einer Fehleinschätzung der Genese und Prognose eines solchen Anfalls. Da sich daraus jedoch Konsequenzen für die Beratung des Patienten ergeben, sollen die diagnostischen und terminologischen Aspekte nachfolgend dargestellt werden. Nach einem ersten epileptischen Anfall stellen sich folgende Fragen:

→ Erlitt der Patient einen Gelegenheitsanfall oder einen (un-) provozierten epileptischen Anfall ?
→ Ergeben sich Hinweise darauf, dass der Patient bereits an einer Epilepsie leidet ?

→ Welche Ursache hatte der Anfall, und wie ist eine Rezidivprognose ?
→ Bedarf der Patient einer Antikonvulsiven Therapie ?
→ Welche Sozialmedizinischen Konsequenzen ergeben sich ?

In der Beurteilung des ersten epileptischen Anfalls sind grundsätzlich der Anfallstyp, die sich daraus meist ableitende Ätiologie, die Akuität der Grunderkrankung und die Relevanz von Provokationsfaktoren zu berücksichtigen. Die Einschätzung der Rezidivneigung muss auch zwischen Grand – Mal und kleinen epileptischen Anfällen wie Absencen, myoklonisch – impulsiven Anfällen unterscheiden. Provozierte oder unprovozierte Grand – mal (nicht Gelegenheitsanfälle) weisen eine oft lange Latenz bis zur Zweitmanifestation auf, sodass die medikamentöse Therapie als Anfallsprophylaxe meist nicht sofort erfolgt. Anders ist dies bei den kleinen Anfällen, die sozusagen immer den Beginn einer Epilepsie anzeigen sodass eine sofortige Therapie empfohlen wird. Ausnahme ist die Manifestation fokaler Anfälle im Rahmen akuter Erkrankungen, die als Gelegenheitsanfälle klassifiziert werden.

Anfallstyp und Äthiologie:
Die Manifestation eines ersten fokalen Anfalls oder sekundär generalisierten Grand – mal zwingt zur Annahme einer symptomatischen Ursache. Die diagnostischen Schritte ergeben sich aus den zusätzlichen Befunden (z.B. Fieber, Parese), vorbestehenden Erkrankungen und dem Alter des Patienten. Diese Diagnostik setzt voraus, dass der Anfall als fokal oder fokal eingeleiteten klassifiziert wurde. Hinweis darauf sind eine Aura (Eigenanamnese), eine fokale Initialsymptomatik, die Manifestation aus dem Schlaf sowie ein Herdbefund im EEG. Im Falle eines Grand – mal ist zu berücksichtigen, dass 50% der Auren eines sekundär generalisierten Grand – mal vom Patienten nicht erinnert werden. Unprovoziert auftretende fokal eingeleitete Anfälle begründen meist die Diagnose einer Epilepsie, wobei im Falle eines Grand – mal die Rezidivquote innerhalb der folgenden 2 Jahre nur 50% beträgt, sodass meist zunächst keine Antikonvulsive Therapie begonnen wird. Eine ähnlich günstige Verlaufsprognose darf man aber bei fokal bleibenden unprovoziert auftretenden Anfällen nicht annehmen, sodass eine Therapie begon-

nen werden sollte.

Provozierter Anfall versus Gelegenheitsanfall:

Ein Gelegenheitsanfall ist ein durch eine besondere Situation ausgelöster, nicht ein gelegentlich auftretender epileptischer Anfall. Im Gegensatz zum provozierten Anfall beschreibt dieser Begriff die Induktion einer erhöhten neuronalen kortikalen Exzitabilität durch äußere oder innere Faktoren, sodass ein epileptischer Anfall resultiert, ohne dass der Patient an einer Epilepsie leidet. Als Beispiel sei die Elektrokrampfbehandlung in der Psychatrie genannt, bei der alle behandelten einen Grand – mal erleiden (der heutzutage durch Muskelrelaxation semiologisch kupiert wird). Die Auslösung eines Anfalls ist also nur abhängig von der Reizstärke und kann grundsätzlich jeden Menschen betreffen. Wesentlich ist dabei allerdings, dass bei Meiden der Provokation ein erhöhtes Risiko für die Manifestation eines spontanen epileptischen Anfalls nicht zunehmen ist. Die Konsequenzen liegen auf der Hand. Eine Antikonvulsive Therapie ist nicht indiziert, die Prognose ist bei meiden einer relevanten Provokation gut. Relevante Anfallsauslösende Faktoren des allgemeinen Lebens sind: Schlafmangel, Alkoholkonsum, insbesondere „durchzechte Nächte", Absetzen Antikonvulsiver und Gabe von Prokonvulsiver Medikamente sowie Fieber (anstieg). Wie bereits ausgeführt, können solche Faktoren die Manifestation epileptischer Anfälle im Rahmen einer bestehenden oder beginnenden spricht dann von provozierten epileptischen Anfällen. Die terminologische Trennung bringt zum Ausdruck, dass nach provozierten epileptischen Anfällen das Manifestationsrisiko epileptischer Anfälle weiter besteht, da Patienten mit Epilepsie sowohl provozierte wie unprovozierte Anfälle erleiden können. Die Abgrenzung zwischen Gelegenheitsanfall und provoziertem epileptischen Anfall basiert somit auf dem Ausschluss (soweit möglich) oder Nachweis einer zugrunde liegenden epileptogenen Funktionsstörung des Gehrins, bzw. einer bestehenden Epilepsie. Je häufiger es zu einem provozierten Anfallsrezidiv kommt, umso unwahrscheinlicher wird die Diagnose eines Gelegenheitsanfalls. Die entsprechende Diagnostik zum Nachweis einer Epilepsie (insbesondere mittels EEG) muss dann intensiviert werden. Die durch die genannten allgemeinen Provokationsfaktoren ausgelösten Anfälle (Gelegenheitsanfälle und provozierte Anfälle) manifestieren sich fast immer als Grand – mal. Der Begriff des Gelegenheitsanfalls beinhaltet noch eine weitere Gruppe epileptischer Anfälle: Epileptische Anfälle, die sich bei akut exzerbierenden primär oder sekundär das Gehirn involvierenden Erkrankungen manifestieren, werden ebenfalls als Gelegenheitsanfälle bezeichnet. Eine Aussage, ob sich im weiteren Verlauf auch nach Abklingen der akuten Erkrankung oder beenden der prokonvulsiven Medikation (z.B. Enzephalitis, Hirninfarkt, Sinusthrombose oder Stoffwechselstörung) eine Epilepsie mit unprovozierten Anfällen entwickelt, lässt sich dabei nicht machen. Dies hängt von der Reversibilität der Grunderkrankung ab. Solche Gelegenheitsanfälle äußern sich nicht nur als Grand – mal sondern auch als fokale Anfälle. In der Akutphase der Grunderkrankung können durchaus mehrere Gelegenheitsanfälle oder gar ein Status epilepticus auftreten. Dies ist für Gelegenheitsanfälle durch allgemeine Auslösefaktoren eher unwahrscheinlich, sieht man vom Alkoholdelir ab.

Erster Anfall versus Epilepsie:
Die Einschätzung, ob ein erster epileptischer Anfall bereits die Diagnose Epilepsie nach sich zieht, hängt von der Definitionsebene der Erkrankung Epilepsie ab. Im klinischen Gebrauch versteht man unter Epilepsie eine Erkrankung, die mit der rezidivierenden Manifestation meist unprovozierter epileptischer Anfälle einhergeht. Diese Definition berücksichtigt die Chronizität der Erkrankung sowie die spontane Symptomentstehung. Sie vernachlässigt allerdings die Tatsache, dass der Erkrankung Epilepsie eine chronische neuronale kortikale Funktionsstörung zugrunde liegt, die als klinisch vorrangiges Symptom die Manifestation epileptischer Anfälle mit sich bringt. Eine Epilepsie entsteht (mit Ausnahme der Induktion durch eine akut erworbene Läsion oder akut entstehende Erkrankung) nicht ad hoc, vielmehr entwickelt sich die Exzitabilitätssteigerung der erkrankten Neurone klinisch unbemerkt, bis der betroffene Mensch durch die Manifestation eines Anfalls symptomatisch wird. Die Erstmanifestation eines epileptischen Anfalls ist dabei das klinische Auftreten einer dem Patienten bereits innenwohnenden Erkrankung oder Erkrankungsdisposition. Dies berechtigt im Falle des Nachweises einer epileptogenen Funktionsstörung bereits nach der Erstmanifestation eines

unprovozierten Anfalls die Diagnose Epilepsie zu stellen. Die klinische Epilepsiedefinition, basierende auf rezidivierenden Anfällen, folgt pragmatischen Aspekten: Die medikamentöse Behandlung einer Epilepsie beeinflusst allein die Manifestationswahrscheinlichkeit epileptischer Anfälle, also des Hauptsymptoms der Epilepsie. Andere Dimensionen der Erkrankung, die sich aus der interiktal gesteigerten neuronalen Entladung ergeben (z.B. anamnestische oder endokrine Störungen) werden hingegen kaum beeinflusst. Somit könnte man den Standpunkt vertreten, die Erkrankung Epilepsie ist erst dann begrifflich zu fassen, wenn therapierbare Symptome rezidivieren. Die Epilepsiediagnose hat aber noch eine diagnostische Ebene. In diesem Beitrag wurde bislang angenommen, dass der zur Disskusion stehende Anfall der erste epileptische Anfall des Patienten war. Nicht selten wird ein epileptischer Anfall, dem eine ärztliche Untersuchung folgt, vom Arzt fälschlicherweise als erster epileptischer Anfall angesehen. In fast schon klassischer Weise ist es ein erster Grand – mal der zur ärztlichen Untersuchung führt. Selbst wenn ein solcher Anfall als epileptisch erkannt und nicht als Synkope verkannt wird, werden zuvor bereits aufgetretene sogenannte kleine epileptische Anfälle (Absencen, myoklonisch – impulsive Anfälle oder fokale Anfälle) häufig diagnostisch nicht erfasst. Die sichere Einordnung eines erstmals zur ärztlichen Untersuchung führenden epileptischen Anfalls als erstem Anfall oder erstem zur Untersuchung führenden Anfall ist jedoch relevant. Bei Nachweis bereits früher manifest gewordener epileptischer Anfälle ist die Diagnose einer Epilepsie auch aus klinischer Sicht zu stellen und eine Therapie zur Anfallsprophylaxe zu initiieren. Wesentlich ist es, den Patienten nach typischen Anfallssymptomen zu fragen. Häufig erleiden die Patienten Anfälle (Absencen, myoklonisch – impulsive Anfälle oder fokale Anfälle) ohne selbst um deren epileptische Genese zu wissen und nicht selten wurden sie mit diesen unklar bleibenden Symptomen bereits ärztlich untersucht. Epigastrische Aura, Dejá – vu – Erleben, kurze Abwesenheit, morgendliche Armmyoklonien sind Symptome verkannter kleiner fokaler oder generalisierter Anfälle. So überrascht es nicht, wenn beispielsweise die durchschnittliche Dauer bis zur Diagnose eines Impulsiv Petit mal zwischen 7 und 14 Jahren variiert.

Was ist der Unterschied zwischen einem epileptischen Anfall und einer Epilepsie ?

Ein epileptischer Anfall ist ein vorübergehends Ereignis, das durch eine synchrone Entladung größerer Nervenzellverbände an der Hirnoberfläche hervorgerufen wird. Findet diese in einer umschriebenen Region des Gehirns statt, wird von einem fokalen oder komplex – fokalen Anfall gesprochen, findet diese dagegen auf der gesamten Hirnoberfläche statt, handelt es sich um einen generalisierten Anfall.

Fokalen Anfällen liegt häufig eine Veränderung in der Hirnstruktur zugrunde, z.B. eine Vernarbung in Folge eines Unfalls oder Veränderungen, die in Folge eines Schlaganfalls auftreten. Bei den komplex – fokalen Anfällen handelt es sich um die häufigsten im höheren Alter auftretenden epileptischen Anfälle. Nach einer amerikanischen Studie sind fast 70% der Anfälle von Menschen, die älter als 61 Jahre sind, komplex – fokal (gegenüber gut 30% bei den unter 60 jährigen). Allerdings wird nicht in jedem Fall nach einem ersten epileptischen Anfall von einer Epilepsie gesprochen. Tritt der erste Anfall in einem engen zeitlichen Zusammenhang mit einem Akut Ereignis (z.B. einem Schlaganfall) auf, ist dieser nur Ausdruck des akuten Ereignisses – es handelt sich in diesem Fall noch nicht zwangsläufig um eine Epilepsie.

Eine Epilepsie liegt erst dann vor, wenn die Untersuchungsbefunde dafür sprechen, dass mit einer gewissen Wahrscheinlichkeit weitere epileptische Anfälle auftreten oder wenn diese bereits aufgetreten sind.

Epilepsien lassen sich in Bezug auf ihre Ursachen in zwei Gruppen unterscheiden: in idiopathische und in symptomatische Epilepsien. *Idiopathische Epilepsie* haben häufig einen genetischen Hintergrund, nicht selten sind auch andere Familienmitglieder an einer Epilepsie erkrankt. *Symptomatische Epilepsien* dagegen sind Folge einer strukturellen Veränderung des Gehirns (z.B. in Folge eines Schlaganfalls, Hirnblutungen). Von *kryptogenen Epilepsien* wird gesprochen, wenn es sich vermutlich um eine symptomatische Epilepsie handelt, sich in der Bildgebung aber keine Auffälligkeiten zeigen. Bei symptomatischen Epilepsien ist die Art der Anfälle unter anderem abhängig von dem Ort, an dem sich die strukturelle Veränderung im Gehirn befindet.

I. Partielle Anfälle (Anfälle fokalen Ursprungs)	
A. Einfache partielle Anfälle (Bewusstsein nicht gestört)	
1.	mit motorischen Symptomen (inkl. Jackson-Anfälle)
2.	mit somatosensorischen oder spezifisch-sensorischen Symptomen (visuelle oder akustische Halluzinationen, Parästhesien)
3.	mit autonomen Symptomen (Erbrechen, Übelkeit, Blässe, Schwitzen, Erröten)
4.	mit psychischen Symptomen (kognitive und affektive Symptome)
B. Komplexe partielle Anfälle (mit Störung des Bewusstseins, z. B. temporalen Ursprungs)	
1.	Beginn als einfach partieller Anfall, gefolgt von einer Störung des Bewusstseins
2.	mit einer Bewusst-seinsstörung zu Beginn
C. Partielle Anfälle, die sich sekundär zu generalisierten Anfällen, z. B. tonisch-klonischen Anfällen (Grand mal) entwickeln	
II. Generalisierte Anfälle	
A. Absencen	
1.	Typische Absencen
2.	Atypische Absencen
B. Myoklonische Anfälle	
C. Klonische Anfälle	
D. Tonische Anfälle	
E. Tonisch-klonische Anfälle (primärer Grand mal)	
F. Atonische Anfälle	
III. Unklassifizierbare epileptische Anfälle	

Internationale Klassifikation epileptischer Anfälle der Liga gegen Epilepsie 1981

Erkrankungsrisiko:

In Deutschland leben etwa 800.000 Anfalls kranke Menschen, jährlich werden etwa 40.000 neue Fälle registriert.

Häufigkeit der Epilepsie:

5% aller Menschen bekommen im Laufe ihres Lebens einen oder mehrere epileptische Anfälle.
10% haben im EEG zu irgend einem Zeitpunkt ihres Lebens epilepsietypische Potentiale.
0,5% aller Menschen leiden an einer Epilepsie (d.h es gibt in Deutschland mit 80 Mio. Einwohnern 400.000 Epilepsiekranke)

Grob gesagt beginnen Epilepsien entweder vor dem 20. oder nach dem 60. Lebensjahr. Mit zunehmenden Alter steigt das Risiko, neu an einer Epilepsie zu erkranken, dann steil an. Dazwischen ist diese Gefahr gering.

Risiko von Begleiterkrankungen / Einschränkungen bei Epilepsie:

Epilepsien können zu Begleiterkrankungen oder Behinderungen führen. Viele Betroffene klagen über neuropsychologische und motorische Einschränkungen, Gedächtnisprobleme, Sprachschwierigkeiten, Müdigkeit und Schwierigkeiten sich zu konzentrieren. Manche Begleiterscheinigungen können Nebenwirkungen der Antiepileptischen Medikation sein, andere können mit der Art der Epilepsie oder den Anfällen zusammenhängen. Das Risiko für Depression oder Angsterkrankungen ist etwa doppelt so hoch wie bei Vergleichspersonen, jedoch den Studien dazu erheblich.

Ist Epilepsie eine Geisteskrankheit?

Die meisten Epilepsiekranken Menschen sind geistig vollkommen normal. Bei einem Teil der Patienten ist die zugrunde liegende Hirnerkrankung so ausgedehnt, dass weitere neurologische und psychische Symptome auftreten. Ganz selten leiden erwachsene Epilepsiepatienten unter gelegentlich auftretenden Zuständen, die Symptome wie bei endogenen

Psychosen aufweisen. Epileptische Psychosen sind sehr selten, sie sind gut zu behandeln und ein flüchtiges Ereignis. Einzelne epileptische Anfälle führen nicht zu einer Minderung der Hirnleistung. In dieser Hinsicht gefährlich sind aber die häufige und schwere, große Anfälle und Status epilepticus. Vielfach befürchten die Patienten, dass die Medikamente, die sie gegen ihre Anfälle einnehmen müssen, zu einer geistigen Behinderung führen könnten. Die meisten Medikamente gegen Anfälle wirken über eine Zunahme hemmender, dämpfender Einflüsse. Diese Wirkung äußert sich auch in einer Verlangsamung geistiger Vorgänge. Es hat sich aber gezeigt, dass dieser Einfluss der Medikamente auf geistige Vorgänge bei Epilepsierkranken nicht mehr als ca. 10% der beobachteten Veränderungen. Zusammenfassend kann man also sagen, dass Medikamente zwar Einfluss haben, dieser aber gering ist und meist überschätzt wird.

Prävention:

Eine alleingültige Prävention gibt es nicht. Jedoch kann bei einem Epileptiker ein weiterer Krampfanfall durch die Einnahme von Medikamenten oftmals verhindert werden. Außerdem kann versucht werden, die Gefahr für einen Epileptiker beim Auftreten eines epileptischen Anfalls so gering wie möglich zu halten um eine Verletzung während eines Anfalls zu verhindern. Des weiteren sollte man Risikofaktoren vermindern und Provokationsfaktoren vermeiden so weit wie möglich.

→ Vermeiden von Kopfverletzungen
→ Frühzeitige Medikamentöse Therapie
→ Ausreichende Betreuung während der Schwangerschaft
→ Behandlung von Erkrankungen

Anfallsselbstkontrolle:

Die Anfallsselbstkontrolle ist ein Verhaltenstherapeutischer Ansatz, dessen Ziel es zum einen ist, Situationen zu identifizieren, in denen epileptische Anfälle gehäuft auftreten und durch eine vermeidung bzw. durch einen anderen Umgang mit derartigen Situationen die Anfälle zu verhindern. Zum anderen geht es darum, dass Menschen mit fokalen Epilepsien

Methoden erlernen, mit deren Hilfe sie aktiv ihren Anfall unterbrechen bzw. dafür sorgen können, dass sich dieser nicht weiter ausbreitet. Leider wird dieser Ansatz in der Praxis immer noch zu wenig beachtet, obwohl er durchaus positiv zu bewerten ist. Ein eindeutiger wissenschaftlicher Beleg für die Wirksamkeit dieses Verfahrens konnte bisher nicht erbracht werden – dennoch gibt es eine Reihe von anfallskranken Menschen, die ihre Anfallssituation mit Hilfe dieses Ansatzes deutlich verbessern konnten. Sind erstmalige Anfälle aufgetreten und ist die Diagnose einer Epilepsie noch nicht gestellt, können möglicherweise mit Hilfe dieses Ansatzes anfallsauslösende Faktoren identifiziert werden, die vermeidbar sind, unter Umständen kann dann zunächst auf eine medikamentöse Behandlung verzichtet werden. Diese betrifft in der Mehrzahl der Patienten mit Aura eingeleiteten Anfällen. Von diesen haben einige ganz von allein die Erfahrung gemacht, dass sie mehr oder weniger wirksam gegen ihre Anfälle angehen können. Das setzt voraus, das man den Anfall möglichst früh in der Aura an seinen aller ersten Anzeichen bereits wahrnimmt. Diese Fähigkeit lässt sich zum Teil trainieren. Die angewendeten Gegenmaßnahmen sind individuell verschieden, wurden meist von den Betroffenen selbstständig gefunden und orientieren sich am individuellen Anfallserleben:

→ Willentliche Konzentration gegen den Anfall (den Anfall wegdrücken)
→ Bewusste Veränderung der Atmung
→ Sich auf etwas anderes konzentrieren, z.B einen bestimmten Punkt fixieren, an etwas bestimmtes denken, eine Rechenaufgabe lösen, ein Gedicht aufsagen
→ Sich entspannen
→ Sich eine angenehme entspannte Situation vorstellen
→ Auraspezifische Gegenmaßnahmen, bei einer Geruchsaura an einem Duftstoff riechen, bei einer Krippelaura sich an der betroffenen Seite reiben oder kneifen, bei einer akustischen Aura einen Ton summen, bei einer optischen Aura etwas intensives anschauen

Anfallskontrolle betrifft fast ausschließlich Epilepsiekranke mit auraeingeleiteten Anfällen, und von diesen können nur wenige damit ihre Anfallssituation tatsächlich nennenswert verbessern. Diese Fähigkeit muss mit Motivation und Durchhaltevermögen trainiert und dann auch möglichst lückenlos angewandt werden. Immerhin sind bei den veröffentlichten Fällen Patienten dabei, die völlige Anfallsfreiheit ohne Medikamente erreichen konnten. Auch wenn der Erfolg bei den Anfällen nicht ganz so glänzend ist, profitieren die Patienten durch:

→ Positive Auswirkungen aus das Selbstwertgefühl und Abnahme von Hilflosigkeit und passivität
→ Förderung von Selbstwahrnehmung und selbstverantwortlichem kompetentem Umgang mit der Erkrankung.

Lebensführung – Eigenverantwortliche Maßnahmen:

Neben der Akzeptanz und Vertrauen beruhenden Compliance gehört als weiterer Beitrag des Patienten die Anfallsbegünstigenden Faktoren zu vermeiden.

Epileptiker sollten Disco´s meiden:

In den Entwicklungsländern liegt die Quote Epilepsiekranker Menschen bei etwa 2 – 3%, weil die Menschen vor Ort medizinisch oft unzureichend behandelt werden können. Physische Traumata sowie Kopfverletzungen und ihre folgen haben dort verheerendere Konsequenzen als bei uns. Oft überfallt der Krampf den Epilepsiekranken Menschen, manchmal kündigt sich ein epileptischer Anfall aber auch an.

Anfallskalender – Die Basis für eine optimale Behandlung bei Epilepsie:

Epilepsie kann dank moderner Medizin mittlerweile gut behandelt werden. Um die Therapie der Epilepsie weiter optimieren zu können, bietet sich das führen eines Anfallskalenders an. In diesen Anfallskalender werden alle wichtigen Daten, die im Zusammenhang mit einem Anfall stehen eingetragen. Neben den Tag, Uhrzeit und der Art des Anfalls werden auch die Medikamente, deren Einnahmezeitpunkte und mögliche Krampfauslöser im Anfallskalender festgehalten.

Informationen aus dem Anfallskalender können helfen, die Epilepsie besser zu behandeln:

Leiden Menschen an Epilepsie, ist es empfehlenswert, einen Anfallskalender zu führen. Anhand der gesammelten Daten können Ärzte sehr gut nachvollziehen, ob und in welchem Ausmaß die aktuelle Behandlung Wirkung zeigt und ihre Epilepsie besser behandeln. Besonders bei der Einstellung auf die richtigen Medikamente und die passende Dosis werden diese Informationen benötigt. Daher ist es wichtig, die Daten regelmäßig in den Kalender einzutragen. Sollten sie in eine Notfallsituation kommen, kann der Anfallskalender ebenfalls von Nutzen sein. Wenn die Kontaktdaten des behandelnden Arztes eingetragen sind, kann dieser im Notfall kontaktiert werden. Außerdem ist der Notarzt sofort über ihre Epilepsie informiert und weiß, mit welchen Medikamenten sie behandelt werden. Voraussetzung hierfür ist, dass sie ihren Anfallskalender immer bei sich tragen.

Vorsichtsmaßnahmen bei Sturzgefahr:

- Verwenden Sie keine elektrischen Messer oder Schneidemaschinen.
- Verzichten Sie aufs Baden und duschen Sie lieber.
- Schwimmen Sie nicht ohne Begleitung.
- Fahren Sie grundsätzlich nur mit einem Helm Fahrrad und bevorzugen Sie wenig befahrene Strecken.
- Wählen Sie ein niedriges Bett.
- Sichern Sie scharfe Kanten in der Wohnung.
- Halten Sie einen Sicherheitsabstand zu Straßen und Gewässern.
- Schließen Sie sich nicht ein. Verwenden Sie auf der Toilette stattdessen ein „Besetzt"-Schild.
- Rauchen Sie nicht im Bett!

Mehr Ruhe nach dem Gehirnsturm:

Sie können dazu beitragen, dass ein Mensch mit Epilepsie nach einem

Unfall oder bereits beim feststellen seiner Entstehung mit einem Notrufgerät Hilfe rufen kann. So können oft schlimme Folgeschäden verhindert werden. Auch bietet die Technik heute die Möglichkeit, individuell programmierbare Epilepsiesensoren herzustellen. Zum Beispiel kann eine drahtlose Sensorenmatte einen epileptischen Anfall im Bett erkennen und automatisch Hilfe alamieren. Der Sensor kann normale Schlafbewegungen von denen eines epileptischen Anfalls unterscheiden. Eine weitere Hilfestellung kann ein Sturzsensor sein, der wie ein Gürtel einfach umgelegt werden kann. Die Intelligente Technik kann Gehbewegungen und selbst ein setzen , hinlegen und aufstehen von einem echten Sturz unterscheiden. Bei Gefahr wird sofort ein Alarm an die Hausnotrufzentrale gesendet. Ebenfalls möglich: Über eine Videoleitung kann bei einem epileptischen Anfall der schnelle Blick in die Wohnung eines Betroffenen entscheidende Hinweise liefern.

Hirnimplantat:

Bei schweren und Therapierefraktären Epilepsien gelang es nun mit 16 EEG Sonden als Hirnimplantat Anfälle vorauszusagen. So konnten sich die Betroffenen in „Sicherheit" bringen und den Anfall abwarten. Dies könnte die Lebensqualität von Menschen mit schwerer Epilepsie stark erhöhen und auch die Berufsfähigkeit länger erhalten.

Epilepsiehunde:

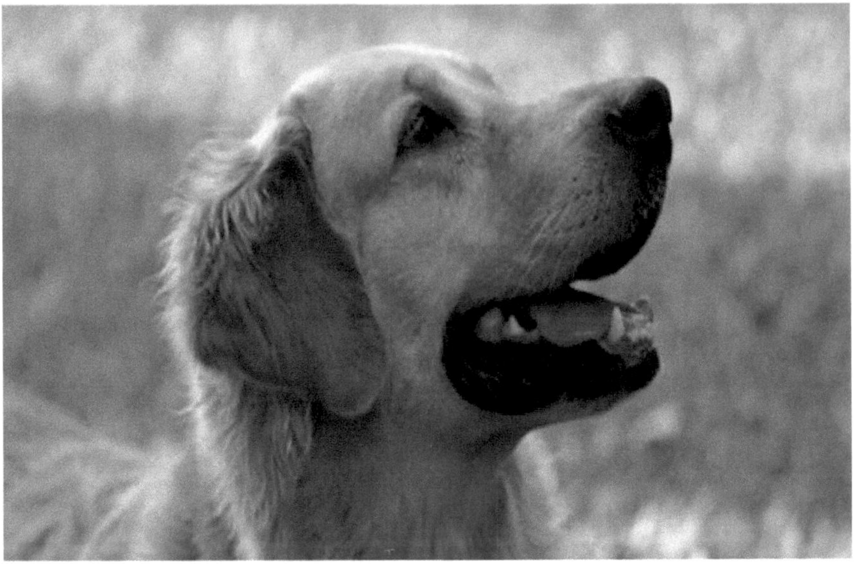

Epilepsiehunde, auch Signalhunde für Epilepsie, sind Assistenzhunde für Epileptiker. Sie können Patienten oder deren Umfeld warnen, dass in kürze ein epileptischer Anfall beginnen wird, oder sind speziell darauf trainiert, einem Epileptiker während eines Anfalls zu helfen.

Vorhersage von Anfällen:

In einer Studie kanadischer Neurologen konnten 15% der Hunde, die mit einem Epileptiker zusammenleben, dessen Anfälle „voraussagen", ohne jemals bewusst darauf trainiert worden zu sein. 80% der Hunde mit dieser Fähigkeit waren weiblich. Ebenfalls 80% dieser Hunde gehörten zu den großen Rasse (Schäferhunde, Rottweiler). Die Hunde in der Studie sagten einen Anfall durchschnittlich 2,5 Minuten vorher voraus, manche Hunde taten das aber auch mehrere Stunden vorher. Die Hunde zeigten den bevorstehenden Anfall oft durch häufiges lecken des Gesichts des Epileptikers oder durch Winseln an. Oft bewahrten die Hunde den Epileptiker auch vor Verletzungen, indem sie ihn z.B vor einem Anfall daran hinderten, eine Treppe hinabzusteigen.

Verhalten während eines Anfalls:
Epilepsiehunde sind häufig darauf trainiert, dem Besitzer während eines Anfalls zu helfen, z.B indem sie gefährliche Gegenstände aus der unmittelbaren Nähe des Opfers ziehen, eine Alarmklingel aktivieren oder Aufmerksamkeit auf den Epileptiker lenken.

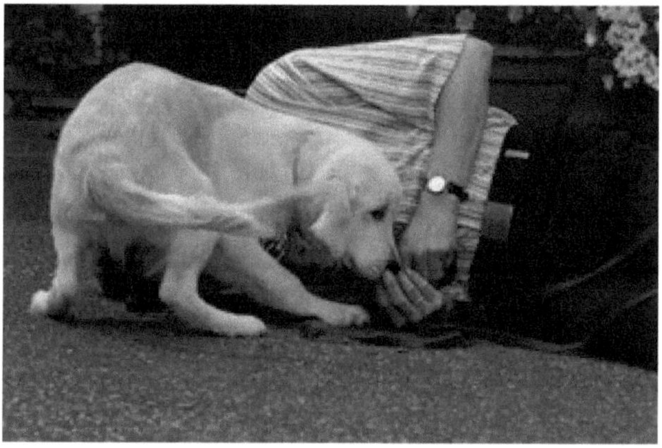

Prognose:
Es gilt die Gesamtprognose im Auge zu behalten. Die Prognose ist hauptsächlich von der primären cerebralen Störung abhängig. In erster Linie interessiert den Betroffenen und Angehörigen, der voraussichtliche Krankheitsverlauf, Behandlungs – und Heilungschancen also die Prognose der Krankheit. Bei Patienten ist die Gesamtprognose der epileptischen Anfälle abhängig. Die Gesamtprognose ist abhängig von der primären cerebralen Störung in den meisten Fällen leider ungünstig.

Remission – Prognose:
Fasst man die unterschiedlichen Studien zur Prognose zusammen, erreichen insgesamt etwa 50 – 80% aller Epilepsie – Patienten eine anhaltende Anfallsfreiheit. Dabei haben Kinder mi einem Erkrankungsalter zwischen einem und 10 Jahren die größte statistische Wahrscheinlichkeit, anfallsfrei zu werden, Idiopathische und Kryptogene Epilepsien haben

allgemein eine bessere Prognose als symptomatische. Entsprechend verschlechtert sich die Prognose bei Patienten mit begleitenden neurologischen Erkrankungen oder geistigen Behinderungen. Anhaltende EEG – Veränderungen gehen ebenfalls mit einer etwas schlechteren Rate an Remissionen einher. Ein gutes prognostisches Zeichen stellt das rasche Ansprechen auf die Therapie dar, wohin gegen bisher nicht belegt werden konnte, dass sich die Langzeitprognose durch ein frühes Einsetzen der Antiepileptischen Behandlung günstig beeinflussen lässt.

Krankheitsverlauf und Prognose:

Verlauf und Prognose einer Epilepsie sind von Fall zu Fall verschieden. Sie hängen auch von der Form der Epilepsie ab. Manche Menschen erleiden nur einmal im Leben einen Krampfanfall - dann nie wieder. Bei anderen treten die Attacken häufig auf. Wenn eine akute Grunderkrankung als Ursache gefunden wird, verschwinden die Anfälle, sobald diese geheilt oder therapeutisch gut beherrschbar ist. In den manchen Fällen lässt sich eine Epilepsie jedoch nicht heilen. Mithilfe von Medikamenten wird der Großteil der Patienten aber anfallsfrei. Von den sogenannten Grand – Mal – Patienten, die schwere Anfälle erleben, sind 50 bis 80 Prozent schon im ersten Jahr anfallsfrei. Bei Patienten, deren Anfälle mit kurzzeitigen Bewusstseinslücken (Absencen) einhergehen, liegt die Erfolgsquote sogar bei 80 bis 90%. Das gelingt allerdings nur, wenn die Patienten medikamentös gut eingestellt sind und ihre Tabletten regelmäßig einnehmen. Sind drei bis 5 Jahre lang keine epileptischen Anfälle mehr aufgetreten und zeigen EEG - Untersuchungen keine auffälligen Veränderungen, liegt es im Ermessen des Arztes, die Medikamentendosis zu reduzieren. Gegebenenfalls kann er die Therapie schrittweise komplett beenden.

Rückfallrisiko:

Das Rückfallrisiko unterscheidet sich bei den verschiedenen Formen mit generalisierten tonisch – klonsichen. Bei primär generalisierten beträgt es trotz gutem Ansprechen auf eine Behandlung bis über 80% , weshalb ein Reduktionsversuch der Medikamente frühestens nach 5 Jahren Anfallsfreiheit und unauffälligem EEG. Das Rezidivrisiko auf weitere Anfälle innerhalb von 3 weiteren Jahren liegt nach dem ersten Anfall bei mindestens 33 % und nach dem zweiten Anfall bei mehr als 50 %. Es kann folglich nach dem ersten Anfall abgewartet werden, ob es tatsächlich zur Ausprägung eines zweiten Anfalls kommt. Eine Antikonvulsive Therapie sollte unter den folgenden Umständen jedoch stets eingeleitet werden:

- akute symptomatische Epilepsie bei florider Hirnerkrankung
- Diagnose eines epileptischen Syndroms mit hoher Rezidivwahrscheinlichkeit
- nach initialem Status epilepticus
- hochfrequente epilepsietypische Entladungen im EEG
- Alter über 60 Jahre
- hohes Sicherheitsbedürfnis des Patienten
- erkennbare gravierende psychosoziale Konsequenzen bei Auftreten weiterer Anfälle

Manifestation:

Manifestiert sich eine Epilepsie im Kindes – oder frühen Erwachsenenalter, ohne dass eine konkrete Ursache fassbar ist, so spricht man von einer Epilepsie unklarer Ursache. Die Manifestation eines ersten Anfalls wirft einige Fragen auf, die nur bei einer präzisen Klassifikation korrekt beantwortet werden kann. Zu einer Fehleinschätzung der Genese und Prognose eines solchen Anfalls führt, ist nicht selten. Die diagnostischen und terminologischen Aspekte sollen nachfolgend dargestellt werden. Folgende Fragen stellen sich nach einem ersten epileptischen Anfall:

→ Erlitt der Patient einen Gelegenheitsanfall oder einen un -/ provozierten epileptischen Anfall ?
→ Gibt es Hinweise das der Patient bereits an Epilepsie leidet ?
→ Ist eine Antikonvulsive Therapie nötig ?
→ Ursache und Rezidivprognose ?
→ Ergeben sich sozial medizinische Konsequenzen ?

Bei einem ersten epileptischen Anfall ist grundsätzlich der Anfallstyp zu beurteilen, sich meist daraus ableitende Äthiologie, Akuität der Grunderkrankung und die Relevanz von Provokationsfaktoren sind zu berücksichtigen. Einschätzung der Rezidivneigung muss man auch zwischen

Grand – mal und kleinen Anfällen (Absencen, myoklonischen – impulsive und fokalen Anfällen) unterscheiden. Provozierte und unprovozierte Grand – mal – Anfälle sind keine Gelegenheitsanfälle, weisen oft auf eine lange Latenz bis zur Zweitmanifestation hin. Somit erfolgt die medikamentöse Therapie nicht sofort (Anfallsprophylaxe). Bei kleinen Anfällen ist dies anders, sozusagen immer den Beginn einer Epilepsie anzeigen, somit ist eine sofortige Therapie empfehlenswert. Ausnahme ist die Manifestation fokaler Anfälle im Rahmen einer akuten zerebralen Erkrankung, diese werden als Gelegenheitsanfall klassifiziert. Die Manifestation eines ersten fokalen Anfalls oder sekundär generalisierten Grand – mal zwingt zur Annahme einer symptomatischen Ursache. Unprovoziert auftretende fokal ein geleitende Anfälle begründen meist die Diagnose einer Epilepsie. Fokale oder fokal beginnende Anfälle haben in der Regel eine fassbare (symptomatische) Ursache. Das Rezidiv ist abhängig von Art, Lokalisation und Reversibilität der Schädigung. Im provozierten Anfall beschreibt der Begriff der Induktion einer erhöhten neuronalen korticalen Exzitabilität durch äußere oder innere Faktoren, sodass ein epileptischer Anfall resultieren, ohne das etwas in der Anamnese vorliegt. Die Abgrenzung zwischen Gelegenheitsanfall und provozierten epileptischen Anfall, basiert somit auf dem Ausschluss oder Nachweis einer zugrunde liegenden epileptogenen Funktionsstörung des Gehirns. Die Manifestation des ersten epileptischen Anfalls ist eine Aufforderung zur differenzierten diagnostischen Evaluation.

Zukunftsperspektiven in der Epileptologie:

Die Wissenschaftliche Epileptologie begann in der zweiten hälfte des 19. Jahrhunderts. In der heutigen Zeit erfährt die Epileptologische Forschung eine stürmische Weiterentwicklung.

Schlussbemerkung:

Krank sein, insbesondere chronisches krank sein betrifft den ganzen Menschen. Aufgabe des Arztes zusammen mit den Patienten und seinen Angehörigen ist:

> Auswirkung der Krankheit zu mildern

> Den ganzheitlichen Gesundheitszustand wieder herzustellen
> Den nicht heilbaren Patienten zu begleiten

Perspektiven:

Nach wie vor gibt es zu wenige epidemiologische Studien in Deutschland. Viele epidemiologische Fragen ließen sich besser untersuchen, wenn über ein sogenanntes Fallregister Menschen mit Epilepsie angesprochen werden könnten. In einem solchen Register sind Personen erfasst, die bereit sind, an gezielten Untersuchungen teilzunehmen. Für einige chronische Erkrankungen (Krebs, Diabetes, Rheuma) gibt es in Deutschland bereits solche Register. In den Niederlanden und in Dänemark wurden sie auch für wissenschaftliche Fragestellungen bei Epilepsie angelegt. Für Deutschland wäre die Einrichtung eines solchen Fallregisters wünschenswert.

Inzidenz, Prävalenz, Ätiologie:

Während epileptische Anfälle bei manchen Epilepsien das einzige oder überwiegend prädominante Krankheitsmerkmal sind, kommen epileptische Anfälle bei vielen Gehirnerkrankungen und Gehirnaffektionen als eines der möglichen Symptome vor. An dieser Stelle wird vor allem auf die erste Krankheitsgruppe eingegangen. Mit einer Prävalenz von 0,5–1 % in der Bevölkerung stellen Epilepsien nach den neurovaskulären Erkrankungen die zweithäufigste Gruppe neurologischer Erkrankungen dar. Die Inzidenz beträgt 5–12 Neuerkrankungen auf 10000 Personen/Jahr. Zehnmal so viele Personen erleiden jedoch einzelne oder sehr wenige epileptische Anfälle, ohne dass die Anfälle chronisch rezidivieren oder sich hieraus die Notwendigkeit einer medikamentösen Therapie ergibt. Die Erstmanifestationsrate ist während der ersten beiden Lebensjahre hoch und fällt bis zum Ende der 2. Lebensdekade kontinuierlich ab. Sie steigt nach dem 40. Lebensjahr wieder deutlicher an und erreicht einen zweiten Höhepunkt ab der 6. Lebensdekade. Während die Epilepsiemanifestation in der Neugeborenen- und frühkindlichen Phase abnehmende Tendenz zeigt, ist bei den Epilepsien im Alter eine Zunahme zu verzeichnen. Die Epilepsie im Alter ist häufig auf Schlaganfälle, Gehirntumoren oder degenerative Gehirnerkrankungen zurückzuführen. Idiopathisch fokale Epilepsien wie z. B. die Rolando – Epilepsie entstehen ganz überwiegend im frühen Schulkindesalter. Idiopathisch generalisierte Epilepsien zeigen charakteristische Manifestationsphasen während der Kindheit und des Jugendalters. Erstmanifestationen oberhalb des 20. Lebensjahres sind in dieser Gruppe selten. Epilepsien fokalen Ursprungs können sich in jedem Lebensalter neu manifestieren. Während im Kleinkindesalter Missbildungssyndrome, neurometabolische Erkrankungen und perinatal erworbene Hirnschädigungen die häufigsten Ursachen der Epilepsieentstehung sind, manifestieren sich Temporallappen - Epilepsien am ehesten zwischen dem 5. und 15. Lebensjahr. Im 2. bis 5. Lebensjahrzehnt sind Trauma, Alkoholentzugsanfälle, infektiöse Ursachen und Neoplasmen die häufigsten Ursachen epileptischer Anfälle. In der 6. und höheren Lebensdekade sind Schlaganfälle für etwa drei viertel der neu entstehenden Epilepsien verantwortlich. Das restliche viertel teilt sich auf degenerative, entzündliche und metabolische Erkrankungen sowie seltene Ursachen auf.

Die Inzidenz ist abhängig vom Alter. Pro Jahr 60 von 100.000 sind Kinder betroffen, Fieber und unprovozierte Anfälle sind nicht mit einbezogen. 30 von 100.000 sind Erwachsene. 140 von 100.000 sind Ältere Menschen in einem Lebensalter ab 50 – 74 Lebensjahr.

Zusammenfassung

Epilepsie selbst ist nicht erblich, aber die der Anfallsbereitschaft zugrunde liegende Disposition. In der Regel wird die erhöhte Anfallsbereitschaft multifaktoriell vererbt. Das erhöhte Erkrankungsrisiko für Geschwister und Nachkommen eines Epilepsiekranken ist von der Art der Epilepsie, vom Geschlecht des erkrankten Elternteils und von der Art der familiären Belastung abhängig. Bei der genetischen Beratung ist immer die Gesamtsituation der Ratsuchenden zu berücksichtigen Das erbliche Faktoren am entstehen verschiedener chronischer Erkrankungen – wie Diabetes mellitus, Rheumatische Erkrankungen oder Migräne – beteiligt sind, ist das Ergebnis neuester medizinischer Forschung. Für eine Reihe dieser Erkrankungen ist ihre Verbreitung (Prävalenz) innerhalb der Bevölkerung und das jeweils erhöhte Risiko bei familiärer Belastung bekannt. Ist Epilepsie erblich? Auch für Epilepsie wird allgemein angenommen, dass ihr Auftreten auf das Zusammentreffen endogener und exogener Faktoren zurückzuführen ist. Unter endogenen Faktoren versteht man die erbliche Veranlagung (genetische Disposition) zu einer erhöhten Anfallsbereitschaft. Die meisten idiopathischen Epilepsie-Formen werden multifaktoriell vererbt, d.h. an ihrer Entstehung sind wahrscheinlich mehrere Gene und verschiedene Umwelteinflüsse beteiligt. Die Art der Vererbung ist im Fall der Epilepsie also äußerst komplex. Unsere Kenntnis davon ist noch sehr lückenhaft. Die heute vorliegenden Ergebnisse zur multifaktoriell bedingten weitergabe der Disposition an Epilepsie zu erkranken, wurden vor allem durch Untersuchungen (Klinische Untersuchungen und EGG´s, Koppelungsanalysen bei Familienangehörigen Epilepsiekranker) gewonnen. Solche Untersuchungen werden hoffentlich in Zukunft helfen, die heute noch z.T. unklaren genetischen Verhältnisse bei den verschiedenen Epilepsie - Formen weiter aufzuklären. Untersuchungsergebnisse in diesem Bereich gibt es z.B. heute schon bei den benignen familiären Neugeborenenkrämpfen. Nicht nur das Risiko, an einer Epilepsie zu erkranken, kann vererbt werden, sondern auch das Risiko, einen Fieberkrampf zu erleiden. Gleiches gilt für das sog „auffällige EEG", d.h. für epilepsietypische EEG Muster wie z.B. bilateral - synchrone Spikes and waves im Ruhe- und Hyperventilations – EEG. Die Familienuntersuchungen machten auch deutlich, dass nur ein kleiner Teil derjenigen, die eine erhöhte Anfallsbereitschaft geerbt haben, irgendwann im Laufe des Lebens an einer manifesten Epilepsie erkranken werden. In der Regel kommt die Krankheit erst dann zum Ausbruch, wenn zusätzlich zur erhöhten Anfallsbereitschaft exogene Faktoren hinzutreten. Dabei kann es sich um Erkrankungen des Gehirns selbst handeln (z.B. Fehlbildungen, Tumoren, Blutungen, Entzündungen, Traumata), aber auch um Erkrankungen des gesamten Organismus, die zu Funktionsstörungen des Gehirns führen (z.B. metabolische Störungen wie Urämie und Hypoglykämie,Vergiftungen etc.). Bei Menschen mit stark erhöhter Anfallsbereitschaft genügen u.U. schon schwache Reize (wie z.B. Schlafentzug oder eine Hormonumstellung), um Anfälle hervorzurufen.

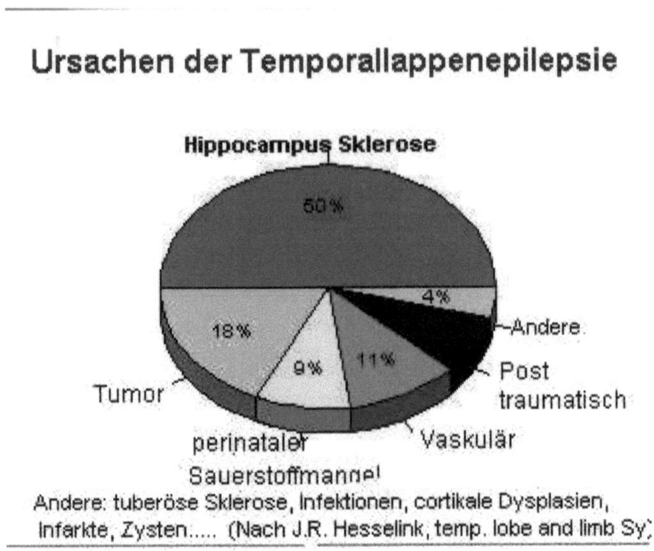

<u>Gefahren:</u>

In der Regel endet ein epileptischer Anfall nach einigen Minuten von selbst. Während eines großen Anfalls sind die Patienten gefährdet, Verletzungen durch den Sturz zu erleiden. Auch kann die extreme Muskelanspannung während eines Grand – mal – Anfalls Gelenkverrenkungen und Knochenbrüche insbesondere der Wirbelkörper verursachen. Dauert der Anfall länger als 15 Minuten oder folgen mehrere Anfälle aufeinander, ohne dass die Patienten zwischendurch das Bewusstsein wiedererlangen, so spricht man von einem Status epilepticus. Ein Status epilepticus mit Grand – mal – Anfällen ist immer lebensbedrohlich, da die enorme Anspannung der Körpermuskulatur einerseits und die maximale Aktivität des Gehirns andererseits einen extrem hohen Sauerstoffverbrauch verursachen. Gleichzeitig ist infolge der Krämpfe die Atmung ineffektiv, es entsteht eine große Sauerstoffschuld mit metabolischer Azidose und eventuell schweren Hirnschäden bis zum Tode. Weitere Gefahren im Status epilepticus sind Elektrolytstörungen und extrem hohen Fieber infolge zentraler Störung der Temperaturregulation. Alle Krampfanfälle können die Epileptiker selbst und andere gefährden, wenn sie sich im Straßenverkehr ereignen.

Symptome:

Anfälle können am Ganzen Körper auftreten (generalisierte Anfälle) oder auf eine bestimmte Körperregion begrenzt sein (fokale oder partielle Anfälle). Generalisierte Anfälle gehen immer mit einer Bewusstseinsstörung einher, fokale Anfälle können mit oder ohne diese auftreten. Ist das Bewusstsein bei fokalen Anfällen verändert, spricht man von komplex – fokalen Anfällen. Gelegentlich bestehen auch nur psychische Symptome oder Dämmerzustände (psychomotorische Anfall) . Daneben gibt es auch generalisierte Anfälle, die sich lediglich als nur wenige Sekunden dauernde Veränderungen des Bewusstseins äußern. Motorische Symptome können ganz fehlen oder nur dezent in Erscheinung treten (Absencen, Petit – mal – Anfälle). Am bekanntesten ist der Grand – mal – Anfall. Die Patienten stürzen bewusstlos zu Boden, gelegentlich begleitet von einem Initialschrei. Es folgt ein tonischer generalisierter Krampf mit Atemstillstand für eine Sekunden Dauer, der von generalisierten klonischen Zuckungen gefolgt wird. Eventuell tritt Schaum aus dem Mund, manchmal erfolgen Zungenbiss, Abgang von Urin oder Stuhl. Der Anfall endet in der Regel nach einigen Minuten. Die Bewusstlosigkeit geht in einen Dämmerschlaf über oder es bestehen für mehrere Minuten (10 und mehr) Benommenheit und Desorientierung, bis das Bewusstsein vollständig wiedererlangt wird. An das Anfallsereignis besteht keine Erinnerung (Amnesie). Fokale Anfälle äußern sich durch Krämpfe einzelner Muskelgruppen oder durch Sensibilitätsstörungen in begrenzten Körperregionen. Es können so genannte Automatismen bestehen wie z.B. Nesteln mit den Händen oder Schmatzen. Bei den komplex – fokalen Anfällen ist das Bewusstsein gestört, es können Verwirrtheits – oder Dämmerzustände auftreten. Häufig besteht keine Erinnerung an das Anfallsereignis. Da die Anfälle meist spontan enden. Erstmalig aufgetretene Krampfanfälle mit Komplikationen (z.B. länger dauernde Bewusstseinsstörung, Verletzung, Lähmung, Serie oder Status von Anfällen) sind Anlass zur Krankenhauseinweisung.

Elektrische Entladung von Nervenzellen außer Kontrolle:

Milliarden von Nervenzellen sind im Gehirn genau aufeinander abgestimmt. Bei Menschen mit Epilepsien ist dieses Zusammenspiel zeitweilig gestört. Die Nervenzellen werden zu stark erregt, so dass es zu einer gleichzeitigen elektrischen Entladung vieler Nervenzellen kommt. Epilepsie (lat. Epilepsia) wird im Deutschen auch "Fallsucht" genannt und umgangssprachlich häufig als Krampfleiden bezeichnet. Die Epilepsie ist eine Fehlfunktion des Gehirns. Sie wird durch Nervenzellen ausgelöst, die plötzlich synchron Impulse abfeuern und sich entladen

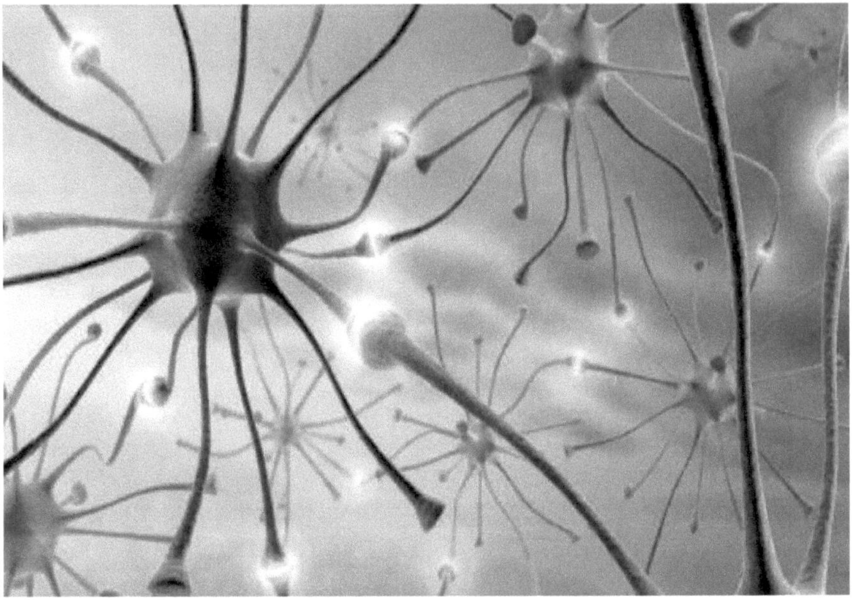

Maßnahmen:

Elementarmaßnahmen: Nach dem Anfall werden bewusstlose Patienten in stabiler Seitenlage gelagert, die Atemwege sind freizuhalten.

Standardmaßnahmen: Im Anfall ist das vermeiden von Selbstverletzungen durch Wegräumen von umstehenden Gegenständen und Möbeln wichtig. Wo dies nicht möglich ist, kann mit Jacken oder Decken entsprechend abgepolstert werden. Das Einlegen eines Beissschutzes zur verhinderung eines Zungenbisses ist mit Verletzungsgefahr verbunden, in den meisten Fällen ohnehin nicht möglich und daher zu unterlassen. Ist ein Patient nach einem Anfall wieder voll bei Bewusstsein und über seine Krankheit informiert, erübrigt sich meist eine spezifische zusätzliche Therapie. Eine prophylaktische Gabe von Medikamenten nach einem Anfall ist nur erforderlich, wenn aus Erfahrung mit einer häufung von Anfällen zu rechnen ist. Bei länger dauernden Bewusstseinsstörung wird ein periphervenöser Zugang gelegt. Nach einem Anfall und im Status epilepticus ist eine Blutzuckerbestimmung zum Ausschluss einer Hypoglykämie unbedingt notwendig. Im Status epilepticus kann das Anlegen eines Zugangs schwierig sein. Hier können Medikamente zur Durchbrechung des Status epilepticus zunächst auch rektal verabreicht werden. Bei nicht ausreichender Atmung im Status ist eine Sauerstoffgabe unabdingbar. Die genaue Überwachung und die Dokumentation sind selbstverständlich.

Spezielle Maßnahmen: Bei bekannter Epilepsie und einem ohne Komplikationen abgelaufenen Krampfanfall ist ein stationärer Krankenhausaufenthalt nicht unbedingt erforderlich. Die Patienten sollten sich jedoch umgehend in ärztliche Behandlung begeben. Möglicherweise muss die Antiepileptische Medikation geändert werden, damit Schutz vor weiteren Anfällen besteht. Bei jedem erstmalig aufgetretenen Anfall muss (im Krankenhaus) die Ursache des Anfalls abgeklärt und gegebenenfalls behandelt werden. Auch ist zu entscheiden, ob der Patient langfristig Medikamente zum Schutz vor weiteren Anfällen einnehmen muss. Medikamente zur Therapie des Status epilepticus sind Diazepam, alternativ können Clonazepam oder Lorazepam verwendet werden. Bei fortbestehen des Anfalls werden Phenytoin oder Valproat gegeben. Eine Therapieresistenter Status epilepticus muss durch eine Narkose mit einem Barbiturat unter Intubation und Beatmung durchbrochen werden, um den O2 – Bedarf des Körpers zu senken und die Atmung zu verbessern.

Diagnostik:

Die Diagnostik bei Krampf leiden ist eine Domäne des EEG. Während eines Krampfanfalls finden sich meistens typische Veränderungen der EEG – Wellen (z.B Spikes and Waves). Da im freien Intervall das EEG völlig normal sein kann, kann man versuchen, durch verschiedene Provokationsreize (Flackerlicht, Schlafentzug) einen Krampfanfall auszulösen.

30% uncharakteristische Veränderungen

20% Sind Störungen provozierbar.
→ Anamnese: Eigenanamnese, Fremdanamnese
→ Klinische Untersuchung: Neurologische, Psychischer Befund, Allgemeine Untersuchung
→ Apparative Untersuchungen: MRT, CCT, EEG, Labordiagnostik, SPECT, PET, EKG
→ Differentialdiagnostik

Fremdanamnese:
Häufig sind die Betroffenen selbst nicht in der Lage zu berichten, wie genau die Anfälle verlaufen. Daher wird versucht, Informationen von Augenzeugen hinzuzuziehen.

Eigenanamnese:
Bei der allgemeinen Anamnese werden Dinge erfragt, die zunächst ohne Bezug zur Epilepsie zu sein scheinen. Die Anamnese ist bei der Epilepsie von sehr großer Bedeutung, in erster Linie deswegen, weil oft alle Untersuchungsbefunde normal sind und sich die Diagnose hauptsächlich oder sogar allein auf die Angaben zur Vorgeschichte stützt.

MRT = (Magnetresonanztomographie):
Methode zur bildliche Darstellung des Gehirn in Schnittbildern, die die Neurologie seit den späten 80er Jahren revolutioniert hat. Beruht auf der Kombination eines sehr starken Dauermagnetfeldes mit wechselnden hochfrequenten elektromagnetischen Feldern. Also keine Röntgenstrahlung und somit keine Strahlenbelastung im Gegensatz z.B zum CT. Beliebig viele Untersuchungen möglich. Verschiedene Aufnahmetechniken ermöglichen Bilder mit verschiedener sich ergänzender Aussagekraft. Präzision der Bilder, die an die eines mit bloßen Auge betrachteten anatomischen Schnittes heranreicht. schmerzlos und ganz offensichtlich ungefährlich. Der einzige bekannte biologische Effekt, der während der

Untersuchung auftritt, ist eine minimale Erwärmung des Körpers. Metall, das von einem Magneten angezogen wird, darf nicht ins Gerät (alle seit der 90er Jahren in der Chirurgie verwendeten Metalle sind unbedenklich). Elektronische Implantate (Herzschrittmacher) dürfen nicht oder nur unter bestimmten Vorsichtsmaßnahmen ins Gerät. Setzt voraus, dass der Patient absolut still liegen kann. Andernfalls (z.B bei Behinderten, Kindern) muss die Untersuchung in Kurznarkose erfolgen. Die mit recht lauten Geräuschen einhergehende und lange Untersuchung (je nach Fragestellung bis 45 min.) in relativ enger Röhre ist für manche Patienten (Klaustrophobie) nicht auszuhalten.

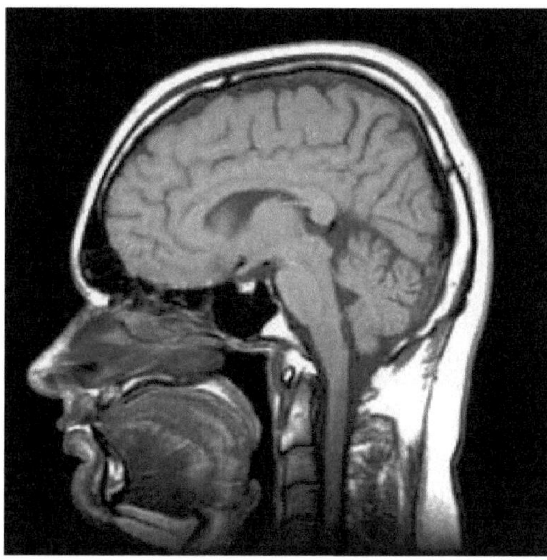

MEG = (Magnetenzephalographie):

Ist eine Messung der magnetischen Aktivität des Gehirns, vorgenommen durch äußere Sensoren, die sogenannten SQUIDs. Dabei werden die Magnetfelder meistens zuerst durch ebenfalls supraleitende Spulen oder Spulensysteme erfasst und dann durch die SQUIDs gemessen. MEGs sind komplexe und vergleichsweise teure Geräte. Für den Betrieb wären z.B monatlich ca. 400 Liter flüssiges Helium zur Kühlung benötigt. Die magnetischen Signale des Gehirns betragen nur wenige Femtotesla und müssen von äußeren Störungen möglichst vollständig abgeschirmt werden.

CCT = (Computertomographie):
Als craniale Computertomographie (CCT) bezeichnet man eine radiologische Untersuchungsmethode, mit der mittels scheibenartiger Schnittbilder vor allem das Gehirn, aber auch knöcherne Anteil, Gefäße, Gehirnkammern Hirnflüssigkeit, sowie die übrigen Weichteile im inneren des Schädels und jeweils viele pathologische Veränderungen dieser Strukturen visualisiert werden können. Es handelt sich dabei um ein bildgebende Verfahren, das für die moderne Neurologie große Bedeutung hat.

SPECT = (Single – Photo – Emissionscomputertomographie):
Mit der Single – Photonen – Emissions – Computer - Tomographie (SPECT) können regionale Veränderungen der Durchblutung des Gehirns zwischen (interiktal) und während (iktal) eines epileptischen Anfalls dargestellt werden. Die SPECT - Untersuchung wird vorwiegend zur Epilepsie - Diagnostik bei Patienten vor einer Operation durchgeführt. Bei Patienten mit fehlendem Nachweis einer Veränderung der Hirnstruktur im MRT oder fehlenden Anfallsmustern im EEG kann eine SPECT-Untersuchung wertvolle Hinweise auf die Epilepsieauslösende Hirnregion liefern.

Funktionsweise der SPECT-Untersuchung:

Vor der SPECT-Untersuchung wird dem Patienten eine leicht radioaktivmarkierte Untersuchungssubstanz (sogenannter Tracer) injiziert. Der Tracer reichert sich an Stellen mit hoher Durchblutung im Gehirn an. Im Anfall (iktal) ist die Durchblutung des Epilepsieauslösenden Bereichs gesteigert (Hyperperfusion), während diese nach einem Anfall (postiktal) vermindert ist (Hypoperfusion).Wird der Tracer kurz vor dem Anfall injiziert, kann der Epilepsie – auslösende Bereich (epileptogener Fokus) identifiziert werden. Zur Sicherheit der Diagnose kann zusätzlich eine Messung zwischen 2 Anfällen (interiktal) erfolgen. Hierbei wird eine verminderte Durchblutungsaktivität im Bereich des epileptogenen Fokus erwartet.

PET = (Positronenemissionstomotgraphie):
Bei der Positronen-Emissions-Tomographie (PET) werden Stoffwechselvorgänge mit Hilfe markierter körpereigener Moleküle im Körper sichtbar gemacht. In der Epilepsie - Diagnostik wird die PET eingesetzt, um die unterschiedliche Stoffwechsel – Aktivität der verschiedenen Hirnbereiche zu untersuchen. Dazu wird der Abbau von markierten Zuckermolekülen in den unterschiedlichen Hirnbereichen abgebildet. Bei Patienten mit Epilepsie ist die Stoffwechsel - Aktivität der betroffenen Hirnbereiche während des Anfalls erhöht (Hypermetabolismus), dagegen zwischen den Anfällen vermindert (Hypometabolismus). In einigen Fällen lassen sich mit Hilfe der PET Störungen des Hirngewebes nachweisen, die im MRT kaum zu identifizieren sind. Vor einer geplanten Operation werden daher die anfallsauslösenden Bereiche des Gehirns mit Hilfe der PET identifziert

Positronenemissionstomographie (PET) und Singel – Photon – Emissions - Computertomographie (SPECT)

Epileptische Herde stellen sich im anfallsfreien Intervall als hypoperfundierte / hypometabole Zonen dar.

(Quelle: Wikipedia)

Funktionsweise der PET-Untersuchung

Zur Messung der Stoffwechsel – Aktivität im Gehirn wird ca. 60 Minuten vor der Untersuchung eine Lösung mit Radioaktiv – markierten Zuckermolekülen (Glukose) in eine Armvene gespritzt. Die Radioaktiv – markierte Glukose (Fluor-18 markierte Desoxyglucose; FDG) reichert sich im Gehirn an Stellen hoher Stoffwechselaktivität an. Die unterschiedliche radioaktive Strahlung der verschiedenen Hirnbereiche wird mit dem PET-Scanner erfasst und zu Schnittbildern verarbeitet. Neben der Messung des Glukosestoffwechsels kann bei der Verwendung anderer radioaktiv – markierter Substanzen, wie z.B. von Neurotransmittern, die Signalübertragung der Nervenzellen im Gehirn untersucht werden.

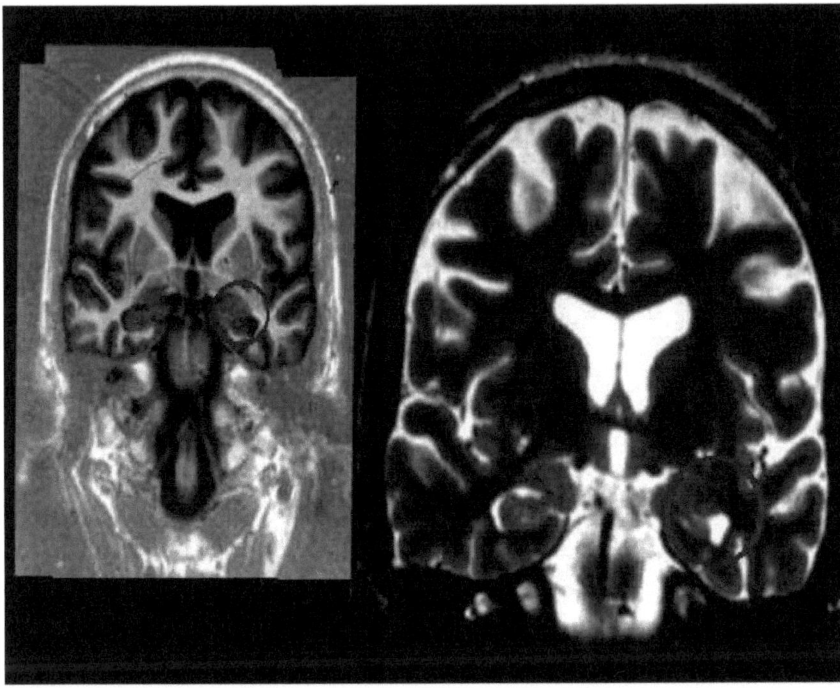

Hippokampale Sklerose rechts (Markierung)
Atrophie des Hippokampus, Verlust der Binnenstruktur

EKG = (Elektrokardiogramm):
Das Elektrokardiogramm ist die Aufzeichnung der Summe der elektrischen Aktivitäten aller Herzmuskelfasern. Elektrokardiogramm heißt auf Deutsch Herzspannungskurve, gelegentlich wird es auch Herzschrift genannt. Jeder Kontraktion des Herzmuskels geht eine elektrische Erregung voraus, die im normalfall vom Sinusknoten ausgeht. Über das herzeigene elektrische Leitungssystem aus spezialisierten Herzmuskelzellen läuft sie zu den übrigen Herzmuskelzellen. Diese elektrischen Spannungsänderungen am Herzen kann man an der Körperoberfläche messen und im Zeitverlauf aufzeichnen. Es ergibt sich ein immer wiederkehrendes Bild der elektrischen Herzaktion. Mit dem

EKG lassen sich vielfältige Aussagen zu Eigenschaften und Gesundheit des Herzens treffen. Zu beachten ist, dass das Oberflächen-EKG nur die elektrische Aktivität des Herzmuskels anzeigt, nicht jedoch die tatsächliche Auswurfleistung widerspiegelt. Meist wird das EKG von zunehmend verlässlicheren Computerprogrammen ausgewertet, was jedoch die Beurteilung der Aufzeichnung auf Papier oder auf dem Bildschirm durch den Arzt nicht entbehrlich macht.

(Quelle: Wikipedia)

Blutanalyse, Liquoranalyse, Neuropsychologische Testung

Labordiagnostik:

Bei Erstmanifestation eines epileptischen Anfalles sollte eine komplette Laborchemische Untersuchung des Serums inklusive Blutbild, Serumtransaminasen, Harnpflichtiger Substanzen, Schilddrüsen-, Nebenschilddrüsen- und Nebennierendiagnostik stattfinden, um symptomatische Ursachen auszuschließen. Besteht der Verdacht auf eine entzündliche ZNS - Erkrankung, sollte eine Analyse des Liquor cerebrospinalis durchgeführt werden. In der differentialdiagnostischen Abgrenzung gegenüber psychogenen Anfällen kann die Bestimmung des Serum - Prolaktins 5–15 Minuten nach einem Anfall helfen. Die Prolaktin-Serum-Konzentrationen sind bei > 80 % der tonisch - klonischen Anfälle und > 40 % der komplex - partiellen Anfälle erhöht, nicht jedoch bei psychogenen Anfällen. Zur Therapiekontrolle genügen Bestimmungen des Blutbildes, der Serumelektrolyte, der Serumtransaminasen und Harnpflichtigen Substanzen in 3 - bis 6 – monatigen Intervallen. Nachfolgende laborchemische Auffälligkeiten stellen keine gravierenden Störungen dar und sollten nicht zu einer Änderung des therapeutischen Konzepts führen:

- eine isolierte Gamma – GT - Erhöhung unter Therapie mit den Enzyminduktoren Phenytoin, Carbamazepin, Phenobarbital, Oxcarbazepin
- eine leichte Hyponatriämie (>125 mval/l) unter Therapie mit Carbamazepin und Oxcarbazepin
- eine stabile Leukopenie (>2000/µl)

Die Serumprolaktinbestimmung kann bei der Differenzierung epileptischer von psychogenen Anfallsstatus hilfreich sein. Postiktuale (Abnahme spätestens nach 20 min.) Prolaktinkonzentration von mehr als 700 uU / ml als signifikant erhöht. Beim zeitlichen zusammentreffen von Anfallssymptomen und einer solchen Serumkonzentration kann auf das vorliegen epileptischer Anfälle zurückgeschlossen werden. Ausgeschlossen sind Patienten, bei denen Prolaktinerhöhende Erkrankungen oder Bedingungen bestehen (Prolaktinom, Schwangerschaft). In Bezug auf die Statusdiagnostik ist jedoch hervorzuheben, dass signifikante Prolaktinanstiege nur zu Beginn eines Status epilepticus nachweisbar sind, da sich die Prolaktinausschüttung im Verlaufe repetitiver Anfälle zunehmend erschöpft. In Einzelfällen gelingt es bei nonkonvulsiven Status epileptici nur mittels neuropsychologischen Test´s Beeinträchtigungen des Patienten nachzuweisen.

Korrelation von Serumprolaktin – und Kortisolwert mit paroxysmalen Störungen epileptischer Art und ihre klinische Wertigkeit:

An 95 Patienten (44 Frauen und 51 Männern, Alter 14 – 86 Jahre, im Mittel 44,9 Jahre) untersuchten wir unter strikt standardisierten Bedingungen 30, 60 und 120 min im Anschluss an Anfallsartige Ereignisse das erhalten der Serumparameter Prolaktin, Kortisol und Harnsäure. Es handelte sich bei 53 der Patienten um epileptische Anfälle (EA), im wesentlichen um tonisch – klonsiche Anfall. In 42 Fällen um Anfälle nicht – epileptischer (NEA) Äthiologie. Harnsäure zeigte bei den Epileptikern 30 min postiktal signifikant höhere Werte ($p < 0,05$) nur im Vergleich zur Kontrollgruppe ($n = 36$), nicht aber zur NEA – Gruppe. Serumkortisol war nach allen Anfallsmustern signifikant erhöht ohne Richtungsweisenden Unterschied in der EA – und NEA – Gruppe. Sowohl nach epileptischen als auch nach nicht – epileptischen Anfällen war das Prolaktin signifikant ($p < 0,05$) gegenüber der Baseline erhöht. Die Anstiege waren nach epileptischen Anfällen signifikant höher ($p < 0,05$) als nach nicht – epileptischen Anfällen, und zwar sowohl bei Männern als auch bei Frauen. „Eindeutig“ erhöhte Prolaktinwerte, definiert als Anstieg um mindestens das 3fache der individuellen Baseline und zugleich Überschreiten des Referenzbereiches, fanden wir in 73 % der Epilepsiepatienten, aber nur in 7 % der NEA – Gruppe. Als Arbeitshypothese für das postiktale

Prolaktinverhalten diskutiert. Störungen des Neurotransmittergleichgewichts im Bereich der hypothalamisch – hypophysären – Achse. Wir betrachten Prolaktin als einen biochemischen Marker, der bei der klinischen Differentialdiagnose epileptischer und nicht – epileptischer Anfälle ein wertvolles zusätzliches Hilfsmittel darstellen.

EEG = (Elektroenzephalogramm):
Die Elektroenzephalografie ist eine Methode der medizinischen Diagnostik und der neurologischen Forschung zur Messung der summierten elektrischen Aktivität des Gehirns durch Aufzeichnung der Spannungsschwankungen an der Kopfoberfläche. Das Elektroenzephalogramm (ebenfalls **EEG** abgekürzt) ist die grafische Darstellung dieser Schwankungen. Das EEG ist neben der Elektroneurografie (ENG) und der Elektromyografie (EMG) eine Standardmäßige Untersuchungsmethode in der Neurologie.

(Quelle: Wikipedia)

EEG:

Im EEG sind verschiedene Muster je nach Anfallstyp zu erkennen, z.B. : Spikes (<80 ms), Spike – Wave – Komplex , Polyspikes, Sharp – Waves , Sharp – Waves – Slow – Wave – Komplex, u.a.

Zusammenfassung:

→ Das EEG ist ein Funktionsdiagramm, das die Hirnrindenaktivität erfasst
→ Epilepsie typische Potentiale bestehen Spitzen (Spikes), Spitze – Welle – Komplexen (Spikes – Wave – Komplexen = SW – Komplexen) und steilen Wellen (Sharp waves) mit und ohne langsame Nachschwankungen.

→ Die zwischen EEG – Befunden und Anfallsformen zu beobachtenden Beziehungen entsprechen statistischen Erfahrungswerten
→ Das Auftreten epilepsietypischer Potentiale im EEG bedeutet nicht, dass eine Epilepsie vorliegt
→ Ein unauffälliges EEG schließt eine Epilepsie nicht aus.

Das EEG ist ein aktuelles Funktionsdiagramm. Es registriert die zum Zeitpunkt der Ableitung vorherrschende bioelektrische Hirnaktivität. Mit dem EEG wird nur Hirnrindenaktivität erfasst, somit aber auch die aus tiefen Hirnregion modulierte Hirnrindenaktivität. Es gibt keine spezifischen Potentiale im EEG mit einer Ausnahme: Der im Ruhe – Wach – EEG registrierte Spike – Wave – Komplex. Dieser signalisiert die genetische Disposition zu Epilepsie, der Träger dieses Merkmals kann jedoch Zeitlebens anfallsfrei bleiben.

EEG – Befunde bei Epilepsie:
Das niederfrequente Wellenspektrum des EEG´s (0,5 – 30 / s) wird in 4, mit griechischen Buchstaben benannte Bereiche gegliedert.

Beta – Wellen: 14 – 30 / s, Theta – Wellen: 4 – 7 / s, Delta – Wellen: 0,5 / 3s.
Je nach der Dominanz der Wellen kennt man vier Varianten des Grund – EEG´s: EEG vom Alpha – Grundrhythmus findet sich bei ca. 86 % der Menschen. Mit zunehmender Einstreuung von Theta – und Delta – Wellen kommt es zur Entwicklung einer Allgemeinveränderung (AV) oder einer Dysrhythmie. Unter einer AV versteht man eine verlangsamte Grundtätigkeit. Unter einer Dysrhythmie werden Gruppen oder ein kontinuierliches Auftreten von polymorphen, polyphasischen Wellen stark wechselnder Frequenz und Amplitude verstanden. Der klinische brauchbare Begriff „ Dysrhythmie „ wird nicht mehr empfohlen und durch eine Beschreibung der einzelnen Grapho – Elemente ersetzt. Von der jeweiligen Grund – oder Hintergrundaktivität abgehoben sind die für Epilepsie typischen Potentiale („Krampfpotentiale„) entweder generalisiert (beidseitig synchronisiert) oder lokalisiert (einseitig oder fokal / herdmäßig) eingelagert, und zwar nicht nur während eines Anfalls (iktal), sondern auch im anfallsfreien Intervall (interiktal = interiktual).

Folgende Grundtypen epilepsietypischer (= steiler = epileptiformer) Potentiale sind von Bedeutung:
Schnelle und langsame Spitzen (fast – Spikes, Slow – Spikes), einzeln

oder in Gruppen. Eine Spitze ein Spike ist eine steil ansteigende und abfallende Welle, meist negativ (d.h in der abgeleiteten Kurve nach oben gerichtet), meist bi – oder triphasisch. Dauert die Spitze länger als 70 – 80 ms, spricht man von einer langsamen Spitze (Slow – Spike) oder einer steilen Welle (s.u., der Begriff „ Slow – Spike „ wird nicht mehr empfohlen. Polyspikes sind Komplexe aus mehreren Spitzen). Spitze – Welle – Komplex (Spike – Wave – Komplex): Komplex aus Spitze und langsamer Welle verschiedener Frequenz und Amplitude. Der „ klassische „ SW – Komplex hat eine Frequenz um 3 / s. Bei einer Frequenz der SW – Komplexe von weniger als 3 / s spricht man von Slow – Spike – Wave – Komplexen (= Sharp – Slow – Wave – Komplex). SW – Komplex treten meist in Gruppen oder Serien, überwiegend generalisiert auf. Steile Welle (= scharfe Welle = Sharp – Wave = langsame Spitze = Slow – Spike): Steil ansteigende Welle von mehr als 70 – 80 ms Dauer, mono - , bi – oder triphasisch. Die Hauptkomponente ist in der Regel nach negativ gerichtet. Der Übergang zwischen Spitze und steiler Welle ist in der Realität fließend. Steiler Ablauf: Nicht mehr allgemein gebräuchliche Bezeichnung für ein Grapho – Element mit raschem Anstieg, jedoch weniger steil als beim „ steilen „ Ablauf.

EEG – Charakteristik epileptischer Anfallstypen:

Epileptische Anfälle können sehr verschieden aussehen, zeigen aber im EEG über zufällig häufig die für den jeweiligen Anfallsablauf Charakteristischen Befunde.

→ **Fokale Anfälle:**

→ Einfach fokale Anfälle (das Bewusstsein bleibt erhalten)

> Im Anfall: Herdaktivität (Sharp – waves, Sharp – Slow – waves, Spikes, seltener Spike – waves, langsame Wellen), die über dem korrespondierenden Areal der kontralateralen Hirnrinde beginnt und sich in die Nachbarregionen ausbreitet, Fortleitung zur Gegenseite häufig. - Die fokale Aktivität ist von der Kopfhaut nicht immer abzuleiten.

> Im Intervall: Kontralaterale Herdaktivität (langsame Wellen, z.T eingelagerte Sharp – waves oder Spitzenpotentiale),mehr oder minder scharf abzugrenzen.

→ Komplexe fokale Anfälle (das Bewusstsein ist gestört)

> Im Anfall: fokale initiale Amplitudenabflachung – monomorphe rhythmische 3 – 6 / s Wellen – gelegentlich eingelagerte steile Potentiale (Sharp – waves, Spike – Wave – ähnliche Muster). Häufig schnelle Ausbreitung in benachbarte Regionen und zur Gegenseite entweder diffus oder lokalisiert in die temporalen oder frontotemporalen Regionen beiderseits. EEG – Veränderungen nur über einer Hirnhälfte sind selten.

> Im Intervall: Einseitige oder beidseitige, in der Regel asynchrone Herdaktivität (vorwiegend langsame Wellen oder singuläre Sharp – waves bzw. die Kombination beider Merkmale, selten Spitzenpotentiale) in den temporalen oder frontalen Regionen.

→ Fokale Anfälle mit Entwicklung zu sekundär generalisierten Anfällen:

> Herdaktivität, wie oben beschrieben, die sich besonders rasch auf beide Hirnhälften ausbreitet und generalisiert entsprechend der tonischen oder klonischen Anfallssymptomatik abläuft (siehe EEG der generalisierten Anfälle).

→ **Generalisierte Anfälle (konvulsiv oder nicht konvulsiv):**

A.) Absencen:

→ Typische Absencen:

> Im Anfall: Regelmäßige, bilateral – symmetrische 3 / s Spike – Wave – Komplexe oder auch im frühen Kindesalter 2 – 3 / s Spike – Wave – Komplexe bzw. im juvenilen Alter 3 – 4 / s Poly – Spike – Wave – Komplexe. - Fotosensibilität !

> Im Intervall: Alters entsprechende Alpha – Grundaktivität, seltener leichte diffuse Dysrhythmie. Einelagerte kurz dauernde Paroxysmen von gewöhnlich regelmäßigen, bilateral symmetrischen 3 / s Spike – Wave – Komplexen, seltener langsamere oder schnellere Frequenzen.

→ Atypische Absencen:

Atypische Absencen sind im engeren Sinne keine generalisierten Anfälle, sondern rasch generalisierende fokale Anfälle.

> Iktal generalisierte Paroxysmen frontal betonter, langsamer

und irregulärer Spike – Wave – Aktivität, häufig asymmetrisch.
> Im Intervall: Verlangsamung der Grundaktivität.

B.) Myoklonsiche Anfälle (Juvenile myoklonische Epilepsie, impulsiv – Petit – mal)

> Im Anfall: Bilateral – synchrone, symmetrische Poly – Spike – Wave – Komplexen in einem EEG mit instabiler Alpha – Grundaktivität. Aktivierung von Spike – Wave – Paroxysmen durch Lidschluß, Hyperventilation und Fotostimulation

C.) Klonische Anfälle:

> Im Anfall: Spitzen (10 / s oder schneller) und langsame Wellen im Wechsel, gelegentlich auch Spike – Wave – Muster.

> Im Intervall: Je nach Lebensalter und Ursache der Epilepsie unterschiedliche Befunde. Bei primär generalisierten Epilepsien häufig kurze Paroxysmen von Spike – Wave – oder Poly – Spike – Wave – Komplexen.

D.) Tonsiche Anfälle:

> Im Anfall: Bei Anfalls beginn meist eine generalisierte Abflachung, danach längere Folge von bilateral – symmetrischen kleinamplitudigen, überwiegend rhythmischen 10 – 12 – 15 / s Spitzen, deren Frequenz im Verlauf abnimmt und deren Amplitude zunimmt.

> Im Intervall: Je nach Lebensalter und Ursache der Epilepsie unterschiedliche Befunde. Bei sekundär generalisierten Epilepsien in einem oft nicht altersentsprechenden Grund – EEG eingelagerte Paroxysmen von mehr oder weniger rhythmischen, manchmal asymmetrischen Sharp – Slow – Wave – Komplexen.

E.) Tonisch – Klonische Anfälle:

> Im Anfall und im Intervall: Kombination D. und C.

F.) Atonische (astatische) Anfälle:

Im Anfall: Poly – Spike – Wave – Komplexe oder generalisierte, seitenbetonte Sharp – Slow – Wave – Komplexe oder Amplitudenabflachung oder Serien von kleinamplitudigen schnellen Spitzen (10 – 12 – 15 / s), nachfolgend amplitudenhohe, negative Bremswelle(n).

> im Intervall: Unregelmäßige Spike – Slow – Wave – Komplexe, Theta – und Delta Rhythmen, diffuse oder paroxysmale Dysrhythmien.

> Kombinationen sind möglich, z.B B. und F. oder B. und D.

Stellenwert des EEG:

Die oben besprochenen Beziehungen zwischen epileptischen Anfällen und den als charakteristisch beschriebenen EEG – Befunden sind statistischer Art. Sie treffen nicht in allen Fällen zu. Das gleiche gilt für Korrelationen von epileptischen Syndromen und EEG. Zum Beispiel werden BNS – Krämpfe (West – Syndrom) durch den charakteristischen EEG – Befund der Hypsarrhythmie bestätigt, diese kann aber auch ganz fehlen oder durch eine uncharakteristische Veränderung ersetzt sein. Diese Feststellungen mindern nicht den Stellenwert des EEG´s für die differentialtypologische Diagnose der verschiedenen epileptischen Anfälle. Liegt ein charakteristischer EEG – Befund vor, so wird entweder die klinische Verdachtsdiagnose bestätigt, oder sie muss ggf. revidiert werden. Die Krankheitsdiagnose folgt einfacheren Beziehungen: Leidet eine Mensch an Anfällen, so werden diese durch steile Potentiale im EEG als zur Epilepsie gehörig erkannt. Ein diesbezüglich unauffälliges EEG schließt aber eine Epilepsie nicht aus. Für Epilepsie typische Wellen finden sich je nach Anfallstyp und Epilepsie – Verlaufsform in 60 – 90 % des Ruhe – Wach – EEG´s. Durch wiederholte Ableitungen und / oder ein Langzeit – EEG, verschiedene Aktivierungsverfahren wie Hyperventilation, Fotostimulation, Schlaf und Schlafentzug lässt sich die Effizienz noch deutlich steigern.

Für die Beurteilung der Prognose einer Epilepsie ist das EEG weniger geeignet. Man kann aber aufgrund langjähriger Erfahrungen folgendes feststellen:

> Häufig eingelagerte SW – Komplexe, insbesondere Gruppen irregulärer Spike – Wave – Komplexe mit vermehrt eingelagerten Spitzen, die länger als 1 – 2 Sekunden andauern, machen ein wiederauftreten von Absencen wahrscheinlich.

> Slow – Spike – Wave – Komplexe und Sharp – Slow – Wave – Komplexe, oft einseitig betont, sind prognostisch ungünstige EEG – Merkmale
> Eine im Verlauf starke Dynamik der EEG – Befunde mit häufigem Wechsel von allgemeinen und herdmäßigen Veränderungen lässt auf eine noch fehlende Stabilisierung der epileptogenen Funktionsstörung schließen.
> Beim Absetzen der Antiepileptika bei Anfalls frei gewordenen Patienten stellt ein abnormes EEG einen negativen Prädikator bezüglich des Rezidivrisikos dar.

⅄ Krampf – Potentiale: Das sind typische EEG - Veränderungen, die bei einer Neigung zu epileptischen Anfällen (Krampfneigung des Gehirns) auftreten können. Hier kann das EEG zur Diagnose einer Epilepsie beitragen. Allerdings kann das EEG hier in vielen Fällen zwischen den Krampfanfällen normal sein. Daher muss es stellenweise mehrfach und unter Bedingungen, welche die Krampfbereitschaft erhöhen, wie z.B. Schlafentzug in der Nacht vor der Untersuchung, Hyperventilation oder/und Fotostimulation abgeleitet werden.

⅄ Allgemeine Veränderungen im EEG – Befund: Diese Veränderungen können

beispielsweise bei entzündlichen oder stoffwechselbedingten

Hirnerkrankungen auftreten und einen Hinweis auf den Schweregrad der

Erkrankung geben.

⅄ Medikamenteneffekte: Das sind EEG – Veränderungen, welche durch

Medikamente hervorgerufen werden z.B. Neuroleptika, Benzodiazepine,

Psychopharmaka, Barbiturate.

- Herdbefunde: Das sind Veränderungen der Hirnstromwellen, die vor allem

bei lokalen Hirnerkrankungen wie Schlaganfall, Tumor oder lokalen entzündlichen Prozessen auftreten.

- Null-Linie: Sie weist den Hirntod nach, da in diesem Fall keine Gehirnströme mehr messbar sind.

Messung:

Es gibt vier verschiedene Klassifizierungen von EEG – Signalen. Delta-Wellen neigen dazu, eine Frequenz von 3 Hz und niedriger zu haben. Sie haben die höchste Amplitude und sind in der Regel am häufigsten während der Schlafzyklen . Theta-Wellen haben Frequenzen zwischen 3,5 bis 7,5 Hz und sind in der Regel am häufigsten, wenn schläfrig oder der Versuch, eine Aktion zu unterdrücken . Alpha-Wellen haben Frequenzen zwischen 7,5 und 13 Hz und am weitesten verbreitet sind während meditative, entspannte Zustände. Schließlich Beta-Wellen haben Frequenzen von 14 Hz oder höher und weit verbreitet sind, wenn eine Person wach und aufmerksam ist.

Standard-EEG:

Die Ableitung erfolgt am wachen Menschen mit geschlossenen Augen. Zur Provokation des Gehirns werden Hyperventilation (vermehrtes Abatmen von CO2) und Fotostimulation (Lichtblitze in unterschiedlicher Frequenz) angewandt.

Video-EEG:

Während der Ableitung kann eine Video-Aufnahme angefertigt werden. Hierdurch können fragliche Phänomene, z.B. Blinzeln, genau mit dem EEG korreliert werden und somit als Anfälle bestätigt oder ausgeschlossen werden.

Schlaf-EEG:

Da das Gehirn im Schlaf eine andere Funktion aufweist als im Wachzustand, können manche Veränderungen nur im Schlaf bemerkt werden. Man unterscheidet das Medikamentös eingeleitete Schlaf - EEG. Dies wird meist bei kleinen Kindern durchgeführt, die nicht in der Lage sind still zu halten. Die Hirnstromaktivität wird durch das Medikament beeinflusst, so dass ein Spontanschlaf - EEG vorzuziehen ist.

Es sind bis zu 5 Stadien abgrenzbar:

Stadium A: α-Wellen beginnen sich aufzulösen; es treten sehr kleine δ-Wellen auf; Übergang zum Einschlafen (kann auch dem Wachzustand zugerechnet werden).

Stadium B: Einschlafstadium – leichter Schlaf, gekennzeichnet durch ι-Wellen am Ende treten präzentral Vertexzacken auf.

Stadium C: Nach den Vertexzacken werden Reize von außen nicht mehr registriert (leichter Schlaf); es treten sogenannte Schlafspindeln, β-Spindeln) sowie K-Komplexe auf.

Stadium D: Mittlerer Schlaf, gekennzeichnet durch δ-Wellen (3-5 Hz)

Stadium E: Tiefschlaf, das EEG ist synchronisiert, langsame δ-Wellen, die kleiner als 1 Hz sind, sind zu finden

Der REM – Schlaf:

Im REM – Stadium (rapid eye movements) sind EOG – Salven (Elektrooculogramm) ableitbar. Das EEG gleicht dem des Einschlafstadiums – daher auch die Bezeichnung „paradoxer Schlaf" oder „desynchronisierter Schlaf." Non-REM-Schlaf = synchronisierter = „slow wave Schlaf"; meist treten 4 bis 5 REM - Phasen pro Nacht auf, wobei die Dauer jeweils um die 20 Min. beträgt die Träume sind den REM-Phasen zuzuordnen; möglicherweise hat der REM-Schlaf eine besondere Bedeutung in der Ontogenese des Gehirns eines Individuums. Im Alter nimmt jedenfalls neben der absoluten Abnahme der Gesamtschlafdauer auch der relative Anteil des REM - Schlafes ab.

Spontanschlaf-EEG:

Das Spontanschlaf-EEG ist schlecht zu planen und wird meist nur im Rahmen einer Langzeitableitung erreicht. Es gibt die beste Auskunft über die tatsächliche Aktivität des Gehirns im Schlaf.

Schlafentzugs-Schlaf-EEG:

Hierbei wird der Patient eine Nacht (bei Kindern einen Teil der Nacht) wachgehalten. Durch den Schlafentzug wird das Gehirn gereizt, d.h. es wird die Pathologie deutlicher dargestellt. Die Gefahr eines Schlafentzugs – Schlaf - EEGs ist die auslösung von Krampfanfällen, da Schlafentzug die Krampfschwelle senkt. Deshalb ist eine stationäre Überwachung während des Entzugs sowie in der darauf folgenden Nacht notwendig. Da die Änderung der Aktivität zwischen Wachzustand und Schlaf Aufschlüsse zur Einordnung der Epilepsie gibt, sollte jeder Patient zusätzlich zur Standard-Ableitung wenigstens einmal ein Schlafentzugs – Schlaf - EEG bekommen.

Langzeit-EEG:

Beim Langzeit - EEG werden die Elektroden auf dem Kopf des Patienten festgeklebt. Ein Aufnahmegerät wird, wie ein Kassettenrekorder, für 24 Stunden und länger mitgetragen. Hierdurch können die Hirnströme im Tagesverlauf beurteilt werden. Sinn ist es, mögliche Anfallssymptome genau zu dokumentieren und dann in der Ableitung aufzusuchen. Ein Langzeit - EEG ist dann erforderlich, wenn Symptome nicht sicher als Anfälle auszuschließen sind und sich Schwierigkeiten in der Therapie ergeben. Da der Aufwand für die Ableitung sehr hoch ist, sollte genau überlegt werden, ob die Chance besteht, das fragliche Symptom zu "erwischen". Bei seltenen Symptomen dürfte dies nicht gelingen.

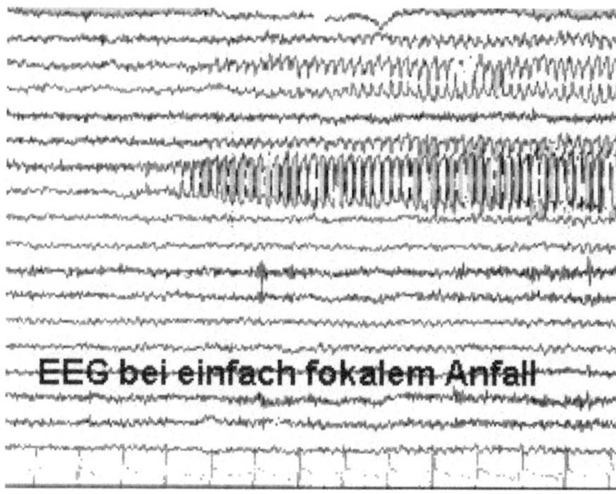

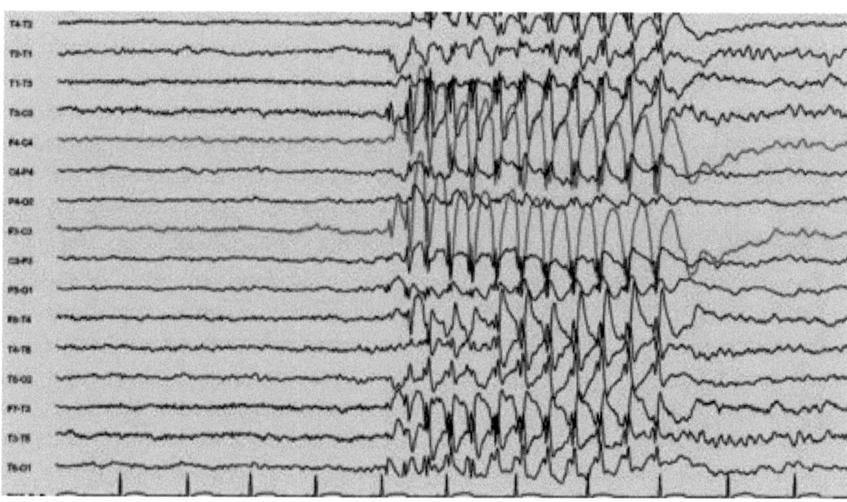

Aufzeichnung der Hirnpotentialschwankungen.

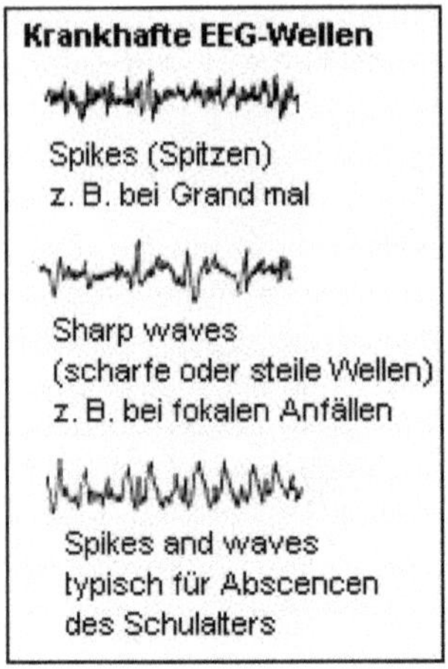

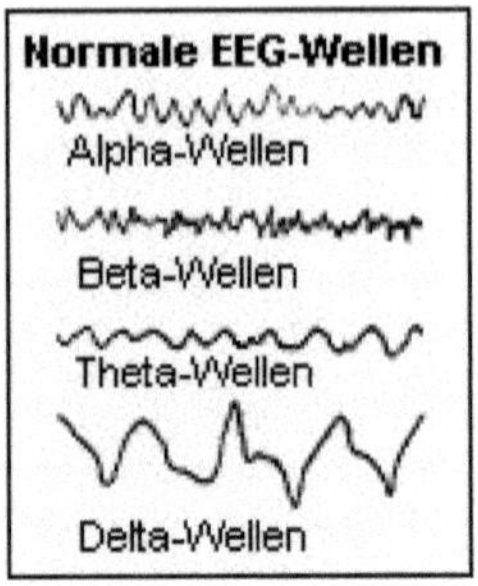

Das EEG – Muster eines Epilepsie Patienten

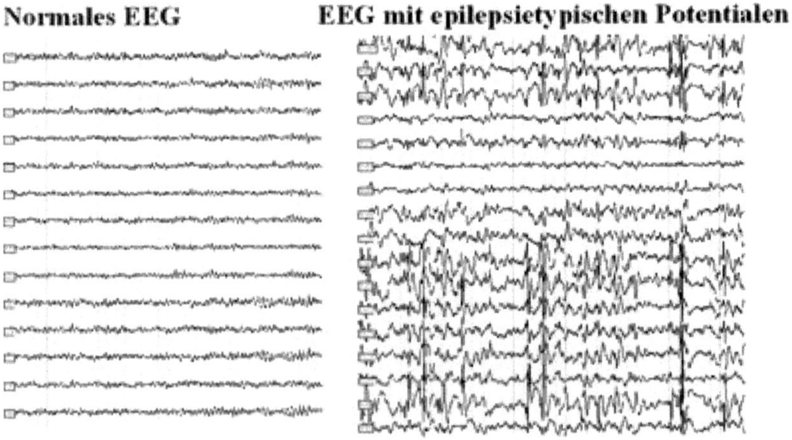

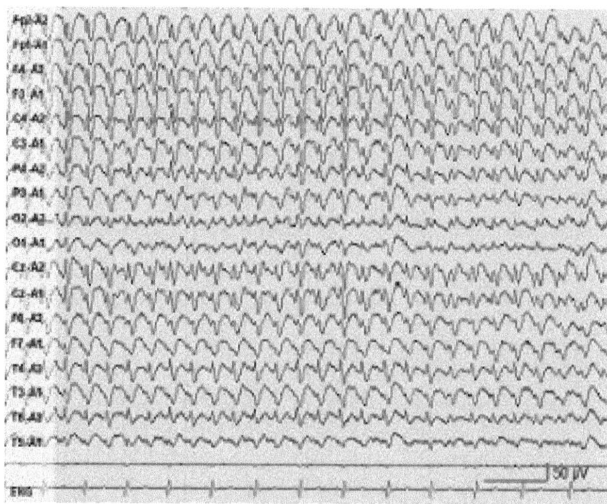

Typisches EEG bei einem Absencenstatus

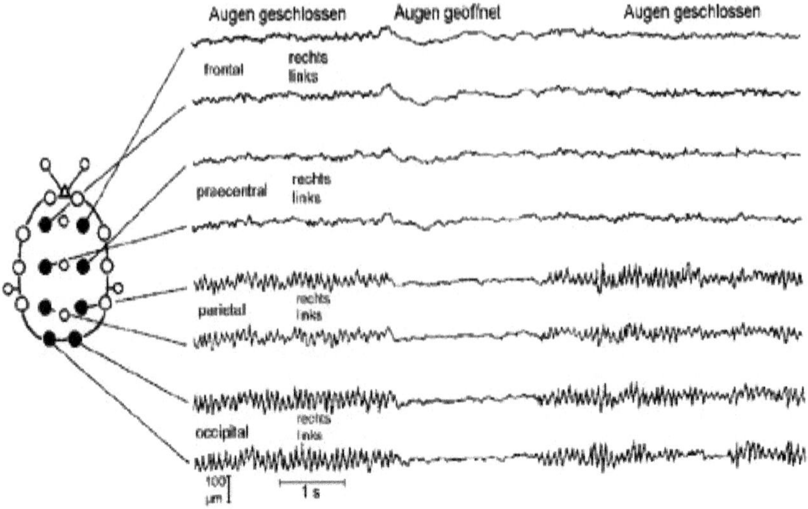
Augen geschlossen
Augen geöffnet
Augen geschlossen
frontal
rechts
links
praecentral
rechts
links
parietal
rechts
links
occipital
rechts
links
100 µm
1 s

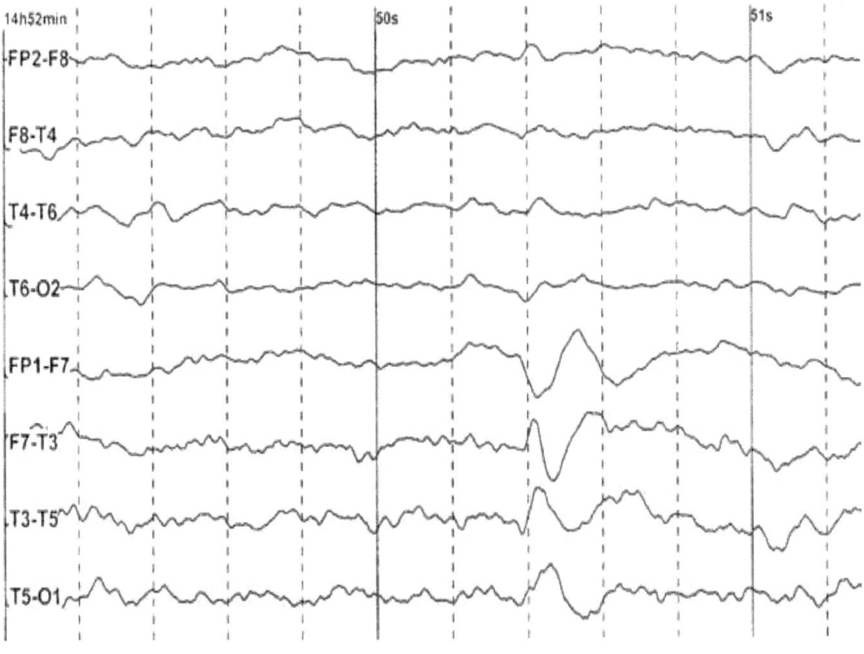
14h52min
50s
51s
FP2-F8
F8-T4
T4-T6
T6-O2
FP1-F7
F7-T3
T3-T5
T5-O1

Epilepsietypische Potentiale fronto – temporal

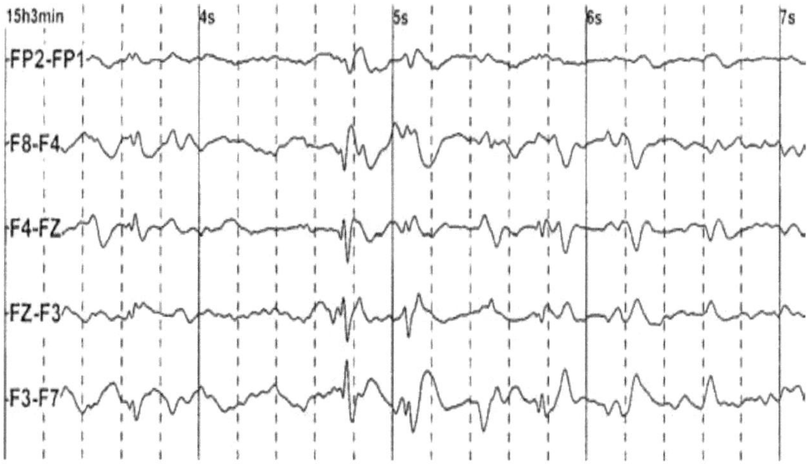

Typisches Muster idiopathischen (primär) generalisierten Epilepsie

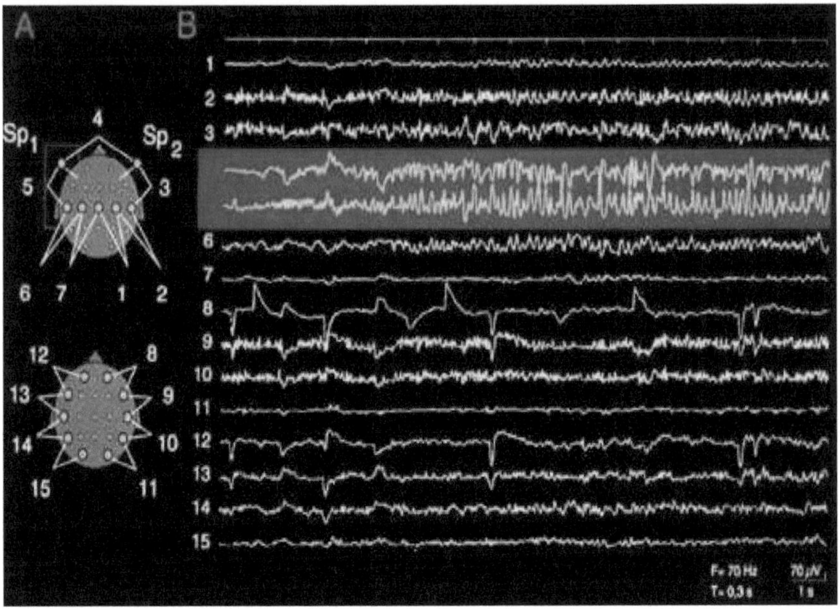

Dies ist ein EEG zeigt die Aufzeichnung eines Anfalls (linkstemporal= linke Schläfenseite)

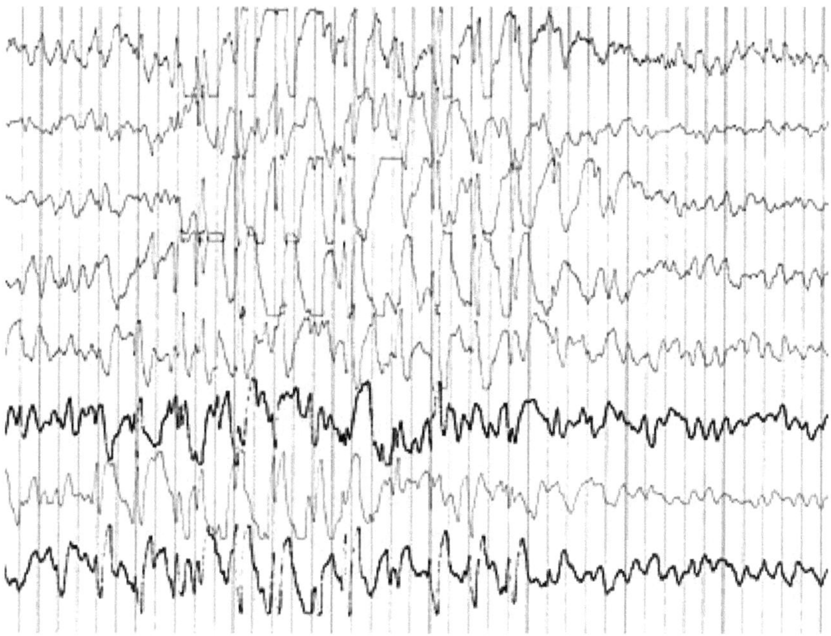

→ **Bilateral – synchrone Spikes – waves:**

Sie sind das für die Epilepsien mit primär generalisierten Anfällen charakteristische EEG – Muster.

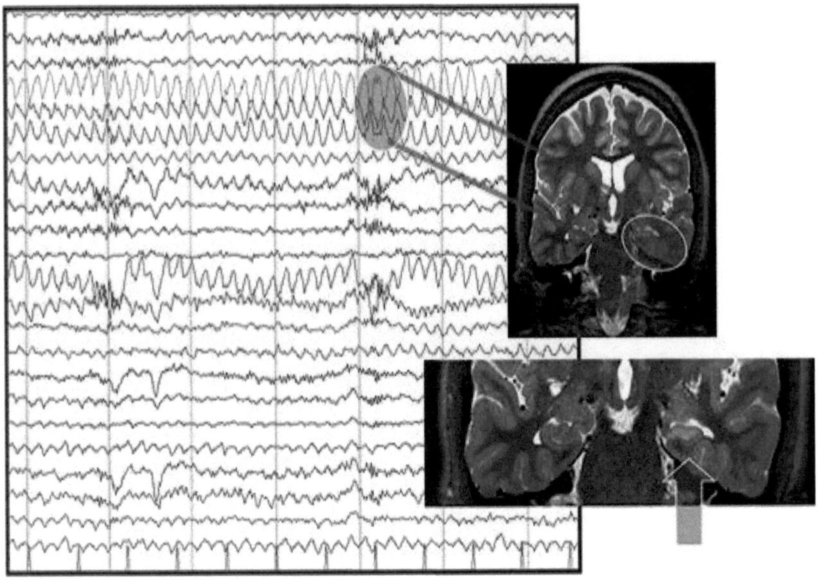

Abbildung: Patient mit linksseitiger Schläfenlappenepilepsie. EEG vor dem Anfall (links); EEG im Anfall (rechts; siehe die Rhythmisierung der Aktivität in den Ableitungen, die über dem linken Schläfenlappen liegen).

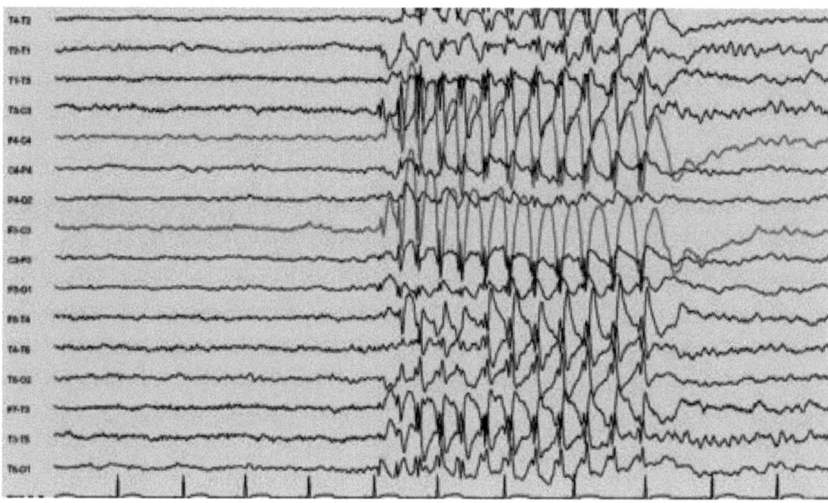

Interpretation des EEG´s:

Es gibt verschiedene Normvarianten.

Beta – EEG, Alpha – Variante, 4 / s – Grundrhythmusvarianten und Niederspannungs – EEG´s ohne jegliche rhythmische Alpha – Aktivität sind dabei selten, häufiger sind EEG´s, die einen passageren Alpha – Rhythmus als Lidschlussreaktion oder einen Alpha – Rhythmus unter Hyperventilation zeigen. Ursache kann hier eine Verminderung der Vigilanz sein. Alkoholgenuss führt dosisabhängig zu Vigilanzminderung mit den damit verbundenen typischen EEG – Veränderungen: bei 0,3 – 05 Promille kommt es zu verstärkter Synchronisation im Sinne einer Dynamischen Rigidität, bei 0,5 – 1 Promille zu einer Verlangsamung der Grundaktivität und im Vollrausch zu einer diffusen Dysrhythmie. Bei etwa einem Drittel der Alkoholkranken ist ein Niederspannungs – EEG mit spärlicher Alpha – Einstreuung zu beobachten, das im Allgemeinen im Sinne einer Konstitutiomsgebundenen Anomalie (trait) interpretiert wird. In der Entgiftungsphase ist jedoch häufig eine Zunahme der Alpha – Aktivität, insbesondere posterior, zu beobachten. Unter zahlreichen Psychopharmaka (z.B Neuroleptika, Benzodiazepine, Barbiturate, etc.) und Antikonvulsiva kann es zu verlangsamung und / oder Minderausprägung der Alphaaktivität kommen. Beta – Wellen werden häufig von Benzodiazepinen ausgelöst, diese werden dann im Gegensatz zur Normvariante nicht blockiert. Unter Carbamazepin kommt es zu einer Alpha – Abnahme und Theta – Zunahme. Frost et al. (1995) fanden unter Carbamazepin eine durchschnittliche verlangsamung um 0,5 Hz. Eine darüber hinaus gehende verlangsamung zeigte einen Zusammenhang mit ungünstiger kognitiver Entwicklung. Einige Antidepressiva zeigen im EEG ein ´thymoleptisches´(Imipramin – oder Amitryptilin – ähnliches) Profil mit einer Abnahme der Alpha – Ausprägung als Ausdruck einer sedativen Wirkung. Kokain – User zeigen auch nach Abstinenz persistierend vermehrte Alpha – und vermindert Delta – Aktivität, vor allem über anterioren Arealen Schulkinder, die in utero Kokain exponiert waren, sollen dasselbe EEG – Muster haben. Unter Morphin kommt es (zumindest bei Polytoxikomanen) zu vermehrter Alpha – und Theta – Tätigkeit, jedoch verminderter Delta – Aktivität. Einige Antidepressiva zeigen im EEG ein ``´thymeretisches´ (Desipramin – ähnliches) Profil mit einer Zunahme der Alpha – Ausprägung. Mit Hilfe Des EEG können grundsätzlich Aussagen über die elektrische Grundaktivität des menschlichen Gehirns, über räumlich abgegrenzte Hirnaktivitäten (Herdbefunde) und über krampfartige Aktivitäten (Epilepsie) getroffen werden. Bei bestimmten Verdachtsdiagnosen (z.B Epilepsie) ist das EEG als Diagnoseverfahren unbedingt angezeigt. Jedoch ist ein unauffälliges EEG keine Garantie für den Ausschluss einer bestimmten Verdachtsdiagnose. Zu weiteren Abklärung wir daher oft moderne bildgebende Verfahren (Hinweise bei der neurologischen Diagnostik geben. Bei Hirntod (Nulllinie) ist im EEG für mindestens dreißig Minuten keine elektrische Aktivität mehr festzustellen, was einen irreversiblen (unwiderruflichen) Ausfall der Hirnfunktion darstellt. Darüber hinaus können mit dem EEG keine Aussagen über Persönlichkeitseigenschaften, Charakter oder Intelligenz des Patienten gemacht werden.

Auswertung:

Mit Hilfe des EEG wird ein Elektroenzephalogramm erstellt, auf dem der Verlauf und die Stärke der bioelektrischen Aktivität des Gehirns festgehalten werden. Dieses EEG enthält Wellen, die nach bestimmten Frequenz – Mustern (Frequenzbändern), Amplituden – Mustern, lokalen

Aktivitätsmuster und deren Auftretenshäufigkeit ausgewertet werden. Allgemein gesagt wird betrachtet, welche Kurven bestimmte Muster aufweisen. Spezielle Computergestützte Verfahren (z.B Spektralanalyse) können ebenfalls zur Auswertung herangezogen werden. Besonders informationsreich bei der Auswertung sind Frequenzbänder, die im Allgemeinen in vier Kategorien eingeteilt werden können:

→ **Theta – Wellen:**

Frequenz von 4 – 7 Hz. Diese Frequenz treten bei tiefer Entspannung bzw. während des Einschlafens auf. Bei Kindern und Jugendlichen sind langsame Theta – Wellen normal. Beim wachen Erwachsenen ist das dauerhafte auftreten von Theta – Wellen (und auch Delta – Wellen) als auffälliger Befund zu bewerten.

→ **Alpha – Wellen:**

Frequenz zwischen 8 – 13 Hz. Diese Frequenz stellen den Grundrhythmus der bioelektrischen Aktivität des Gehirns dar und treten im EEG auf, wenn die Augen des Patienten geschlossen sind und er sich in ruhendem Zustand befindet.

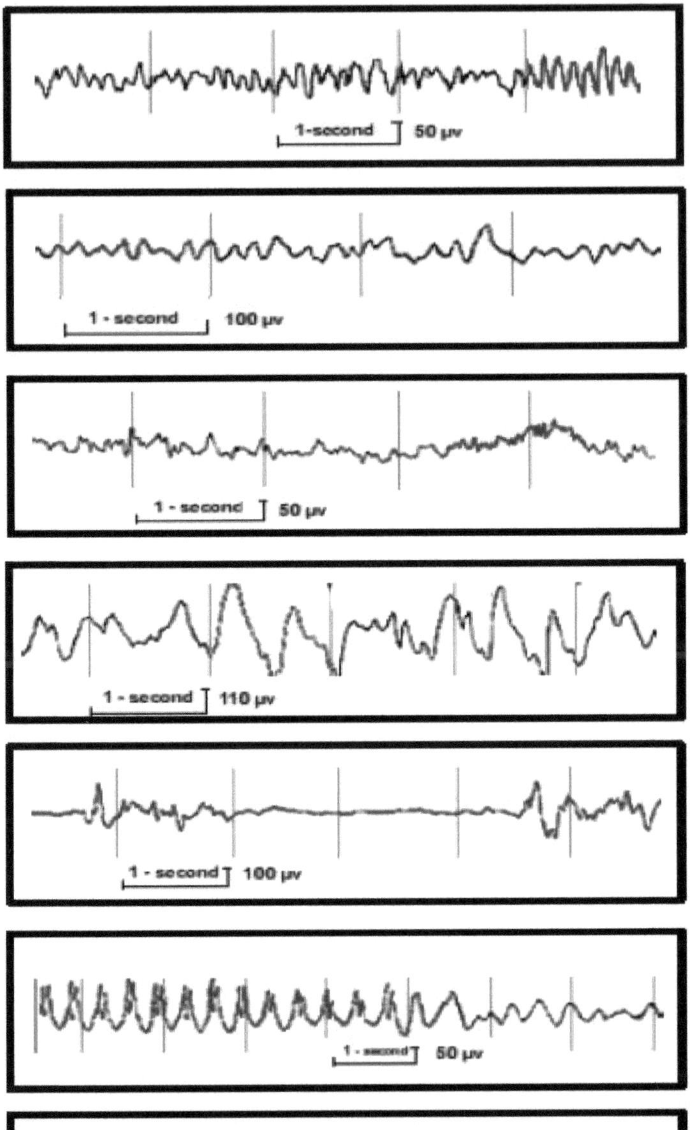
1-second
50 µv
1 - second
100 µv
1 - second
50 µv
1 - second
110 µv
1 - second
100 µv
1 - second
50 µv
1 - second
50 µv

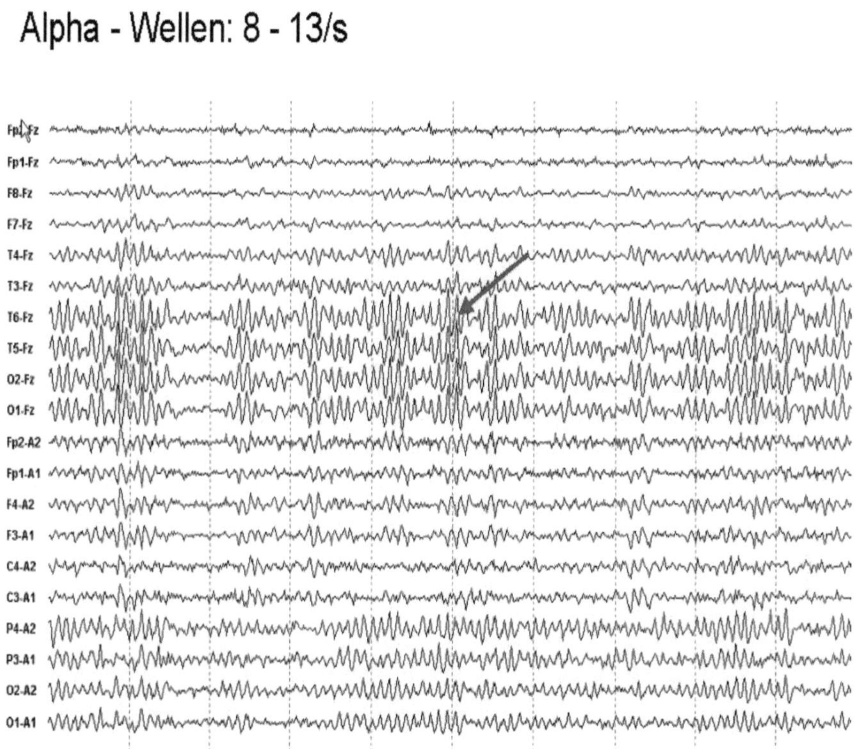

→ Beta – Wellen:

Frequenz von 14 – 30 Hz. Dieses Frequenzband zeigt sich beim auftreten von Sinnesreizen (also im normalen Wachzustand) oder bei geistiger Anspannung.

→ Gamma – Wellen:

Wird ein Signal im Frequenzbereich über 30 Hz bezeichnet. Tritt z.B bei starker Konzentration, Lernprozessen, Meditieren auf.

Alpha-Wellen (8 – 13 Hz)

Wachzustand des normalen Erwachsenen. (Bild 1)

Theta EEG (4 - 7 Hz)
Vorherrschend bei Schläfrigkeit. Theta und Alpha sind ebenso dominant bei Kindern. Allerdings nimmt Theta bei älterwerdenden Kindern ab und wird mehr intermittierend. (Bild 2)

Beta EEG (14 – 30 Hz)
Vorherrschend bei arzneimittelinduziertem Schlaf mit Barbituraten, bei therapeutischem Niveau von Antidepressiva und der mehrheit von Benzodiazepinen, wie Valium. (Bild 3)

Delta EEG (0.5 – 3 Hz)
Primärfrequenz bei schlafenden Erwachsenen. (Bild 4)

Burst suppression EEG
Diese abnormen Muster können nach Herzstillstand und in der Anästhesie und / oder bei Barbiturat-Vergiftung gesehen werden. (Bild 5)

Anfallsaktivität
Dieses Muster erinnert an Epilepsie. Die meisten Anfälle auf der Intensivstation verlaufen still und können nur mit EEG nachgewiesen werden. (Bild 6)

PLEDs (Periodische Lateralisierte Epileptoforme Entladungen)
Übergangsmuster oftmals nach einem Herzstillstand oder nach einem Respiratorischen Ereignis zu sehen. (Bild 7)

→ **Beta – Wellen (13 – 30 Hz)**

Diese schnellen EEG – Wellen finden sich typischerweise bei wachen Erwachsenen, wenn die Augen geöffnet sind, also wenn das Gehirn Sinneseindrücke verarbeiten muss. Auch wenn man geistig aktiv ist, z.B über etwas nachdenkt, kann dieses Wellenmuster aufgezeichnet werden.

→ **Alpha – Wellen (8 – 13** Hz)

Alpha – Wellen finden sich bei den meisten Menschen, wenn sie entspannt und wach sind und die Augen geschlossen halten. Man spricht daher auch von einem Alpha – Grundrhythmus.

→ Theta – Wellen (4 – 8 Hz)

Diese Wellen treten bei Erwachsenen typischerweise bei starker Ermüdung bzw in frühen Schlafstadien auf.

→ Delta – Wellen (bis 4 Hz)

Dieses sehr langsame Wellenmuster findet man bei gesunden Personen im Tiefschlaf.

→ Spike – wave:
Spitze Welle, nachfolgende hochgespannte langsame Welle, treten über längeren Zeitraum auf.
→ Sharp – waves:
Steile Wellen = epilepsietypische Potentiale, Dauer 80 – 200 ms. Ragen aus der Grundaktivität hervor. (Rolando – Epilepsie mit zentrotemporalen Sharp – wave)

→ Sharp – Slow – wave:

Beta – Wellen 14 – 30/s

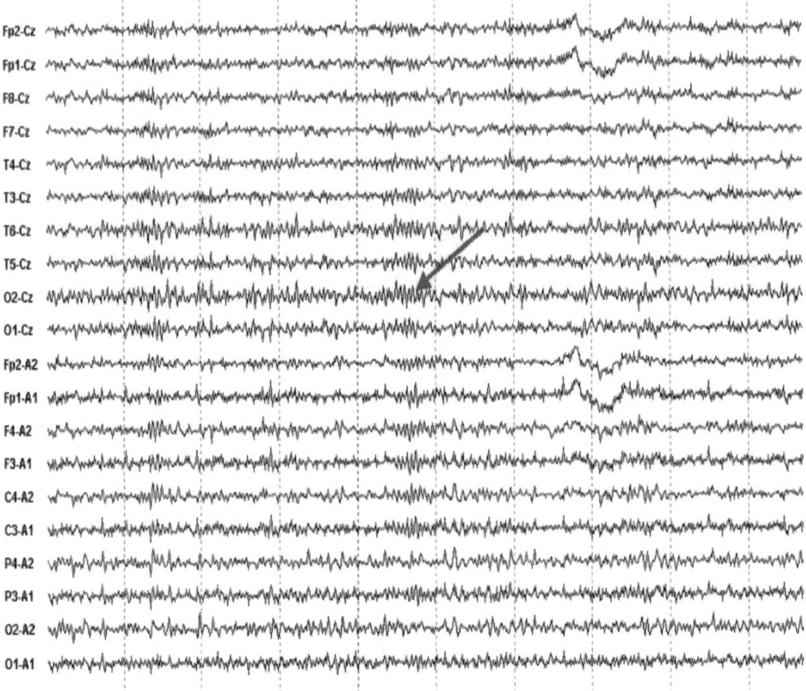

Hochgespannte langsame Wellen, sind meist Delta – Wellen. Können in komplexen auftreten, Frequenz unter 3 Hz.

→ Slow – Cortical Potentials:
Langsam veränderliche kortikale Potentialschwankungen, in der Größenordnung von 100 – 200 μV und zeitlicher Dauer von einer bis wenige Sekunden. Um ein vielfaches größer als Delta – bis Gamma – Wellen, sind aber in herkömmlichen EEG´s nicht sichtbar.

EEG – Augen öffnen:

„Berger - Effekt"

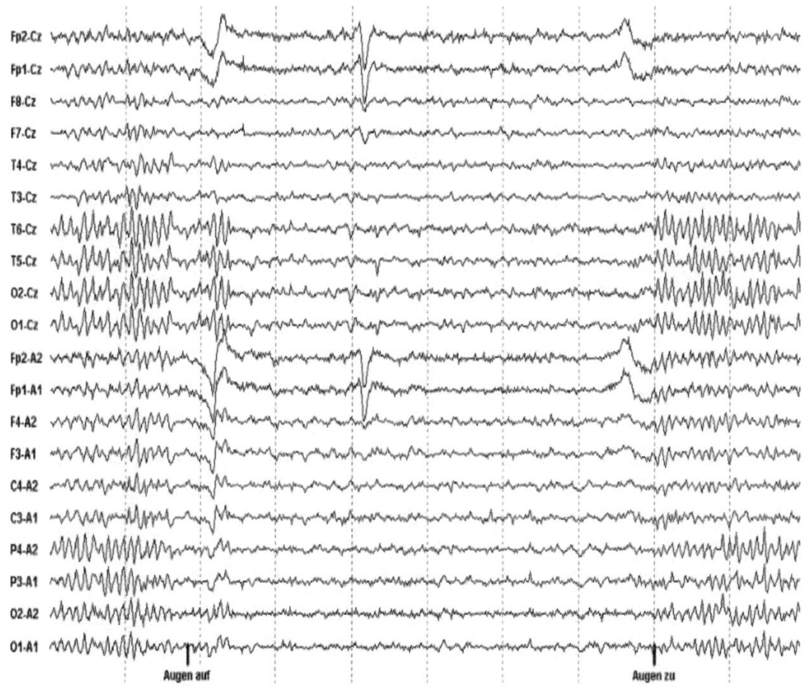

Der Grundrhythmus wird beim Augenöffnen blockiert

Hyperventilationsreiz:

Hyperventilationsreiz: Der Patient wird aufgefordert, für etwa 3 – 5 Minuten tief und schnell zu atmen, also zu hyperventilieren. Beim gesunden treten dadurch im EEG vermehrt Delta – Wellen auf, die jedoch eine Minute nach Beendigung der Hyperventilation nicht mehr nachweisbar sind. Bei Patienten mit Epilepsie hingegen lassen sich häufig Krankheitshinweise, wie z.B EEG – Zacken oder Seitenunterschiede, nachweisen.

Lichtreize:

Lichtreize: Der Patient wird während der EEG – Ableitung Flickerlicht ausgesetzt, welches zunächst eine langsame Frequenz von einem Lichtsignal pro Sekunde aufweist und später schneller wird (Frequenz von bis zu 25 Lichtsignalen pro Sekunde 9). Bei gesunden lassen sich parallel zu den einzelnen Lichtblitzen Verstärkungen der Hirnstromsignale nachweisen. Bei Patienten mit Epilepsie können hingegen krankheitsbedingte Veränderungen der Hirnstromkurven sichtbar werden, z.B Spitzen und Zacken.

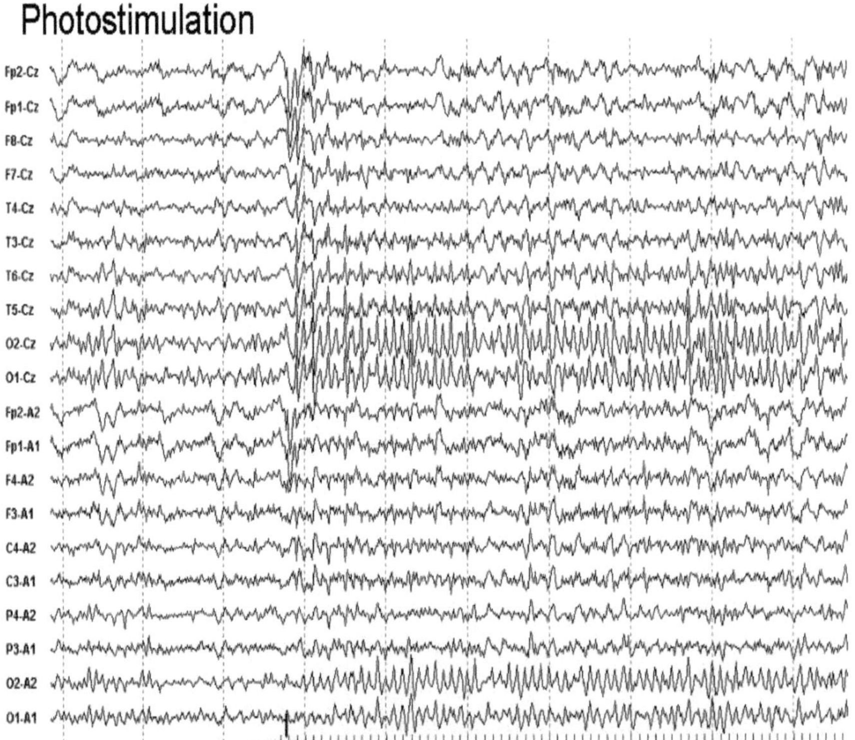

physiologisches „photic driving“ bei Lichtblitzen von10/s

Schlafentzug:

Schlafentzug: Fehlender Schlaf kann bei Epilepsiepatienten dazu führen, dass krankheitsbedingte Besonderheiten der Hirnströme sichtbar werden.

Videobeobachtungen hilft, die Anfälle richtig einzuordnen:

Bei Patienten mit Epilepsie kann es besonders hilfreich sein, während eines epileptischen Anfalls parallel ein EEG abzuleiten sowie eine Videoaufnahme anzufertigen. Auf diese Weise können z.B bestimmte Bewegungen, Muskelzuckungen, Haltungsveränderungen oder auch ein Bewusstseinsverlust in Beziehung zu den zum jeweiligen Zeitpunkt stattfindenden Veränderungen der Hirnströme gesetzt werden.

Beim Langzeit – EEG wird eher ein Anfall erfasst.

Hilfreich kann auch eine Langzeit – EEG – Registrierung sein, dabei werden die Hirnströme über einen Zeitraum von 4 – 24 Stunden erfasst und aufgezeichnet. Der Patient trägt dabei einen Gürtel mit sich. Diese Langzeitaufzeichnung erhöht die Chance, ein EEG während eines epileptischen Anfalls registrieren zu können.

Falschdiagnose durch fehlerhafte Interpretation des EEG´s:

Doch bei etwa 5 bis 25 % der Patienten mit Anfällen oder Bewusstseinsstörungen wird fälschlicherweise eine Epilepsie diagnostiziert. Auf diesen Missstand machte die Deutsche Gesellschaft für Klinische Neurophysiologie und funktionelle Bildgebung (DGKN) vor kurzem aufmerksam. „Dabei liegen diesen Anfällen ganz andere Ursachen wie Herzrhythmusstörungen oder psychische Erkrankungen zugrunde", sagt Noachtar. Wie kommt es zu den Fehldiagnosen ? Laut DGKN werden häufig die EEG falsch interpretiert. Die Methode ist für eine Epilepsie – Diagnose sehr wichtig doch es ist nicht so einfach, die Hirnströme richtig zu lesen. „Durch die rasante Entwicklung neuer Methoden wurden die EEG über längere Zeit vernachlässigt", sagt Noachtar. Ärzte brauchen viel Training bei der Auswertung der EEG. Wer aber wenig Erfahrung darin hat, könne verschiedene Muster nicht wirklich voneinander unterscheiden und käme dann gegebenenfalls zu einer Fehldiagnose, so Noachtar. Zudem sind manchmal mehrere EEG nötig, um krankhafte

Veränderungen aufzuzeichnen, die für eine Diagnose relevant sind. Für die Betroffenen kann eine Fehldiagnose schwere Folgen haben: Patienten bekommen mit unter Medikamente verschrieben, die nicht helfen und gravierende Nebenwirkungen haben können. Statistisch gesehen erleiden etwa 5% der Bevölkerung irgendwann in ihrem Leben einen epileptischen Anfall, aber nur 0,5 bis 1 % leiden an Epilepsie. Eine vorübergehende Anfallsartige Funktionsstörung von Nervenzellen im Hirn löst einen Anfall aus, der zumeist nur 20 bis 40 Sekunden andauert. Epileptische Anfälle können ganz unterschiedlich aussehen. Manchmal äußern sie sich nur als leichtes Muskelzucken, Krippeln auf einer Körperseite, die Wahrnehmung eines seltsamen Geruchs, ein Déjá - vu – Erlebnis oder kurze Bewusstseinspausen. Kaum jemand denkt hierbei a einen epileptischen Anfall sagt der Münchner Mediziner . Die heftigeren Anfälle dauern meistens etwa ein – drei Minuten und gehen häufig mit Zuckungen und Krämpfen sowie Bewusstseinsverlust einher. In extremen Fällen dauern Anfälle länger. Menschen, die epileptische Anfälle haben, ohne an Epilepsie zu leiden sind vergleichsweise leicht zu behandeln: Laut Paulus müssen sie lediglich den jeweiligen Auslöser vermeiden. Es gibt aber auch Vorfälle, die als epileptischer Anfall fehlgedeutet werden können: „Ohnmachten etwa infolge von Herzrhythmusstörungen“, so Paulus. Das gelte auch für Stoffwechselstörungen wie Unterzuckerungen, wobei diese jedoch auch mal einen epileptischen Anfall verursachen könnten. Narkolepsie mit extremer Tagesschläfrigkeit und Einschlafattacken sowie psychogene Anfälle, die insbesondere bei jungen Menschen in psychisch belastenden Situationen vorkommen, sind dagegen keine epileptischen Anfälle. Eine genaue Untersuchung und Diagnosestellung beim ersten Anfall sei daher sehr wichtig, sagt Paulus. „Ganz wichtig sind hierbei auch die Beobachtungen von Personen, die den Anfall miterlebt haben.“

Epilepsie – Fehldiagnosen: Probleme der EEG – Auswertung und Anfallsdifferenzialdiagnostik:

Ausgehend von der kürzlich erfolgten Stellungnahme der Deutschen Gesellschaft für klinische Neurophysiologie und funktionelle Bildgebung zum Problem der Epilepsie – Fehldiagnosen infolge EEG Fehldeutung wird die Epilepsie – Fehldiagnosenproblematik umfassender grundsätzlich erörtert. Gründe für die verhängnisvolle Situation liegen in objektiven Schwierigkeiten der Abgrenzung epilepsiebezogener EEG – Potentiale, in den dem EEG – Weiterbildungssystem inne wohnend weit verbreiteten Mängeln an EEG – Kenntnissen und Erfahrungen und zumindest ebenso sehr an Kenntnismängeln hinsichtlich der differentialdiagnostisch in Betracht kommenden nicht epileptischen Anfälle. Deshalb sind vor allem einerseits eine grundsätzliche Reform der EEG – Ausbildung und andererseits das Wecken des Problembewusstseins dringend erforderlich.

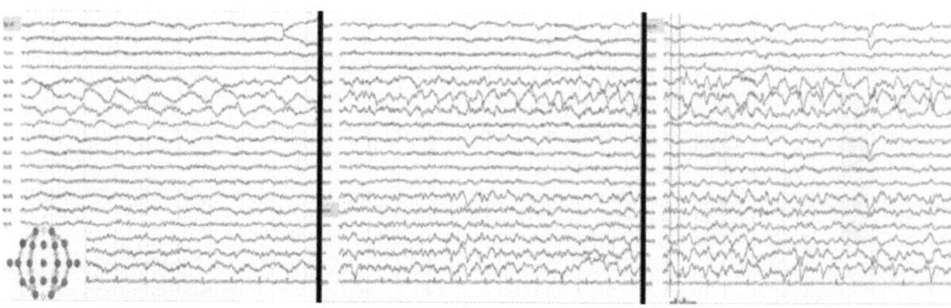

EEG + EKG:

Minute 2:00:

delta-Herd re. temporal

EKG: SR 72/min,

klinisch: unauffällig

Minute 15:29:

theta-Rhythmisierung re temporal

EKG: SR 72/min

klinisch: unauffällig

Minute 16:19: sharp waves re. temporal,

EKG: Bradykardie

klinisch: Geruchssensation

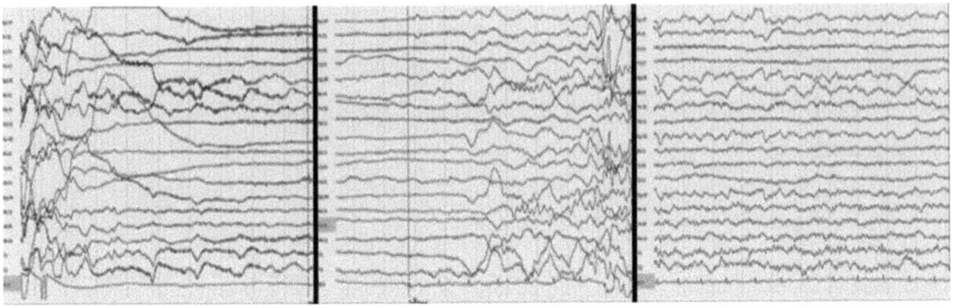

Minute 16:43: flache delta-Aktivität

EKG: Asystolie

klinisch: Bewusstlosigkeit mit Myoklonien

Minute 17:09: Allgemeinveränderung

EKG: SR 64/min, klein

klinisch: Wiedererlangung des Bewusstseins

Minute 17:20: alpha-Rhythmus, delta-Herd re. temporal

EKG: SR 80/min

klinisch: wach

Magnetresonanz-Spektroskopie:

Spektroskopische Untersuchungen konnten Verminderungen von N-Acetylaspartat auf der Seite des epileptogenen Areals nachweisen. Die

Sensitivität und Spezifität dieses Befundes werden derzeit in größeren Serien untersucht. Mit neueren Hochfeldgeräten können zusätzlich Neurotransmitter wie GABA nachgewiesen werden, was möglicherweise die Aussagekraft weiter erhöht.

Neuropsychologie:

Patienten mit fokalen Epilepsie sind nicht nur während eines Anfalles in ihrer neuropsychologischen Leistungsfähigkeit beeinträchtigt. Subtile Untersuchungsmethoden zeigen Teilleistungsdefizite auch interiktal. Diese sind durch mehrere Faktoren bedingt: durch die ursächliche Läsion, durch interiktale Entladungen und subklinische Anfallsmuster, die in die Nachbarschaft des epileptogenen Areals hinein projiziert werden und die Informationsverarbeitung stören, und durch den um den Fokus herum bestehenden Hemmungssaum, der sich auch in der PET-Untersuchung als Hypometabolismus widerspiegelt. Die präoperative Epilepsiediagnostik hat zur Entwicklung von Testbatterien geführt, die lokalisatorische Aufschlüsse geben können. So ist beispielsweise eine Verminderung der Kapazität des Lernens von Worten ein Hinweis auf eine temporale neocorticale Funktionsstörung auf der sprach dominanten Seite, während eine Störung, gelernte Worte aktiv wieder zu finden, für eine hippocampale Funktionsstörung auf dieser Seite spricht. Neben einem Beitrag zur Lokalisationsdiagnostik übernimmt die Neuropsychologie aber in zunehmendem Umfang eine wichtige Funktion für die Prognose möglicher zusätzlicher Defizite, die als Folge einer operativen Entfernung des Fokus auftreten könnten. Solche Defizite können beispielsweise die Gedächtnisleistungen betreffen, wenn ein noch gut funktionierender Hippocampus entfernt wird. Sind hingegen die Gedächtnisleistungen aufgrund eines weitgehenden Zellunterganges hippocampaler Neurone bereits präoperativ deutlich vermindert, so ist durch einen operativen Eingriff keine wesentliche zusätzliche Einbuße zu erwarten.

WADA-Test:

Sowohl verbale Gedächtnisdefizite als auch Dysphasien können Folge von Operationen auf der sprachdominanten Seite sein. Für die Operationsplanung ist daher eine Kenntnis der Lateralisation des Broca- und Wernicke - Areals wesentlich. Hierzu wird in die jeweilige A. carotis Interna ein kurz wirksames Barbiturat (Na - Amytal) injiziert, so dass die Sprachleistung nach funktioneller Ausschaltung der jeweiligen Hemisphäre getestet und eine Lateralisierung der Sprachdominanz vorgenommen werden kann. Liegt das vermutete Areals des Anfallsursprunges in der Nähe von Sprachzentren, so ist in der Regel ein elektrophysiologisches Mapping des Sprachareals mittels einer subdural implantierten Gitterelektrode unverzichtbar. Dieses Mapping erlaubt es, die Grenzen des eloquenten Areals mit einer räumlichen Auflösung von ca. 1 cm festzustellen und dem Operateur exakte Informationen vorzugeben, welchen Umfang die geplante Resektion haben kann. Zur Beurteilung des Verbalgedächtnis nach Entfernung des Hippocampus hat sich der WADA-Test der A. carotis Interna nicht bewährt, weil die zusätzliche Beeinträchtigung der Sprachareale eine sinnvolle Testung infrage stellt. Hier kann in Einzelfällen ein super selektiver WADA-Test der A. chorioidea anterior oder posterior erforderlich sein, der im wesentlichen nur temporomesiale Strukturen funktionell inaktiviert und die Bestimmung der verbleibenden Lern- und Gedächtnisleistung ermöglicht. Da WADA-Test wie auch Grid-Implantation zu den invasiven Verfahren gehören und nicht völlig ohne Risiko sind, liegt ein Schwerpunkt der Weiterentwicklung der Methoden auf dem Sektor der funktionellen Bildgebung, insbesondere des fMRI. Der kernspintomographische Nachweis corticaler Aktivierungen während Sprach- und Gedächtnisaufgaben helfen, den Einsatz invasiver Verfahren in manchen Fällen nicht mehr erforderlich zu machen. Zusammengefasst verfügt die Prä chirurgische Epilepsiediagnostik über ein Bündel von Verfahren, um bei fokalen Epilepsien Aufschluss über die Lokalisation des epileptogenen Areals zu gewinnen und entsprechend einen operativen Eingriff zu planen. Dabei besteht die Zielrichtung, durch immer selektivere Eingriffe den Umfang des resezierten Gewebes möglichst klein zu halten und potentielle Risiken für neuropsychologische Defizite infolge des Eingriffes so gering wie möglich zu halten. Von den pharmakoresistenten Patienten können so je nach Ätiologie der Epilepsie und nach Lokalisation des epileptogenen Areals bis zu 80 % der operierten Patienten vollständig von Anfällen befreit werden, die übrigen

Patienten erzielen eine oft erhebliche Reduktion der Anfallsfrequenz und/oder Anfalls schwere. Die erforderliche umfangreiche Expertise zur Auswahl von geeigneten Operationskandidaten und in dem zu der Diagnostik erforderlichen Methodenspektrum kann nur in größeren Zentren vorgehalten werden.

Differentialdiagnostik:

Verschiedene Krankheitszustände, die mit vorübergehenden Anfallsartigen Erscheinungen einhergehen, können epileptischen Anfällen sehr ähnlich sein und daher mit ihnen verwechselt werden. Eine Fehldeutung solcher Zustände als Epilepsie sollte möglichst vermieden werden, da sie nicht nur zu einer unnötigen Verunsicherung der Patienten oder der Angehörigen sondern darüber hinaus zu einer überflüssigen Behandlung mit Antiepileptika führt. umgekehrt können echte epileptische Anfälle als nicht epileptisch verkannt werden und eine notwendige und hilfreiche Behandlung unterbleiben. Die wichtigste Differentialdiagnose epileptischer Anfälle im Erwachsenenalter sind psychogene nicht - epileptische Anfälle. werden auch dissoziative_Krampfanfälle genannt und können epileptischen Anfällen ähnlich sehen. Eine sichere Unterscheidung ist oft nur durch eine Langzeit – Video – EEG – Aufzeichnung möglich. Psychogene Anfälle sind nicht organisch (durch eine Funktionsstörung im Gehirn), sondern seelisch bedingt. Ursächlich kann beispielsweise eine Depression, eine Angststörung oder eine PTBS (posttraumatische Belastungsstörung) sein. Nicht selten finden sich in der Lebensgeschichte traumatische Erlebnisse wie etwa sexueller Missbrauch. Diese Anfälle sind nicht simuliert (vorgetäuscht). Sie erfordern eine psychiatrische medikamentöse Therapie oder eine Psychotherapie, oft auch beides. Eine Behandlung mit Antiepileptika ist sinnlos. Speziell im höheren Lebensalter stellen bei Anfällen aus dem Schlaf heraus REM-Schlaf-Verhaltensstörungen eine wichtige Differentialdiagnose dar. Eine wichtige Differentialdiagnose epileptischer Anfälle im Kindes- und Jugendalter – deren Auftreten aber nicht auf dieses Alter beschränkt ist – sind Synkopen durch Kreislaufregulationsstörungen oder Herzrhythmusstörungen. Speziell im Kindesalter sind respiratorische Affektkrämpfe, Atemstillstände oder Zyanose bei Rückfluss von Magensäure in die

Speiseröhre sowie der benigne paroxysmale Schwindel des Kleinkindesalters zu beachten. In diesem Alter kann auch Masturbation vor allem bei Mädchen mit plötzlichen Versteifungen der Oberschenkel oder wippenden Bewegungen epileptischen Phänomenen gleichen. Weitere seltene Differentialdiagnosen sind einfache, nur mit Aura einhergehende oder komplizierte Migräneformen, nächtliche beziehungsweise schlafbezogene episodische Ereignisse wie Nachtschreck, Schlafwandeln, Alpträume oder Narkolepsie Anfallsartige motorische Phänomene wie Tics sowie episodischen psychiatrische Störungen wie Tagträumen, Hyperventilationssyndrom, Angst- und Panikattacken oder episodische Wutanfälle.

Erkrankungen und Symptome die mit einer Epilepsie verwechselt werden können:

Normale_Phänomene Z.B.: déjà vu kann auch normal sein Paralytische Synkope bei eingeschränkter autonomer Funktion durch Medikamente oder eine, autonome Neuropathie Herzrhythmusstörungen besonders bei Personen mittleren Alters oder Älteren, kann aber auch bei Jüngeren sein. Häufig mit Blässe und vorherigem Herzklopfen. Andere Herzerkrankungen können manchmal fokale neurologische Symptome durch "low output" hervorrufen. Panikattacken Bei Patienten mit Angststörungen steht das seelische Erleben von Angst oft gar nicht im Vordergrund der Beschwerden, sondern oft sind es als gravierend empfundene körperliche Symptome (Herzrasen, Schmerzen, vegetative Störungen Schwitzen, Schwindel bzw. Gedankenrasen, Konzentrationsprobleme) Hypoglykämie Fast nur bei Diabetes_oder Alkoholikern nach heftigem Trinken, Stupor, Verwirrung, bizarres Verhalten, Zittern, manchmal epileptische Anfälle in Kombination. Transitorische ischämische Attacke (TIA) Meist älter Patienten, muss von fokalen Anfällen unterschieden werden. Paroxysmale "movement disorders“ selten, plötzliche Choreoathetose oder Dystonie, kann von Bewegungen getriggert sein, kann mit fokalen motorischen Anfällen verwechselt werden. Tonischer Spasmus bei Multipler Sklerose (MS) mit intensivem fokalem Spasmus für weniger als eine Minute oder länger bei bekannter MS. Hirnstammanfälle bei MS kurze Zeitdauer der Anfälle (15 bis 60 Sekunden), hohe Frequenz (bis 200 pro Tag), keine Bewusstseinsstörungen, keine EEG – Veränderungen, Provozierbarkeit durch Hyperventilation und Bewegungen, sehr gutes Ansprechen auf Antiepileptika Ticks multiple Ticks können mit myoklonischen Anfällen verwechselt werden, beim Gilles de la Tourette-Syndrom findet sich meist auch zwanghaftes Verhalten oder Zwangshandlungen und begleitenden vokale Ticks Idiopathische drop attacks bei Frauen mittleren Alters mit plötzlichem Hinfallen ohne Bewusstseinsverlust Ein "march" von weniger als einer Minute weist auf fokale Anfälle hin, mehrere Minuten machen eine Migräne wahrscheinlicher Transiente globale Amnesie Meist Alter >40 Jahre mit Amnesie von 30 min bis einige Stunden.

Schlaf **assoziierte Phänomene**

Einschlafzuckungen "Hypnic jerks" beim einschlafen Schlaflähmung Furchterregenden Episoden beim aufwachen oder Einschlafen REM - Parasomnien Oft ältere Männer ab 60, auch komplexe Bewegungen möglich, Bei Erwecken während des Ereignisses wird ein Traum erinnert. Exploding head syndrome Gefühl eines Knalls oder einer Explosion im Kopf beim einschlafen

Periodische Beinbewegungen im Schlaf

Ältere Patienten, Beugung des Beines für ein paar Sekunden in Intervallen von 10 -60 Sekunden meist in Clustern von einigen Minuten.

Narkolepsie

Verwechslungen sind insbesondere wegen der Einschlafneigung und dem unerwarteten Zusammensacken möglich. Der Patient klagt über Tagesmüdigkeit und unüberwindliche Einschlafneigung. Dazu kommen z. T. erschreckende Symptome wie ein plötzlicher Spannungsverlust der Muskulatur z.B. Beim Lachen, ggf. mit Zusammensacken oder totaler Bewegungsunfähigkeit (Lachschlag). Auch nächtliche Wachanfälle treten auf. Hypnagoge Halluzinationen und Schlaflähmungen gehören zu den weiteren Symptomen.

psychogene, „hysterische“ Anfälle - kommen auch bei fast einem Viertel aller Patienten mit einer Epilepsie vor.

Anfallsart – Verwechslungsmöglichkeit:

Generalisierte tonisch–klonische Anfälle konvulsive Synkope, dissoziativer Anfall, "concussive convulsion bei Commotio cerebri ", Hyperekplexie beim Stiff-man Syndrom, Stiff Baby Syndrom.

Absence Tagträumen, dissoziativer Anfall Myoklonische Anfälle Myoklonus während einer Synkope, benigner Schlafmyoklonus, andere Formen des nicht-epileptischen Myoklonus Atonische Synkope Kataplexie Tonische Anfälle Paroxysmale Dyskinesie, Hyperekplexie beim Stiff-man Syndrom, Stiff_Baby Syndrom, Atemstillstand, paroxysmale extreme pain disorder* Epileptischer Spasmus benigner Schlafmyoklonus, infantile Kolik Temporallappen Epilepsie

Migräne, Panikattacke, TIA mit Aphasie, physiologisches Déjà-vu-Erlebnis , Narkolepsie mit Automatismus, non-iktale Verwirrtheits -

zustände, Delir,

Occipitallappen Epilepsie visuelle Aura bei Migräne , Charles-Bonnet Phänomen

Frontallappen Epilepsie Parasomnien,, dissoziativer Anfall, Synkope,

Paroxysmale Dyskinesie, Parietallappen Epilepsie sensorische Aura bei Migräne

(Quelle: Wikipedia)

Differentialdiagnosen:

Abzugrenzen sind andere neurologische oder psychiatrische Erkrankungen mit attackenartiger Ausprägung der Symptome. Am bedeutsamsten sind:

- Synkopen
- psychogene Anfälle
- Hyperventilationstetanien
- transitorisch-ischämische Attacken
- Migräne
- Narkolepsie/Kataplexie
- Drop-Attacks

⅄ **intermittierende Lähmungen**

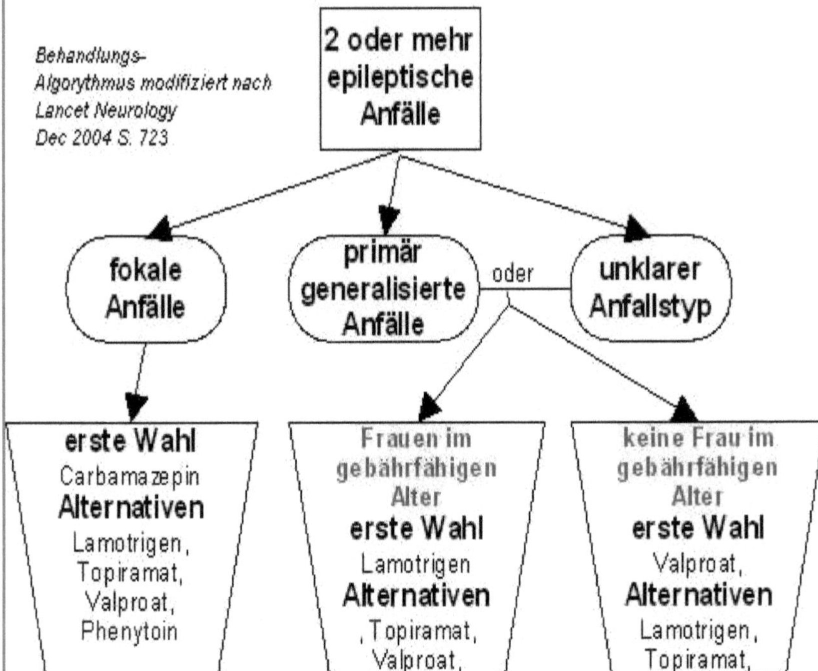
Behandlungs-
Algorythmus modifiziert nach
Lancet Neurology
Dec 2004 S. 723
2 oder mehr epileptische Anfälle
fokale Anfälle
primär generalisierte Anfälle
oder
unklarer Anfallstyp
erste Wahl
Carbamazepin
Alternativen
Lamotrigen,
Topiramat,
Valproat,
Phenytoin
Frauen im gebährfähigen Alter
erste Wahl
Lamotrigen
Alternativen
,Topiramat,
Valproat,
keine Frau im gebährfähigen Alter
erste Wahl
Valproat,
Alternativen
Lamotrigen,
Topiramat,

Neue Definitionen von Begriffen in der Epilepsiediagnostik:

Epileptischer Anfallstyp: Ein iktales Ereignis mit einem einzigartigen pathophysiologischen Mechanismus und anatomischen Substrat. Es handelt sich um eine diagnostische Entität mit ätiologischen, therapeutischen und prognostischen Implikationen.

Epilepsie – Syndrome: Ein Komplex aus Befunden und Symptomen, die einen einzigartigen epileptischen Zustand mit unterschiedlichen Ätiologien definieren.Dies muss mehr als einen Anfallstyp beinhalten, somit bedingen beispielsweise Frontallappenanfälle kein Syndrom.

Epilepsie – Krankheit: Ein pathologischer Zustand mit einer einzigen, spezifischen und gut definierten Ätiologie. So ist eine progressive Myoklonusepilepsie ein Syndrom und Unverricht – Lundborg eine Krankheit.

Epileptische Enzephalopathie: Ein Zustand, bei dem davon ausgegangen wird, dass die epileptischen Prozesse selbst zu progredienten Störungen der zerebralen Funktion führen.

Benignes Epilepsie – Syndrom: Ein Syndrom, das durch epileptische Anfälle charakterisiert wird, die leicht zu behandeln sind oder überhaupt keine Behandlung erfordern sowie folgenlos ausheilen.

Reflexepilepsie – Syndrom: Syndrome, bei denen alle epileptischen Anfälle durch sensorische Stimuli ausgelöst werden. Reflexanfälle bei fokalen oder generalisierten Epilepsie – Syndromen, die gemeinsam mit spontanen Anfällen auftreten, werden als Anfallstyp berücksichtigt. Isolierte Reflexanfälle können auch in Situationen auftreten, die nicht notwendigerweise die Diagnose einer Epilepsie verlangen. Anfälle, die durch andere besondere Umstände wie z.B. Fieber oder Alkoholentzug ausgelöst werden, sind keine Reflexanfälle

Fokale Anfälle und Syndrome: Ersetzt die Ausdrücke partielle Anfälle und lokalisationsbezogene Syndrome.

Einfache und komplex – fokale Anfälle: Diese Begriffe wären nach neuen Definitionen nicht mehr empfohlen und werden nicht ersetzt. Eine iktale Einschränkung des Bewusstseins wird bei individuellen Anfällen gegebenenfalls beschrieben, aber nicht zur Klassifikation bestimmter

Anfallsformen benutzt. Die Begriffe lokalisationsbezogen und partiell werden wieder durch den Begriff fokal ersetzt.

Idiopathisches Epilepsie – Syndrom: Ein nur durch eine Epilepsie definiertes Syndrom ohne zugrunde liegende strukturelle Läsion, andere neurologische Befunde oder Symptome. Eine genetische Ursache wird angenommen und meist liegt eine Altersabhängigkeit vor.

Symptomatisches Epilepsie – Syndrom: Ein Syndrom, bei dem epileptische Anfälle die Folge einer oder mehrerer identifizierbarer struktureller Läsionen des Gehirns sind.

Wahrscheinlich symptomatische Epilepsie – Syndrome: Synonym mit, aber vorzugsweise verwendet anstelle kryptogenes Epilepsie – Syndrome, bei denen eine symptomatische Genese angenommen wird, ohne das eine entsprechende Ätiologie nachweisbar ist. Kryptogen gilt jetzt als veralteter Begriff, meint Störungen, die nicht idiopathisch sind oder die vermutlich symptomatisch sind, ohne das eine entsprechende Ursache bisher schon nachgewiesen ist. Soll nach neuen Klassifikationen durch „wahrscheinlich symptomatisch“ ersetzt werden.

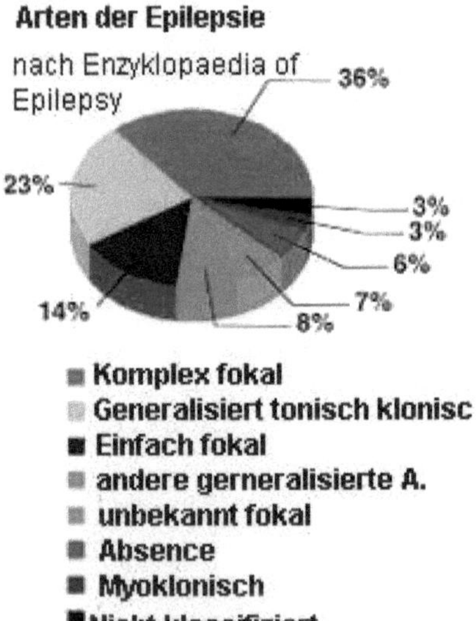

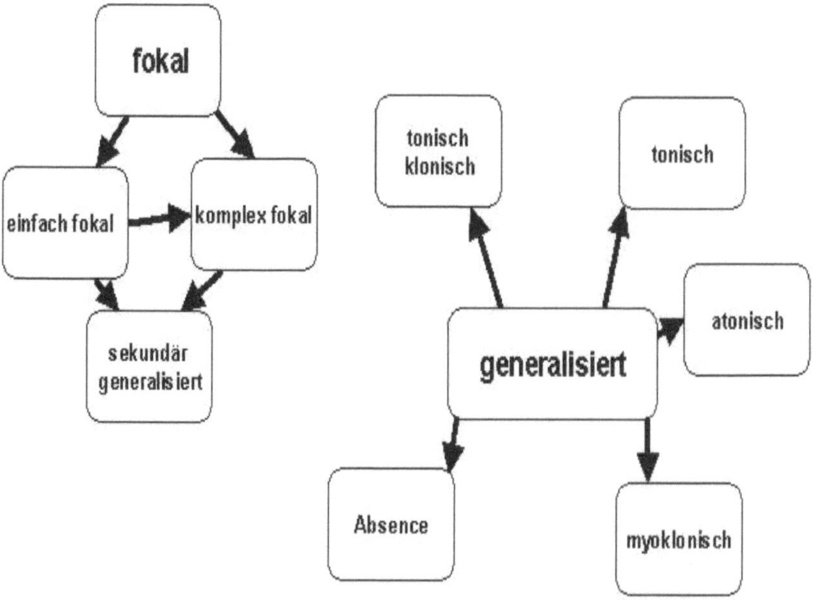
fokal
einfach fokal
komplex fokal
sekundär generalisiert
tonisch klonisch
tonisch
atonisch
generalisiert
Absence
myoklonisch

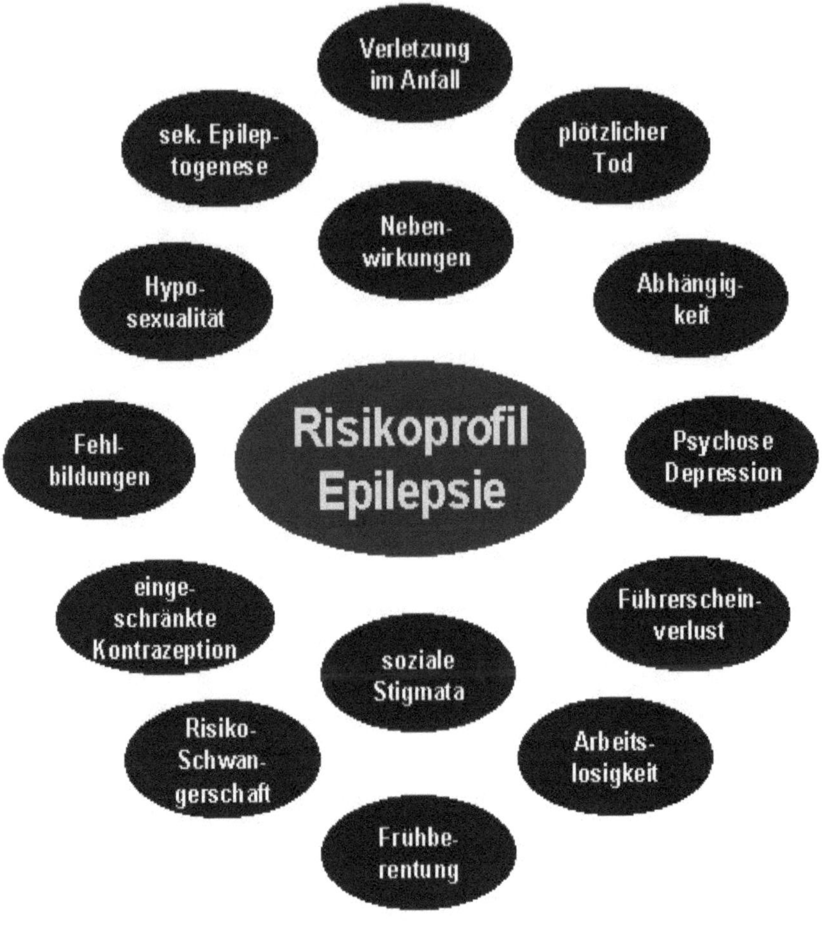
Verletzung im Anfall
sek. Epilep-togenese
plötzlicher Tod
Neben-wirkungen
Hypo-sexualität
Abhängig-keit
Fehl-bildungen
Risikoprofil Epilepsie
Psychose Depression
einge-schränkte Kontrazeption
Führerschein-verlust
soziale Stigmata
Risiko-Schwan-gerschaft
Arbeits-losigkeit
Frühbe-rentung

Wichtige Informationen für die Klassifikation epileptischer Anfälle:

→ Wie lange dauerte der epileptische Kernanfall ?

→ Gab es während des Anfalls verschiedene Phasen ? Bsp. Bewegungs-verharren gefolgt von generalisierter Tonuserhöhung mit nachfolgenden rhythmischen Kloni o.ä.

→ Symptome, die auf den Ursprungsort des Anfalls hinweisen: Körper -, Kopf – und Augenwendungen, seitenbetonte motorische Arm oder Beinbewegungen

→ Augen geöffnet oder geschlossen ?

→ Pupillenreaktion auf Licht erhalten oder aufgehoben ?

→ Reaktionen auf Ansprache ?

→ Abwehrbewegungen im Anfall ?

→ Gab es eine Umdämmerung nach dem Anfall und wie lange dauert sie ?

→ Akzessorische Symptome: Seitlicher Zungenbiss, Urin, oder Stuhlabgang, Gesichtsblässe oder bläuliche Hautverfärbung.

Epilepsien gelten als gut behandelbare Erkrankungen, bei denen durch eine medikamentöse Therapie in vielen Fällen Anfallsfreiheit erreicht werden kann. Dennoch stehen viele Menschen einer oft über viele Jahre und Jahrzehnte andauernden medikamentösen Behandlung kritisch gegenüber und fragen sich, ob es dazu keine Alternativen gibt. Obwohl Epilepsien gut behandelbar sind, kann bei etwa 20 – 30% der Betreffenden weder durch eine medikamentöse Behandlung noch durch einen epilepsiechirurgischen Eingriff Anfallsfreiheit erreicht werden – in Deutschland sind das immerhin fast 150.000 Menschen. Auch diese stellen sich die Frage, was getan werden kann, um ein besseres Behandlungsergebnis zu erreichen.

Behandlungsindikation:

Ob eine medikamentöse Epilepsie - Behandlung begonnen wird, hängt von vielen krankheitsbedingten, aber auch individuellen sozio – kulturellen Faktoren ab. Als Faustregel kann gelten, dass eine Antikonvulsive Behandlung begonnen werden sollte, wenn es innerhalb von 3–6 Monaten zu 2 epileptischen Anfällen mit Bewusstseinsstörung gekommen ist.

Keine Behandlungsindikation besteht bei:

- akuten Gehirnerkrankungen, ohne dass bisher Anfälle beobachtet wurden
- perioperativer Prophylaxe bei neurochirurgischen Eingriffen

Therapie – Zielsetzung:
Das Pro – und Kontra einer Medikamentösen Therapie:

Pro:

→ Keine Anfälle mehr oder zumindest weniger wahrscheinlich

→ Gefahren und Nachteile durch weitere Anfälle entfallen oder nehmen ab

→ Gefährliche Anfälle

Kontra:

→ Nebenwirkungen z.B. Müdigkeit, Wechselwirkungen

→ Möglichkeit der Anfallsfreiheit auch ohne Medikamente

→ Harmlose Anfälle

Wann wird eine Epilepsie behandelt?

Spätestens, wenn ein Epilepsiekranker schon mehrere Anfälle erlebt hat, sollte er mit einer Therapie beginnen. Ohne Behandlung besteht die Gefahr, dass die Anfälle in Zukunft noch häufiger auftreten.

Bei sehr seltenen Anfällen (weniger als zwei pro Jahr) sollten Arzt und Patient vor Therapiebeginn Nutzen und Risiken abwägen. Ärzte berücksichtigen auch, wie groß die Bereitschaft des Patienten ist, sich an ärztliche Empfehlungen zu halten (Compliance = Therapietreue). Bei der Diagnose bestimmter Epilepsieformen (Temporallappenepilepsie, Absencenepilepsie, myoklonisch – atonische Epilepsie, Lennox – Gastaut – Syndrom, BNS – Krämpfe) sollte die medikamentöse Behandlung sofort beginnen, da sich meist schon vor der Diagnosestellung viele Anfälle ereignet haben. Handelt es sich um eine strukturell-metabolische Epilepsie, behandelt der Arzt zunächst die Grunderkrankung. Außerdem sollten Patienten Faktoren vermeiden, die einen epileptischen Anfall auslösen können. Ein Sonderfall ist der sogenannte Status epilepticus. So beschreibt man einen sehr lang anhaltenden epileptischen Anfall beziehungsweise eine Serie kurz aufeinander folgender Anfälle, zwischen denen der Patient nicht das volle Bewusstsein erlangt. Ein Status epilepticus ist gefährlich und kann sogar tödlich sein, wenn man ihn nicht rechtzeitig behandelt. Bestimmte Medikamente bieten hier erste Hilfe und ermöglichen eine Durchbrechung des Anfalls.

Die wichtigsten Ziele für das Epilepsiebehandlungskonzept bestehen aus:

→ Anfallsfreiheit ohne oder nur mit geringen unerwünschten Wirkungen bei Antiepileptischer Pharmakotherapie und anderen Therapieoptionen (Neurochirurgie, Lebensführung),

→ Ungestörte altersentsprechende seelische, kognitive und motorische Entwicklung

→ Die Dokumentation ist eine der Hauptsteuerungselemente in der Behandlung der Epilepsie, Anfallsdokumentation in einem Anfallskalender, schriftliche oder elektronische

→ Gründlichste offene Aufklärung und Patienten – und Elternschulung, Offenlegung des vermuteten oder sicher diagnostizierten Epilepsie – Syndroms

→ Unterstützung bei der Integration in Familie, Schule, Beruf und Gesellschaft zum Erhalt einer optimalen Lebensqualität, unterstützt durch sozialpädagogische und sozialrechtliche Fachkräfte

Behandlungsziele:

Bei der medikamentösen Epilepsiebehandlung müssen primäre Behandlungsziele von sekundären unterschieden werden.

Primäre Behandlungsziele sind:

- das Erzielen von Anfallsfreiheit

- die bestmögliche Reduktion der Anfallsfrequenz und/oder Intensität bei Vermeidung von nicht tolerablen Nebenwirkungen, falls eine Anfallsfreiheit nicht erzielt werden kann. In der Praxis ist dies bei medikamentös therapieresistenten Patienten oft eine Gratwanderung zwischen der Akzeptanz von mehr Anfällen oder mehr Nebenwirkungen.

Sekundäre Behandlungsziele sind:

- Verbesserung der psychosozialen Situation wie z. B.:

- Normalisierung der schulischen und beruflichen Ausbildung bzw. Integration

- Erhalt oder Wiedererlangung der Fahrtauglichkeit

- Verhinderung von Sekundärfolgen wie z. B.:
  direkte Verletzungen durch Anfälle wie z. B. Hirnkontusionen, Frakturen

- Krankheitsprogression, wie z. B. zunehmende hippocampale Sklerose

- Tod durch direkte Anfallseinwirkung oder plötzlicher unerwarteter Tod

- Behandlung von assoziierten Störungen wie z.B. Depression, Hormonstörungen, Kognitiven Defiziten

Kein Behandlungsziel ist u. a.:

- die Sanierung des EEG´s in Bezug auf den Nachweis epilepsietypischer Potentiale.

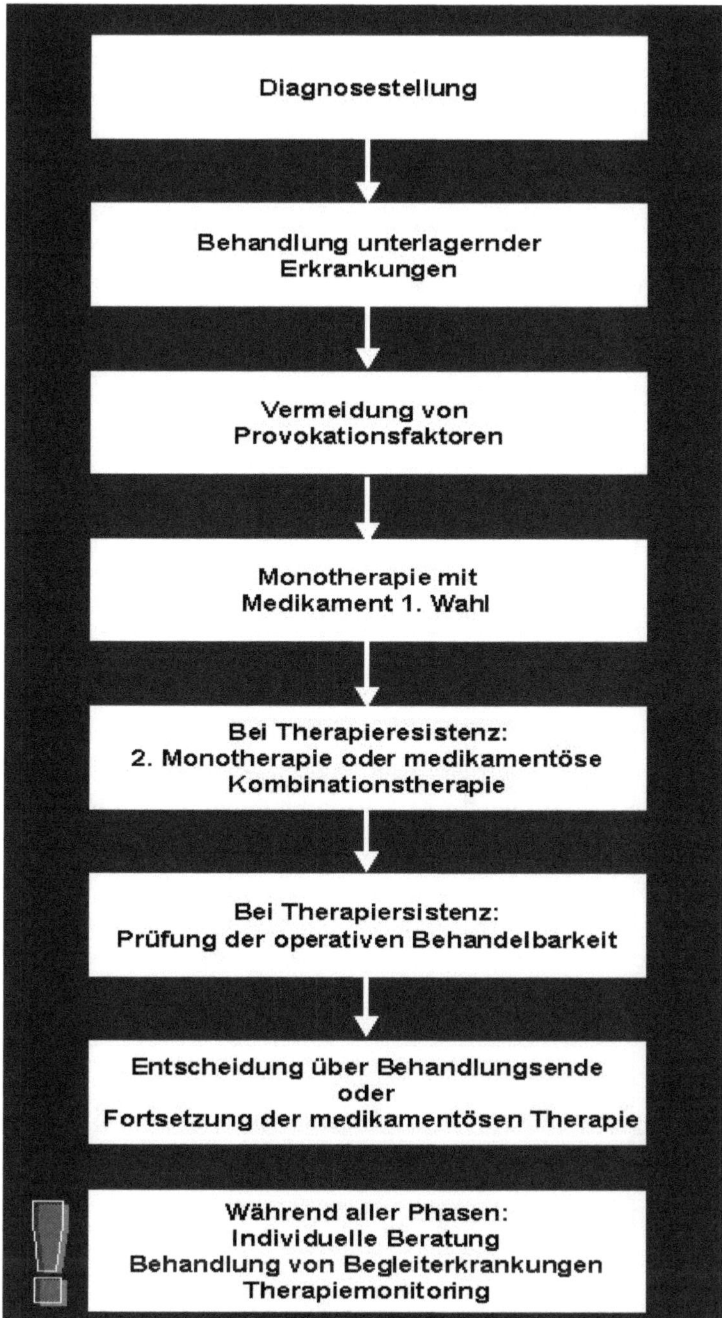
Diagnosestellung
Behandlung unterlagernder Erkrankungen
Vermeidung von Provokationsfaktoren
Monotherapie mit Medikament 1. Wahl
Bei Therapieresistenz: 2. Monotherapie oder medikamentöse Kombinationstherapie
Bei Therapiersistenz: Prüfung der operativen Behandelbarkeit
Entscheidung über Behandlungsende oder Fortsetzung der medikamentösen Therapie
Während aller Phasen: Individuelle Beratung Behandlung von Begleiterkrankungen Therapiemonitoring

Off – Lable – use:

Verwendung von Antiepileptika Off – Lable für die Behandlung von Neugeborenen Krampfanfälle. Medizinisch refraktären Neugeborenen Krampfanfälle stellen eine große therapeutische Herausforderung. Herkömmliche Antiepileptika zeigen begrenzte Wirksamkeit, frühere Studien dokumentiert eine hohe Frequenz von Off – Lable – Arzneimitteltherapie bei Neugeboerenen. Wir wollen feststellen, ob die Pädiatrischen Neurologen eine Behandlung der Neugeborenen Anfälle mit neueren Agenten empfehlen, trotz eines Mangels an Informationen über ihre Sicherheit und Wirksamkeit in dieser Population. Erhebungen wurden auf der Jahrestagung 2007 des Kindes – Gesellschaft für Neurologie verteilt. Die Antworten von 55 pädiatrischen Neurologen wurden analysiert.

73% (40 / 55) empfohlen, die Behandlung von Neugeborenenkrämpfe mit einem oder beiden von Levetiracetam und Topiramat

47% (26 / 55) empfohlen Levetiracetam

55% (30 / 55) empfohlen Topiramat

Trotz fehlen von Daten über neonatale Pharmakokinetik der beiden Arzneimittel aus Neurologischer Sicht, unterschiedliche Dosierungsempfehlungen für diese beiden Medikamente (P = 0,003, Chi – Quadrat – Test). Befragten beide Agenten betrachtet in der Mehrzahl der Fälle wirksam sein, Nebenwirkungen wurden häufiger mit Topiramt anerkannt. Diese Ergebnisse unterstreichen die dringende Notwendigkeit einer strengen klinischen Studien, die Risiken und Vorteile der neuen Arzneimitteltherapien für neonatale Anfälle zu verstehen.

Leitlinien der Behandlung:

→ Gründliche Diagnostik (insbesondere: DD epileptische – nicht epileptische Anfälle, Syndromklassifikation, Ätiologie)
→ Einigkeit zwischen Arzt und Patient über die Therapieziele
→ Individuell dosierte Pharmakotherapie mit optimal geeigneten Medikamenten

→ Falls nötig, frühzeitige psychatrische und psychologische Therapie sowie soziale Unterstützung
→ Bei Therapieresistenz frühzeitige Prüfung der Indikation zu einer Epilepsiechirurgischen Therapie

Behandlung symptomatischer Ursachen:

Bei neu aufgetretenen epileptischen Anfällen muss zunächst der Frage nachgegangen werden, ob es sich um eine akute symptomatische Epilepsie aufgrund einer floriden Gehirnerkrankung oder um eine Manifestation einer Epilepsie bei chronischer stabiler oder residueller Gehirnläsion oder um die Manifestation von Anfällen im Rahmen idiopathischer Epilepsiesyndrome handelt. Hierdurch werden das diagnostische Vorgehen bzw. die initialen therapeutischen Schritte bestimmt. Zunächst richtet sich die Diagnostik auf die Erkennung unterlagernder akuter oder chronischer Gehirnerkrankungen bzw. Gehirnaffektionen. Ursächlich kommen für diese Gruppe der akuten oder chronischen symptomatischen Epilepsien alle Gehirnerkrankungen mit Beteiligung des Cortex in Frage. Aber auch Erkrankungen, die zunächst zu einer Schädigung des Marklagers führen, wie z. B. die subkortikale arteriosklerotische Encephalopathie oder die Multiple Sklerose können durch Waller'sche Degeneration zum Untergang der zugehörigen Neuronen und somit zu epileptischen Anfällen führen. Darüber hinaus können Anfälle durch Gehirnaffektionen im Rahmen allgemeiner metabolischer Erkrankungen oder toxischer Belastungen auftreten. Der Begriff akute symptomatische Epilepsie beinhaltet, dass mehrere Anfälle zumeist bei akuter Gehirnerkrankung aufgetreten sind. Bei 80–90 % der Patienten führt die Ausheilung der Grunderkrankung oder Gehirnaffektion gleichzeitig zum Sistieren der Anfälle. Anfälle in dieser Situation werden von anderen Epileptologen auch als „epileptische Reaktion" oder „Gelegenheitsanfälle" bezeichnet. Hierdurch wird zur terminologischen Verwirrung beigetragen, da diese Begriffe keine internationale Anerkennung finden. Eine Übersicht über die häufigsten Ätiologien symptomatischer Epilepsien gibt die folgende Tabelle:

DGN – Leitlinien der Medikamente:

→ **Therapie des ersten epileptischen Anfalls bei idiopathischer** Epilepsien:

< Valproinsäure 600 – 1500 mg / Tag
< Lamotrigin 100 – 300 mg / Tag
< Topiramat 50 – 200 mg / Tag

→ **Therapie des ersten epileptischen Anfalls bei fokaler Epilepsien:**

< Carbamazepin 200 – 1200 mg / Tag
< Oxcabazepin 300 – 1800 mg / Tag
< Lamotrigin 100 – 300 mg / Tag
< Topiramat 50 – 200 mg / Tag
< Valproinsäure 600 – 1500 mg / Tag
< Gabapentin 900 – 2400 mg / Tag

→ **Wirksam bei fokalen Anfälle mit und ohne Generalisierung:**

< Carbamazepin, Phenytoin, Oxcarbazepin
< Valproat, Phenobarbital, Primidon
< Felbamat, Lamotrigin, Gabapentin
< Topiramat, Tiagabin

Generalisierte:

→ Absencen Ethosuximid, Valproat
→ Myoklonisch Valproat, Clonazepam
→ Tonisch – Klonsich bei Lennox – Gastaut Felbamat
→ Tonisch – Klonisch Valproat, Phenytoin, Carbamazepin, Oxcabazepin

Medikamentöse Behandlung - Vorgehensweise:

Für die Zusatztherapie kommen alle Substanzen aus der Tabelle in Betracht und werden individuell für jeden Patienten nach Kriterien ausgewählt werden. In der Regel sollten maximal zwei Antiepileptika kombiniert werden, in Einzelfällen können jedoch Mehrfachkombinationen sinnvoll sein.

Pharmakoresistenz:
Bei etwa 30% aller Anfallskranken Menschen spricht die Epilepsie nicht ausreichend auf die bisher zur Verfügung stehenden Antiepileptika an und ist daher als resistent zu bezeichnen. Neben einer mangelnden Anfallskontrolle können nicht tolerable Nebenwirkungen dazu führen, dass bestimmte Antiepileptika für individuelle Patienten ungeeignet sind. Patienten mit Therapieversagen und Pharmakoresistenz stellen die schwierig zu behandelnde Gruppe von Epilepsiepatienten dar. Wenn mindestens zwei Antiepileptika in ausreichender Dosierung versucht wurden und keine Anfallsfreiheit erreicht wird, gilt ein Patient als pharmakoresistent. Spätestens dann sollten die Betreffenden an ein der Behandlung therapieschwieriger Epilepsien erfahrenes Zentrum überwiesen werden, um hier weitere Therapiemöglichkeiten zu besprechen (entsprechende Adressen sind über die Deutsche Epilepsievereinigung erhältlich).

Generika:
Generika sind Medikamente die dann verfügbar sind, wenn das Patent auf einen Wirkstoff abgelaufen ist. Sie sind in der Regel kostengünstiger und enthalten den gleichen Wirkstoff wie das Orginalpräparat. Grundsätzlich sollte in der Epilepsiebehandlung bei medizinischer Gleichwertigkeit preisgünstigen Medikamenten der Vorzug gegeben werden. Wird mit der Epilepsiebehandlung begonnen oder ist während der Behandlung die Umstellung auf ein Medikament mit einem anderen Wirkstoff notwendig, spricht nichts dagegen, ein kostengünstiges Generikum einzusetzen. Ist jedoch mit einem Orginalpräparat oder einem Generikum ein zufriedenstellendes Behandlungsergebnis erreicht. Im Idealfall Anfallsfreiheit und keine Nebenwirkungen, ist der Wechsel auf ein anderes wirkstoffgleiches Präparat problematisch. Problematisch ist der Wechsel zwischen verschiedenen wirkstoffgleichen Präparaten deshalb, weil solche Wechsel aufgrund der unterschiedlichen Bioverfügbarkeit (jede Tablette unterschiedlicher Hersteller wird vom Körper anders aufgenommen und verarbeitet) zu erheblichen Schwankungen des Blutspiegels, also der Konzentration des Wirkstoffes im Blut führen können. Fällt dieser Spiegel ab, kann es zu erneuten Anfällen, mit insbesondere bei zuvor anfallsfreien Patienten, schwerwiegenden Folgen für den Patienten

kommen. Steigt der Spiegel an, kann es zu nicht tolerierbaren Nebenwirkungen kommen. Deshalb sollte grundsätzlich immer das gleiche Präparat eingenommen und nicht gewechselt werden (wobei es auch hier Ausnahmen gibt, die mit dem behandelnden Arzt zu besprechen sind). Die behandelnden Ärzte sollten deshalb durch entsprechende Kennzeichnung auf dem Rezept die „aut idem" - Regelung außer Kraft setzen, so dass der Apotheker verpflichtet ist, dem Patienten das auf dem Rezept stehende Präparat zu geben und es nicht durch ein anderes zu ersetzen. Dies ist auch im Interesse des Arztes, da er unter Umständen für die Folgen haftet, wenn er nicht über die möglichen Folgen bei einem Wechsel aufklärt.

Arzneimittelmarktneuordnungsgesetz (AMNOG):
Durch das AMNOG werden aktuell alle neu zugelassenen Medikamente im Vergleich mit festgelegten existierenden Substanzen bewertet. Je nach dem, wie dieser Vergleich ausfällt, werden anschließend die Preise verhandelt. Im Bereich der Epilepsie hat dies dazu geführt, dass zwei neue Substanzen (Retigabin) und (Perampanel) für die ein direkter Vergleich mit den vorgegebenen Vergleichssubstanzen nicht existiert, aus rein formalen Gründen bisher kein Zusatznutzen zuerkannt wurde (obwohl ihre Wirksamkeit bei schwierig zu behandelnden Epilepsien klar nachgewiesen wurde). Die jeweiligen Firmen haben die beiden Substanzen daraufhin in Deutschland entweder vom Markt genommen oder außer Vertrieb gesetzt. Retigabin ist derzeit über die internationale Apotheke verfügbar und wird in aller Regel von den Kassen erstattet, insbesondere wenn Patienten diese Substanzen schon einnehmen und davon provitiert haben. Für Perampanel gibt es ab Januar 2014 ein sogenanntes „Named – Patient" Programm, über das das Präparat für jeden Patienten separat zur Verfügung gestellt wird. Hier können sich jedoch bald wieder Änderungen ergeben.

Medikamentöse Therapie:
Die Antiepileptika (AE, Einzahl: Antiepileptikum) spielt zahlenmäßig die weit aus größte Rolle bei der Epilepsie – Behandlung.
Antiepileptika verhindern das Auftreten von Anfällen, heilen die Epilepsie aber nicht.

Insofern ist die Bezeichnung „ Antiepileptikum „ Hochstapelei. Beim Absetzen kann es ohne weiteres wieder mit Anfällen losgehen, falls der epileptische Krankheitsprozess nicht von selbst zur Ruhe gekommen ist. Das Rückfallrisiko ist für verschiedene Epilepsieformen sehr unterschiedlich:

Welche Bedeutung haben Auffällige Laborwerte für die Medikamentöse Therapie ?

Immer wieder fallen insbesondere unter der Therapie mit älteren Antiepileptika veränderungen bestimmter Laborwerte auf, die zu großer Verunsicherung Anlaß geben. Am häufigsten entsteht diese, wenn auffällt, dass ein bestimmter Leberenzymwert, die Konzentration der sogenannten Gamma – GT. Dieser Laborwert sei ein Anzeichen für einen Leberschaden und deutet auf eine Unverträglichkeit des Medikaments hin. Regelmäßige Laborkontrollen sind sinnvoll, um die Nebenwirkungen frühzeitig zu erkennen.

Bestimmung des Nutzens und des Zusatznutzens von Antiepileptika: eine kritische Übersicht:

Obwohl die Erfassung der Anfallsfrequenz vor und während der Behandlung die Grundlage zur Beurteilung der Wirksamkeit neuer Antiepileptika ist, zeigen alle bisher durchgeführten Untersuchungen, dass vom Patienten geführte Anfallskalender unzuverlässig sind und für die adäquate Bewertung von Interventionen neue methodische Ansätze gewählt werden müssen. Die traditionelle Gabe von Placebo in der klinischen Prüfung des Nutzens von neuen Zusatz – Antiepileptikas ist wegen der zahlreichen selektiven Einflussfaktoren auf die anfallshemmende Wirkung von Placebo methodisch unzuverlässig, falls nicht alle Einflussfaktoren kontrolliert werden. Die Placebo Gabe ist ethisch zweifelhaft, weil den Teilnehmern während der Studiendauer möglicherweise wirksame Antiepileptikas vorenthalten werden und dies ist angesichts eines erhöhten SUDEP – Risikos unter Placebo nicht unbedenklich. Für die klinische Praxis sind zudem die Ergebnisse direkt vergleichender Studien, in denen Antiepileptika miteinander bzw. gegen ein Standard Antiepileptika getestet werden, aussagekräftiger als ein Vergleich mit Placebo. Daher sollten Zulassungsbehörden Studien der Wirksamkeit und Unbedenklichkeit im Vergleich zur Standardtherapie zum Zeitpunkt der Zulassung fordern, in denen mindestens die Nichtunterlegenheit gegenüber die Standardtherapie nachgewiesen wird. Die frühe Nutzenbewertung fragt ebenfalls nach dem Zusatznutzen im Vergleich zu den bislang verfügbaren Therapieoptionen. Placebokontrollierte Untersuchungen ohne konkurrente Vergleichstherapie sind nicht geeignet zur direkten Bestimmung des Zusatznutzens. Ein internationaler Konsens über Studiendesigns zum Nachweis des Zusatznutzens von Antiepileptika ist dringend notwendig.

Grundlage der Wirkung der Medikamente:

Ist die Vorstellung, dass die Anfälle auf der zellulären Ebene durch folgende Mechanismen entstehen.
→ Zu starke Erregung entstehend durch Ionenströme in die Zelle Na+, Ca++ Ströme, Neurotransmitter: Glutamate, Aspartat.
→ Zu geringe Hemmung (Inhibition) entstehend durch Ionenströme aus der Zelle CI -, K+ Ströme, Neurotransmitter: GABA

Neue Antiepileptika:

Rufinamid → Lennox – Gastaut Syndrom → Zusatztherapie
Stiripentol → schwere seltene Epilepsie – Kinder → Zusatztherapie
Escarbazepin → Fokale Epilepsie Erwachsene → Zusatztherapie
Retigabin → Fokale Epilepsie → Zusatztherapie

Antiepileptika die vom Markt genommen wurden:

Fycompa = 12.05.2014
Trobalt = 2012
Gabitril (Teva) = 11. 2013

Gemeinsame Stellungnahme der Deutschen Gesellschaft für Epileptologie und der Deutschen Gesellschaft für Neurologie:

Juni 2012

Vor einem Jahr wurde das neue Antiepileptikum Retigabin in den Markt eingeführt. Ca. 1.400 Epilepsie – Patienten in Deutschland nehmen das neue Medikament ein. Bei einem Teil dieser Patienten verhindert dies Anfälle oder reduziert deren Häufigkeit deutlich. Jetzt kam der Gemeinsame Bundesausschuss jedoch zu der Einschätzung, dass sich durch Retigabin kein Zusatznutzen gegenüber den Vergleichssubstanzen Lamotrigin und Topiramat darstelle. Dies bedeutet, dass das neue Medikament zum unverhältnismäßigen niedrigen Preis der generischen Vergleichssubstanzen angeboten werden muss. In einer Presseinformation kündigte die Firma GSK daraufhin am 31. Mai an, die Preisverhandlungen nicht aufzunehmen und das Medikament zunächst in Deutschland vom Markt zu nehmen, bis eine erneute Nutzenbewertung (mit unklarem Ausgang) erfolgt ist. Das bedeutet nun, dass Retigabin ab dem 01. Juli 2012 nur noch über die internationale Apotheke erhältlich ist und dafür ein Antrag bei der Krankenkasse gestellt werden muss.

Neue Medikamente:

Bei Epilepsien verbindet sich mit neuen Arzneimitteln die Hoffnung, jenes Drittel von Kranken anfallsfrei halten zu können. Bei denen das mit den bisher gebräuchlichen Mitteln nicht gelungen ist. Die Wirkstoffe, die seit 2007 neu auf den Markt kamen, sind als Zusatzmedikamente gedacht. Zum Teil sollen sie nur bei speziellen Epilepsieformen eingesetzt werden.

Rufinamid ist als Zusatz zur Behandlung des Lennox Gastaut – Syndroms zugelassen, einer schweren Form von generalisierter Epilepsie, die im Allgemeinen kinder betrifft, sich aber bis ins Erwachsenenalter fortsetzen kann. Durch die Zusatzbehandlung mit Rufinamid lässt sich die Zahl der epileptischen Anfälle un ein Drittel verringern.

Stiripentol ist als Zusatztherapie bei bestimmten schweren und selten auftretenden Epilepsieformen im Kindesalter mit generalisierten Anfällen zugelassen, die mit Clobazam und Valproinsäure allein nicht ausreichend behandelt werden können. Das Mittel sorgt dafür, dass von den anderen Epilepsiemitteln mehr zur Wirkung gelangt. Derzeit ist unklar, ob man diesen Effekt nicht auch erreichen kann, indem man die bisherigen Medikamente höher dosiert.

Escarbazepin ist als Zusatztherapie für Erwachsene mit fokalen Epilepsien zugelassen. Es ähnelt den bewährten Wirkstoffen Carbamazepin und Oxcarbazepin, unterscheidet sich von diesen aber in seinen unerwünschten Wirkungen und Wechselwirkungen. Ob das für die Behandelten relevante Vorteile hat, ist noch nicht ausreichend untersucht.

Retigabin ist ein Zusatzmedikament zur Behandlung von fokalen Epilepsien. Seine Wirksamkeit wurde bei Patienten geprüft, die trotz Einnahme von ein oder zwei Antiepileptika weiterhin epileptische Anfälle bekamen. Vor allem in der höheren Dosierung von 900 beziehungsweise 1200 Milligramm verringert Retigabin die Anfallshäufigkeit besser als ein Scheinmedikament. Der Preis dafür sind vermehrte Nebenwirkungen. Retigabin ist zwar europaweit zugelassen und zum Beispiel in der Schweiz und den Niederlanden im Handel. In Deutschland hat der Hersteller das Mittel jedoch wieder vom Markt genommen, nachdem das Institut für Qualität und Wirtschaftlichkeit im Gesundheitswesen (IQWiG) keinen Zusatznutzen von Retigabin gegenüber bewährten Mitteln feststellen konnten. Dem IQWiG lagen keine Studienergebnisse darüber vor, wie Retigabin im Vergleich zu diesen Wirkstoffen abschneidet.

Brivaracetam ist seit Januar 2016 als Zusatztherapie für Jugendliche ab 16 Jahren und Erwachsene mit epileptischen Krampfanfällen zugelassen. Es ist zur Behandlung von fokalen Krampfanfällen mit und ohne sekundäre Generalisierung bei Personen ab 16 Jahren zugelassen. Der Wirkstoff beeinflusst die Ausschüttung von Botenstoffen im Gehirn und soll so Krampfanfällen vorbeugen.

Ersttherapie:

Die Auswahl der Medikamente in der Ersttherapie ist nicht ganz einfach. Prinzipiell gilt Folgendes: Bei fokalen Epilepsien haben alle Medikamente der Gruppe I – mit Ausnahme von Gabapentin – eine vergleichbare Wirksamkeit auf die Anfallskontrolle (Zonisamid hat die Zulassung als Monotherapie für die Behandlung von fokalen Anfällen (mit oder ohne sekundäre Generalisierung) bei Erwachsenen mit neu diagnostizierter Epilepsie erhalten (Baulac et al., 2012). Bei generalisierten oder unklassifizierbaren Epilepsien sind Valproat und Topiramat wirksamer als Lamotrigin. Dies wurde durch eine umfangreiche Untersuchung bestätigt

(SANAD-Studie; Marson et al. 2007a, Marson et al. 2007b). Medikamente gegen fokale Anfälle können sogar generalisierte Anfälle provozieren. Die Auswahl, welches Medikament nun eingesetzt werden kann, ist auf der Basis der bisher erstellten Leitlinien schwierig (French et al. 2004a, French et al. 2004b, French et al. 2004c, Beghi et al. 2006, Glauser et al. 2006). Es muss individuell für jeden Patienten eine Entscheidung getroffen werden, da neben der oben erörterten Wirksamkeit weitere Kriterien wie Verträglichkeit, Sicherheit, Pharmakokinetik, Preis und spezifische Patientenbedürfnisse (Komedikation, Übergewicht etc.) mit eingehen. Erwachsene Patienten können mit dem ersten Medikament zu 50 % und mit Änderungen der Medikamente in weiteren 20 % der Fälle anfallsfrei werden. Da nur etwa die Hälfte aller anfallsfreien Patienten auch nach geplantem Absetzen der Medikamente anfallsfrei bleibt, müssen etwa 60 % aller Patienten lebenslang ein Epilepsiemedikament einnehmen. Daher sind negative Langzeiteffekte, die naturgemäß in den meist kurzen Studien nicht berücksichtigt werden können, von großer Bedeutung. Besonders beeinträchtigend ist hier potenziell die deutliche Enzyminduktion der sogenannten klassischen Antiepileptika wie z.B. Carbamazepin, Phenytoin und Phenobarbital. Die permanente Enzyminduktion wirkt sich nicht nur negativ auf den Knochenstoffwechsel und die oralen Kontrazeptiva aus, sondern kann für die Patienten dann lebensbedrohlich werden, wenn andere wichtige Medikamente wie Steroide, Marcumar, Zytostatika oder Immunsuppressiva eingenommen werden müssen (Relling et al. 2000, Sheth u. Harden 2007). Über eine Metabolismusbeschleunigung müssen teilweise kritische Wirksamkeitseinschränkungen der oft lebenswichtigen Medikamente in Kauf genommen werden.

Gegen den frühzeitigen Einsatz von Enzyminduktoren sprechen auch neue Publikationen, die zeigen, dass die Werte von Lipiden, Homocystein und C-reaktivem Protein beim Wechsel von Enzyminduktoren zu Nicht – Enzyminduktoren abfallen (Mintzer et al. 2009). Auch können Enzyminduktoren zu einem kritischen Vitaminmangel führen (Linnebank et al. 2011). Diese Aspekte können bei Studien zur Wirksamkeit und Sicherheit von Antiepileptika oft nicht berücksichtigt werden. Daher sind bei gleicher Wirksamkeit der in Gruppe I genannten Antiepileptika, sofern sie eine Zulassung zur Ersttherapie haben, Medikamente nach den Bedürfnissen der Patienten – nämlich Verträglichkeit und Beeinflussung von Komorbiditäten – und unter Berücksichtigung einer Langzeittherapie zu bevorzugen. Hierzu gehören Lamotrigin und Levetiracetam, bei denen Wirkungsgleichheit zu Carbamazepin nachgewiesen wurde (Brodie et al. 2007, Marson et al. 2007a, Marson et al. 2007b). Beide Substanzen provozieren in der Regel bei idiopathischen generalisierten Epilepsien keine Anfälle. Allerdings wurde unter Lamotrigin beim Dravet – Syndrom, aber auch bei juveniler myoklonischer Epilepsie, eine gelegentliche Zunahme myoklonischer Anfälle beschrieben. Levetiracetam wird darüber hinaus – mit Ausnahme einer nicht hepatischen Hydrolyse – nicht metabolisiert und muss nicht langwierig aufdosiert werden. Es verursacht keine idiosynkratischen Hautreaktionen und führt nicht zu störenden Interaktionen. Das insgesamt geringe Risiko psychiatrischer Nebenwirkungen ist allerdings zu beachten. Diese Substanz hat insgesamt im Vergleich zu den klassischen Antikonvulsiva erhebliche Vorteile in der täglichen Therapie.

Bei generalisierten und unklassifizierbaren Epilepsien weist die SANAD – Studie hinsichtlich des Wirksamkeits-/Nebenwirkungsprofils eine Überlegenheit der Valproinsäure gegenüber Topiramat und Lamotrigin auf. Die Unterschiede zu Topiramat liegen nicht in der Wirksamkeit, sondern in der besseren Verträglichkeit von Valproinsäure. Als Empfehlung gilt hier, wenn möglich unter Berücksichtigung aller individuell wesentlichen Gesichtspunkte, Valproinsäure auch weiterhin als Erstmedikation einzusetzen. In einer neuen Vergleichsstudie mit Ethosuximid, Valproat und Lamotrigin bei der Absence - Epilepsie des Schulalters (Childhood Absence Epilepsy, im angloamerikanischen Sprachraum bereits ab einem Alter von ca. 4 Jahren) zeigte sich, wie erwartet, eine überlegene Wirksamkeit von Ethosuximid und Valproat bei der Behandlung von Absencen in diesem Syndrom. Ethosuximid war hinsichtlich des Nebenwirkungsprofils Valproat überlegen (Glauser et al. 2010). Nach klinischen Erfahrungen ist Ethosuximid auch ein sinnvolles Add – on – Präparat bei der Behandlung von Absencen bei anderen idiopathischen generalisierten Epilepsien. Obwohl nicht zugelassen, gibt es gute Erfahrungen für Levetiracetam bei „reiner“ juveniler myoklonischer Epilepsie in der Monotherapie (Sharpe et al. 2007, Specchio et al. 2008)

Initiale Monotherapie:

Ist die Indikation zur Antikonvulsiven Behandlung gegeben, so ist im ersten Schritt die Monotherapie mit einem Antikonvulsivum der ersten Wahl zu bevorzugen. Hier besteht die beste Behandlungsübersicht über Wirksamkeit und Nebenwirkungen, und die Medikamenten – Compliance der Patienten ist am größten. Bezüglich der Wahl des Antikonvulsivums reicht es in der Praxis aus, zwischen Epilepsien fokalen Ursprungs und idiopathisch generalisierten (früher primär generalisierten) Epilepsien zu unterscheiden. Für die Ersttherapie von Epilepsien fokalen Ursprungs sind Carbamazepin, Lamotrigin, Levetiracetam, Topiramat und Valproinsäure Mittel der ersten Wahl.

Monotherapie fokaler Epilepsien
1. Schritt: Monotherapie mit
Carbamazepin Valproinsäure Topiramat Lamotrigin Levetiracetam Oxcarbazepin Gabapentin

Für die Therapie idiopathisch generalisierter Epilepsien sind Valproinsäure, Topiramat und Lamotrigin Mittel der ersten Wahl.

Monotherapie idiopathisch generalisierter Epilepsien
1. Schritt: Monotherapie mit
Valproinsäure

Levetiracetam
Topiramat
Lamotrigin

Aufdosierungszeiträume:

Die Aufdosierung erfolgt schnell, mittel oder langsam zunächst bis zu einem mittleren therapeutischen Bereich. Erst wenn weitere Anfälle auftreten, wird die Dosis schrittweise erhöht. Dosisabhängige Nebenwirkungen treten bei vielen Medikamenten erst im oberen therapeutischen Bereich auf. Nach jeder Erhöhung ist ca. 3–5 Tage zu warten, ob sich neu aufgetretene Nebenwirkungen zurückbilden oder persistieren. Im letzteren Fall ist der letzte Erhöhungsschritt rückgängig zu machen, so dass das letzte, gut tolerierte Medikamentenniveau wieder erreicht wird. Das Medikament gilt dann als „ausdosiert“. Treten jetzt weitere Anfälle auf, so war die initiale Monotherapie nicht erfolgreich. Die Weiterbehandlung erfolgt nun durch die Umstellung auf eine zweite Monotherapie oder durch eine Kombinationstherapie

Zweite Monotherapie oder Kombinationstherapie:

Der Vorteil der Kombinationstherapie ist, dass verschiedene, sich ergänzende Wirkmechanismen zum Tragen kommen können. Von daher ist die Kombination von Antikonvulsiva mit verschiedenen Wirkmechanismen zu bevorzugen. Von Nachteil ist, dass vermehrt Nebenwirkungen auftreten können, Interaktionen zwischen den verschiedenen Medikamenten zu beachten sind und Wirkungen wie Nebenwirkungen nicht eindeutig einem Medikament zugeordnet werden können. Der Übergang von einer Monotherapie auf eine zweite Monotherapie mit einem anderen Antikonvulsivum erfolgt überlappend. Zunächst wird das zweite Antikonvulsivum aufdosiert und dann erst das auszutauschende Antikonvulsivum abdosiert. Dadurch ergibt sich zwangsläufig eine intermittierende Phase der Kombinationstherapie. Dies eröffnet die Chance, die Kombinationstherapie über einen gewissen Zeitraum fortzusetzen und beizubehalten, falls sie sich als erfolgreich erweisen sollte. Bei Versagen der Kombinationstherapie sollte das erste Antikonvulsivum abdosiert werden, auch um Raum für weitere Kombinationen zu schaffen. Bei der Auswahl der zu kombinierenden Substanzen sind folgende wichtige pharmakokinetischen Grundsätze zu beachten: Carbamazepin, in geringerem Umfang Oxcarbazepin und Eslicarbabazepin, Phenytoin und Barbiturate sind hepatische Enzyminduktoren. Sie beschleunigen den Abbau und senken damit den Serumspiegel von Valproinsäure, Lamotrigin, Topiramat und Tiagabin. Valproinsäure ist ein Enzyminhibitor und erhöht den Serumspiegel von Lamotrigin und Phenobarbital deutlich. Die Benzodiazepine, Gabapentin, Pregabalin, Ethosuximid, Lacosamid, Levetiracetam, Piracetam, Zonisamid und Sultiam zeigen keine oder nur geringfügige, klinisch nicht relevante Interaktionen mit anderen Antikonvulsiva. Prinzipiell lassen sich alle Antikonvulsiva miteinander kombinieren.

Die nachfolgende Tabelle gibt einige Empfehlungen zur Behandlung von Idiopathisch generalisierten Epilepsien mit einer Kombinationsbehandlung

	Kombinationstherapie idiopathisch generalisierter Epilepsien	
	2. Schritt: Kombinationstherapie mit	
	Valproinsäure und Lamotrigin **oder** Valproinsäure und Ethosuximid **oder** Valproinsäure und Levetiracetam **oder** Lamotrigin und Valproinsäure und Ethosuximid **oder** Lamotrigin und Levetiracetam	

Mono – und Kombinationstherapie:

Eine Monotherapie ist die Behandlung einer Krankheit oder Störung mit nur einem Medikament, eine Kombinationstherapien können Zweifach -, Dreifach – oder sogar noch darüber hinausgehende Mehrfachkombinationen sein. Es gibt zwar Epilepsien, die mit einem Medikament alleine mit erfolgreich behandelt werden können, diese sind aber die Ausnahme und nicht die Regel. Unter der Behandlung sollten regelmäßige Kontrolluntersuchungen erfolgen. Wie oft außer dem Hausarzt ein Facharzt oder sogar eine Anfallsambulanz einer Spezialklinik aufgesucht werden sollte, hängt von den Besonderheiten jeder einzelnen Epilepsie ab.

Monotherapie – Fokale Epilepsie mit / ohne Generalisierung:
→ Carbamazepin, Clobazam, Gabapentin, Levetiracetam, Lamotrigin, Oxcarbazepin, Phenytoin, Primidon, Topiramat, Valproat, Zonisamid

Kombinationstherapie bei Fokale Epilepsie mit / ohne Generalisierung:
→ Carbamazepin, Eslicarbazepin, Gabapentin, Lacosamid, Lamotrigin, Levetiracetam, Oxcarbazepin, Perampanel, Pregabalin, Tiagabin, Topiramat, Valproat, Vigabatrin

Monotherapie – Primär generalisiert mit tonisch – klonischen Anfällen:
→ Carbamazepin, Lamotrigin, Phenytoin, Primidon, Topiramat, Valproat

Kombinationstherapie – Primär generalisiert mit tonisch – klonischen Anfällen:
→ Carbamazepin, Clobazam, Lamotrigin, Levetiracetam, Topiramat, Valproat

Absencen:
→ Ethosuximid, Lamotrigin, Valproat
Myoklonische Anfälle:
→ Primidon, Valproat, Ethosuximid

Kombination: Levetiracetam

Antiepileptische Pharmakotherapie im Erwachsenenalter:

Verschieden Untersuchungsergebnisse der letzten Jahre zum vergleichenden Wirksamkeits – und Nebenwirkungsspektrum der Antiepileptika haben zu einer Neuorientierung bei den Therapieempfehlungen der verschiedenen Anfallsformen – und Epilepsiesyndrome geführt.
→ Rolandi – Epilepsie jenseits der Pubertät 0 %

→ Einfach – fokalen Anfällen je nach Grunderkrankung ca. 25 %
→ Sekundär generalisierten Grand – mal 70 %
→ Komplex fokalen Anfällen ca. 85 %
→ Myoklonischen Anfällen der JME fast 100 %

Antiepileptika – Therapie ist also in den meisten Fällen eine Dauertherapie von Jahren, Jahrzehnten oder lebenslang. Abgesehen von einigen wenigen Epilepsieformen *ist die Wirksamkeit eines Antiepileptikas im Einzelfall nicht vorauszusagen. D.h. : man muss solange ein Antiepileptika nach dem anderen ausprobieren, bis man das wirksame gefunden hat.* Dabei sollte man für jedes Antiepileptika bis zu seiner Maximaldosis gegangen sein. Je häufiger man das Antiepileptika wegen Wirkungslosigkeit wechseln muss, desto geringer ist allerdings die Chance, dass das nächste Antiepileptika den Durchbruch bringt. Oft kommt man unweigerlich zu Kombinationstherapien aus mehreren Antiepileptika oder versucht bewusst, durch Antiepileptika – Kombinationen die Wirksamkeit zu verbessern. Oft muss man sich mit Teilerfolgen zufrieden geben. Immer muss man aufpassen, dass ein vielleicht nur noch geringer Erfolgszuwachs nicht durch die Nebenwirkungen zu teuer erkauft ist.

Medikamentöse Langzeittherapie für Kinder und Jugendliche:

Der Beginn einer Langzeittherapie setzt eindeutige Diagnose Epilepsie voraus, d.h alle anderen anfallsartig auftretenden, nicht epileptischen Ereignisse müssen ausgeschlossen sein ! Bis zu 20% der Patienten auch im Kindesalter mit der Diagnose Epilepsie leiden an einer anderen paroxysmalen Bewegungsstörung, nur nicht an einer Epilepsie, mit allen bekannten sozialen Folgen. Das Spektrum der nicht epileptischen Bewegungsstörungen ist gerade im Kindesalter sehr groß. Die Basis der Epilepsiebehandlung im Kindes – und Jugendalter ist die medikamentöse Therapie. Dabei richtet sich die Wahl des Medikamentes nach dem Typ des Anfalls, dem Epilepsiesyndrom, dem Alter des Kindes und dem Nebenwirkungsprofil des Medikamentes. Das Erreichen einer Anfallsfreiheit ist abhängig vom Epilepsiesyndrom mit seinem zum Teil außerordentlich komplexen Verlauf. Je früher eine Epilepsie beginnt, desto schwieriger kann eine erfolgreiche Therapie sein. Nach den Vorgaben der Internationalen Liga gegen Epilepsie von 2010 werden Epilepsien nach verschiedenen Kriterien wie Ätiologie, elektroklinischem Syndrom (EEG – Befund), charakteristische Konstellationen und natürlichem Verlauf eingeteilt. Da sich die neue Klassifikation noch nicht flächendeckend durchgesetzt hat, wird in dieser Übersicht die alte Klassifikation zugrunde gelegt. Für die pharmakologische Behandlung spielt die Unterscheidung in generalisierte versus fokale Anfälle weiterhin eine große Rolle. Die Zuordnung erfolgt nach Anamnese, Fremdanamnese, Anfallsbeschreibung und EEG – Befunden mit epilepsietypischen Veränderungen. Für die Behandlung ist zu bedenken, dass nicht selten andere Funktionsstörungen, auch bei idiopathisch generalisierten Epilepsien, bestehen können, dies können neuropsychologische Defizite oder Teilleistungsstörungen, selten auch organische Erkrankungen, gerade im Rahmen syndromaler Erkrankungen wie z.B Stoffwechselerkrankungen sein. Wenn es nicht gelingt, das Epilepsiesyndrom sofort zu bestimmen, welches manchmal erst im Verlauf der Behandlung klar zu erkennen ist, sollte zumindest die Zuordnung zu einer der drei übergeordneten Einteilungen erfolgen:

→ Idiopathisch generalisierte Epilepsie
→ Idiopathisch fokale Epilepsie
→ Symptomatisch oder Kryptogene fokale Epilepsie

Wirksamkeit und Verträglichkeit der therapeutischen Maßnahmen stehen gleichrangig im Mittelpunkt aller therapeutischer Bemühungen, insbesondere bei langjähriger Therapienotwendigkeit mit der Besonderheit eines sich entwickelnden kindlichen Gehirns. Nicht nur die Effektivität der Therapie mit möglichst Anfallsfreiheit ist das oberste Ziel, sondern eine Ausgeglichenheit zwischen dem medizinischen und sozialen Gefährdungspotential durch die Anfälle einerseits und der Therapie andererseits. Anfallsfreiheit auf Kosten kognitiver Leistungen oder des Verhaltens sollte nur noch in Ausnahmefällen toleriert werden.

Atypische Neuroleptika, Pharmakologie und klinische Bedeutung:

Seit der Entwicklung des Clozapins gewann die Erforschung atypischer Neuroleptika immer mehr an Bedeutung. Verglichen mit klassischen Neuroleptika zeichnen sie sich durch geringere oder fehlende (Clopazin). Auslösung extrapyrmidale – motorische Symptome, z.T auch durch geringere Prolaktinanstiege im Serum aus. Pharmakologisch handelt sich um eine Gruppe heterogener Substanzen. Auf Transmitterebene wird ein hoher 5HT2 / D2 – Quotienten als das beste Trennkriterium zwischen atypischen und klassischen Neuroleptika angesehen. Weitere Unterschiede betreffen:

→ die bevorzugte Blockade mesolimbischer und eine vergleichsweise geringere Blockade nigrostriörer D2 – Rezeptoren,
→ eine verstärkte D1 – Rezeptorblockade und
→ die Erhöhung der Serum – Kortikoid – Konzentration durch einige atypische Neuroleptika

Diskutiert werden mögliche Wirkprinzipien der atypischen Neuroleptika und ihre klinische Bedeutung. Die Einstufung eines Neuroleptikums als atypisch erfolgt unter dem Aspekt der klinischen Wirksamkeit und Verträglichkeit sowie nach neuroendokrinologischen Effekten und dem Rezeptorbindunsverhalten. Demnach gilt ein Neuroleptikum in seiner klinischen Wirkung als atypisch, wenn es trotz guter antipsychotischer Wirksamkeit keine oder kaum unerwünschte motorische Nebenwirkungen wie Dystonien, Akathisie oder Parkinsonoid (Rigor, Tremor, Akinese) aufweist. Die geringe Tendenz atypischer Neuroleptika, kataleptische Symptome auslösen, ließ sich in Tierversuchen bestätigen. Auch das geringe Risiko für die Auslösung von Spätdyskinesien wird von einigen Autoren als klinisches Unterscheidungkriterium angeführt, wobei die relativ kurze Beobachtungszeit einschränkend in Betracht gezogen werden muss. Mit der sogenannten Dopaminhypothese schizophrener Krankheitsbilder wird eine funktionelle Überaktivität zentraler dopaminerger Systeme postuliert. Dieses Krankheitsmodell basiert in erster Linie auf der Beobachtung paranoid – halluzinatorischer Syndrome unter (dem Katecholamin – freisetzenden) Amphetamin sowie auf der Beobachtung einer

Dopaminrezeptorblockade durch antipsyhotisch wirksame Phenothiazin – und Butyrophenonderivate.

Warum ist es wichtig, dass Epilepsiekranke Menschen ihre Medikamente immer von derselben Firma einnehmen ?

Antiepileptika mit dem gleichen Wirkstoff werden meist von verschiedenen Firmen produziert und haben dann auch unterschiedliche Namen (Generika). Da diese wirkstoffgleichen Medikamente teilweise in unterschiedlicher Menge in den Körper aufgenommen werden, kann sich das Risiko von Nebenwirkungen erhöhen. Daher empfiehlt die Deutsche Gesellschaft für Epileptologie, auf einen Austausch der Antiepileptika bei gleichem Wirkstoff insbesondere bei anfallsfreien und hochdosierten Patienten zu verzichten.

Erfolgsaussichten der Antiepileptika – Therapie:

Für alle zusammengenommen gilt, dass ca. 70 % unter Antiepileptika anfallsfrei werden, 30 % aber nicht (therapieresistenten Epilepsien).

Erfolgsaussichten:

→ sehr gering bei West , Lennox – Gastaut – Syndrom, Dravet – Syndrom

→ Unter 50 % für Schläfenlappenepilepsien

→ 80 – 90 % bei Pyknolepsie, JME und Aufwach – Grand – mal

→ fast 100 % bei Rolando – Epilepsie

Wie ein Antiepileptika vertragen wird, lässt sich im Einzelfall nicht voraussagen. Auch hier hilft nur probieren:

Die Nebenwirkungen des Beipackzettels können auftreten, tun dies aber in der Mehrzahl der Fälle nicht. Die überwiegende Mehrzahl der Nebenwirkungen zeigen sich schon innerhalb der ersten Behandlungsmonate, sind im allgemeinen lästig. Aber nur selten gefährlich, verschwinden oft durch Gewöhnung oder Dosiserniedrigung und hinterlassen, wenn sie zum Absetzen zwingen, nur in extremen Ausnahmefällen eine anhaltende Schädigung.

In allgemeinen gilt: *Wenn ein Antiepileptika in den ersten Monaten gut vertragen wurde, ist seine weitere Langzeitverträglichkeit exzellent,* zumindest in Monotherapie.

→ Kleinhirnschädigung und Polyneuropathie bei Phenytoin
→ Psychische Dämpfung und Müdigkeit mit allmählicher Zunahme der Beeinträchtigung der geistigen Fähigkeiten durch Phenobarbital und Benzodiazepine, bei Kindern intellektuelle Entwicklungsbeeinträchtigung
→ Die Gesichtsfeldeinschränkungen durch Vigabatrin. Kombinationstherapien sind generell problematischer, v.a bei Menschen mit vor bestehender geistiger Beeinträchtigung und geringen Äußerungs – und Kompensationsmöglichkeiten.

!!!!! Unglaublich, aber wahr: Es gibt keine fortschreitende Leberschädigung durch den Dauergebrauch von Antiepileptika.!!!!!!!
Häufige Nebenwirkungen von Antiepileptika Medikament Mögliche Alternativen (falls beim Syndrom wirksam)

Allergie Carbamazepin, Phenytoin, Lamotrigin ,

Blutbildveränderungen Carbamazepin, Felbamat (1:4000 aplastische Anämie), Phenytoin, Clonazepam Gabapentin, Diazepam

Colitis Carbamazepin Epilepsia 40 (1999)1780-83 Doppelbilder bei praktisch allen Medikamenten möglich

Dupuytren´sche Kontraktur Phenobarbital, Primidon, OXC, Gabapentin, Carbamazepin, Valproinsäure, Lamotrigin

Erbrechen besonders Felbamat und Valproinsäure

Gangunsicherheit bei praktisch allen Medikamenten möglich

Gewichtsabnahme Felbamat, Topiramat Valproinsäure, Carbamazepin, Vigabatrin, Gabapentin, Pregabalin,

Gewichtszunahme Valproinsäure (am häufigsten), Gabapentin, Pregabalin, selten Carbamazepin, Vigabatrin, Felbamat, Topiramat

Gleichgewichtsstörungen bei praktisch allen Medikamenten möglich

Haarausfall Valproinsäure, Clonazepam OXC, Gabapentin, Vigabatrin,

Hautausschlag, Juckreiz Carbamazepin, OXC, Gabapentin, Vigabatrin, Valproinsäure

Herzrhythmusstörungen (Verschlechterung von) Carbamazepin, Phenytoin, Lamotrigin , Gabapentin, Vigabatrin, Valproinsäure

Hirsutismus (übermäßige Behaarung) Phenytoin

Konzentrationsstörungen bei praktisch allen Medikamenten möglich

Kopfschmerzen bei praktisch allen Medikamenten möglich

Leberschäden Carbamazepin, Felbamat (1: 25000)und Valproinsäure, Phenobarbital, Primidon, Phenytoin, Lamotrigin, Gabapentin,

Lupus erythematodes Phenobarbital, Primidon, Phenytoin, Ethosuximid, Gabapentin,

Lymphknotenschwellung Phenytoin, Carbamazepin,

Missbildung (ungeborenes Kind) Valproinsäure (prinzipiell aber alle Antiepileptika in Studien signifikant, Überlegung ob es auch ohne Medikamente geht, ist je nach Schwere der Erkrankung immer zu treffen) Müdigkeit bei praktisch allen Medikamenten möglich

Myasthenie (Verschlimmerung) Phenobarbital, Primidon, Phenytoin, Diazepam, Clonazepam OXC, Gabapentin, Carbamazepin, Valproinsäure, Lamotrigin

Nierensteine Topiramat Carbamazepin, Phenytoin

Osteoporose Carbamazepin, Phenobarbital, Primidon, Phenytoin OXC, Gabapentin, Vigabatrin, Valproinsäure, Lamotrigin

Porphyrie (Verschlimmerung) Carbamazepin, Felbamat, Phenytoin, Ethosuximid, Mesuximid, Phenobarbital, Primidon, Gabapentin Vigabatrin

Psychische Störungen (u.a. Reizbarkeit aber auch Depressionen und Psychosen.) Clonazepam, Ethosuximid, Gabapentin, Mesuximid, Phenobarbital, Primidon, Tiagabin, Topiramat, Vigabatrin OXC, Valproinsäure,

Schläfrigkeit bei praktisch allen Medikamenten möglich

Schlaflosigkeit Felbamat, Lamotrigin

Schluckauf Ethosuximid

Schultersteife Phenobarbital, Primidon

Schwindel bei praktisch allen Medikamenten möglich

Sprachstörungen Topiramat

Status epileptikus (non – konvulsiv) Tiagabin

Suizidalität kann bei vielen Medikamenten ein Problem sein. Untersucht ist es bei den wenigsten Medikamenten. Eine Warnung der FDA macht auf das Risiko bei Medikamenten bei Epilepsie aufmerksam, die nicht psychiatrische Patienten, die solche Medikamente bekommen überwiegend betrifft, sondern Patienten mit Epilepsie. Unter den 11 angeschuldigten Medikamenten befinden sich: Carbamazepin, Felbamat, Gabapentin, Lamotrigin, Levetiracetam, Oxcarbazepin, Pregabalin, Tiagabin, Topiramat, Valproat und Zonisamid. FDA Antiepileptic Drugs and

Suizide Überwachung der Patienten im ersten Behandlungsjahr regelmäßige Termine und Information über das mögliche Risiko. Mehrere Untersuchungen belegen, dass die Rate der Suizidversuche bei Anfallskranken Menschen etwa 5mal, die der vollendeten Suizide 3 – 4mal höher ist als in der Durchschnittsbevölkerung. Verzweiflung über eine Therapieresistente Epilepsie, soziale zurückweisung, Partnerschaftsprobleme und gleichzeitig bestehende psychische Störungen mögen vor allem für die erhöhte Suizidrate verantwortlich sein. Suizidversuche werden häufig mit einer Überdosierung der verordneten Medikamente durchgeführt. Viele Menschen mit Epilepsie sterben frühzeitig eines nicht natürlichen Todes. Suizide gehörten in einer Fall – Kontrollstudie im Lancet (2013) zu den auffällig häufigen Todesursachen, vor allem bei Patienten mit einer bekannten psychischen Morbidität. Das Ausmaß der Gefährdung wurde möglicherweise unterschätzt, wie die Untersuchungen von der Uni Oxford und Mitarbeiter zeigt. Der forensische Psychiater konnte mit Kollegen des Karolinska Institut Stockholm, die Daten von 69.995 Schweden mit Epilepsie der Jahrgänge 1954 – 2009 auswerten. Aufgrund der hohen Neigung zum Suizid deren Ursache letztlich im Dunkeln bleibt, sollten Patienten mit Epilepsie nicht allein von Neurologen, sondern auch von Psychiatern betreut werden. Fordert Charles Newton der Uni Oxford.

Bei mehreren Antiepileptika vorkommende Nebenwirkungen:

→ **Allergie:** (Carbamazepin, Oxcarbazepin, Lamotrigin):
Tritt innerhalb der ersten Behandlungswochen auf, selten später, dann nur bei rascher Dosiserhöhung. Juckender großflächiger klein fleckiger Hautausschlag. Manchmal begleitet von Fieber, Lymphknotenschwellung, Leberwerterhöhung. Kann sich weiterentwickeln zu lebensbedrohlichen Zustandsbildern mit großflächiger Blasenbildung an der Haut und im Mund. Manchmal bei sehr genauer Beobachtung des Patienten durch Dosisverringerung zu beheben, zwingt aber meist zum Absetzen. Das verantwortliche Antiepileptika kann dann lebenslang nicht mehr verwendet werden. Um diese Allergie zu unterlaufen, wird Lamotrigin sehr langsam auf dosiert.

Antikonvulsiva werden in der Regel zur Langzeittherapie eingesetzt.

Deshalb ist in besonderem Maße eine eingehende Kenntnis möglicher Nebenwirkungen wichtig. Von besonderer Bedeutung sind unterschiedliche Neurologische Störungen und psychische Beeinträchtigungen, außerdem dosisunabhängige allergische Erscheinungen (v.a Blutbildstörungen, Exantheme, Leberschäden). Daneben kommt es nicht selten zu Veränderungen an Knochen und Bindegewebe. Weniger von praktischer Bedeutung sind kardiale, respiratorische und renale Störungen sowie Veränderungen des Hormonstoffwechsels.

→ **Dämpfung, Müdigkeit, erhöhter Schlafbedarf, Beeinträchtigung der geistigen Leistungsfähigkeit und Verlangsamung der psychischen Vorgänge:**
(in erster Linie bei Phenobarbital, Primidon, Brom, Benzodiazepine, Topiramat, Pregabalin, weniger bei Phenytoin, Carbamazepin, Valproinat). Dosisabhängig bei Fall zu Fall sehr unterschiedlicher Empfindlichkeit. Bei Kindern besteht das Risiko einer Entwicklungsbeeinträchtigung (unter Phenobarbital sogar Verminderung des Hirnwachstums !). Vor allem bei geistig Behinderten besteht das Risiko einer längerfristigen fortschreitenden Beeinträchtigung ihrer Fähigkeiten, da sie ihre psychischen Kräfte und Möglichkeiten ohnehin schon völlig mobilisiert haben und keine Reserven, keinen eigenen Antrieb und keine Äußerungsmöglichkeiten haben, um sich gegen die medikamentenbedingte Einschränkung zu wehren.

Enzyminduktion in der Leber:
Betrifft Phenobarbital, Primidon, Phenytoin, Carbamazepin, Oxcarbazepin und Topiramat in höherer Dosierung. Diese Antiepileptika werden in der Leber abgebaut. Dabei regen sie die abbauenden Stoffwechselvorgänge der Leber zu gesteigerten Tätigkeit an, Folgen davon sind:
→ *Erhöhung* eines bestimmten Leberwertes, der *Gamma – GT.* Bedeutungslos, wenn was in der Regel der Fall ist, der Wert nicht ständig steigt und die anderen Leberwerte normal bleiben.

→ *Beschleunigter Abbau anderer gleichzeitig gegebener Antiepileptika oder anderer Medikamente,* die keine ausreichenden Blutspiegel mehr erreichen.

→ *Wirkungsverlust der Pille,* da deren Hormone verstärkt abgebaut werden und nicht mehr in wirksamer Menge zur Verfügung stehen.

→ *Vitamin D – Mangel* durch einen vermehrten Abbau, der die Zufuhr und die körpereigene Produktion übersteigt, führt zu Calciummangel im Körper mit der Folge der Knochenentkalkung (vorzeitige Osteoporose). Wird begünstigt durch Antiepileptika – Kombinationstherapie, Bewegungsarmut, zu wenig Aufenthalt im Sonnenlicht und Ernährungsstörungen. Die tägliche Gabe von Vitamin D (Vigantoletten) wirkt vorbeugend.

→ *Überdosierung* von Carbamazepin, Oxcarbazepin, Lamotrigin, Lacosamid, weniger Phenytoin. Kann in Kombinationstherapie dieser Antiepileptika auch bei relativ niedriger Dosis der einzelnen Antiepileptika auftreten. Tritt 1 – 2 Stunden nach Einnahme auf, für ca. ½ bis 1 Stunde anhalten. Verschwommen sehen, Doppelbilder, Gleichgewichtsstörungen, Übelkeit.

→ *Abhängigkeit* Antiepileptika machen Epilepsie kranke nicht süchtig im Sinne eines unwiderstehlichen Verlangens nach dem Medikament zur Erzielung eines bestimmten psychischen Zustandes. Selbst die Benzodiazepine führen Epilepsie kranken nur dann zur Sucht, wenn eine zusätzliche psychatrische Erkrankung (Angsterkrankung, Suchterkrankung) vorliegt. Allerdings kann es beim Absetzen von manchen Antiepileptika vorübergehend zu Entzugsanfällen kommen (Phenobarbital, Levetriacetam). Als Dauertherapie angewandte Benzodiazepine machen körperlich abhängig, beim Abdosieren kommt es zu allgemeinen Entzugssymptomen (Unruhe, Schlafstörung, Pulsbeschleunigung, Verwirrtheit, Halluzinationen) und zu Entzugsanfällen.

Hepatotoxische und gastrointestinale Nebenwirkungen:
Die Wahrscheinlichkeit einer chronischen Leberschädigung unter einer Antikonvulsiven Langzeittherapie ist unter praktischen Gesichtspunkten zu vernachlässigen. Mehrere Studien mit bioptischen Untersuchungen

ließen keine relevanten Veränderungen erkennen. Von wesentlicher Bedeutung sind akute hepatische Reaktionen, die in den ersten Monaten einer Antikonvulsiven Behandlung auftreten können. Die Pathophysiologie ist nicht vollständig geklärt. In der Regel scheint es sich aber um allergische Ereignisse zu handeln. Diese manifestieren sich innerhalb der ersten 3 Behandlungsmonate und gehen oft mit weiteren Symptomen wie Fieber, Lymphadenopathie, Exanthem und Eosinophilie einher. In den meisten Fällen kann man die Patienten durch sofortiges absetzen vor weiteren Schaden bewahren, jedoch ist die Letalität nicht unbeträchtlich. Die histologischen Befunde sind uneinheitlich, man findet hepatozelluläre Nekrosen. Granulome und Cholestase in wechselnder Ausprägung. Entsprechend findet man laborchemisch eine Erhöhung der Transaminasen sowie der Gamma – GT und der alkalischen Phosphatase.

→ Barbiturate werden nur Ausnahmsweise für akute hepatische Reaktionen verantwortlich gemacht.
→ Unter Primidon dürfte es etwas häufiger zu akuten hepatischen Reaktionen kommen. In der Literatur sind ca. 50 Fälle dokumentiert. Hier ist bei 10 – 38 % mit einem letalen Ausgang zu rechnen.
→ Unter Carbamazepin sind ungefähr 20 Fälle einer akuten Leberschädigung beschrieben, wobei die Letalität ungefähr 25 % betrug. Weitere Fälle sind beschrieben unter Trimethadion (ferner Mephenytoin und Phenacemid, beide in Deutschland nicht im Handel).
→ Eine Sonderstellung nehmen die akuten Leberschäden unter Valproinsäure ein, und zwar hinsichtlich ihrer Symptomatik, ihres wahrscheinlichen Pathomechanismus und ihres bevorzugten Auftretens innerhalb einer definierten Risikogruppe.

Im Durchschnitt ist die Latenz bis zum Auftreten der ersten Symptome länger als bei den bisher besprochenen Medikamenten, sie beträgt in den meisten Fällen 2 – 3, gelegentlich über 4 Monate, selten jedoch länger als 6 Monate: Meist beginnt die Störung mit einer allgemeinen Schwäche und Müdigkeit, Appetitlosigkeit, Übelkeit und Erbrechen. Die Anfallsfrequenz kann zunehmen. Ikterus und Ödeme können auftreten. Bei der neurologischen Untersuchung fällt unter Umständen eine ataktische Gangstörung, ein Nystagmus und ein Intentionstremor auf. Transaminasen und Bilirubinwert können ansteigen. Typischerweise kommt es zu einer Thrombopenie und zu einer verlängerten Prothrombinzeit. In Einzelfällen wurde ein erhöhter Ammoniakspiegel beobachtet. Die Bewusstseinseintrübung kann hin zum Koma fortschreiten. Hinsichtlich der Pathogenese wird kein immunologischer Mechanismus, sondern eine Abweichung im Metabolismus mit Anhäufung toxischer Substanzen angenommen. Unter einer Polytherapie ist das Risiko erhöht. Histologisch steht eine mikrovesikläre Steatose mit Leberzellnekrosenim Vordergrund. Dieses Bild ist verschieden von den akuten hepatotoxischen Reaktionen, wie sie unter den anderen Antikonvulsiva auftreten. Histologische Befunde erinnern an die Veränderungen beim Reye – Syndrom, das ein ganz ähnliches klinisches Bild hervorrufen kann. Insgesamt beträgt das Risiko der toxischen Leberschädigung unter Valproinsäure 1 / 10.000, wobei jedoch zu beachten ist, dass überwiegend eine bestimmte Risikogruppe betroffen ist. Dabei handelt es sich um Kinder unter 2 Jahren, die Valproinsäure im Rahmen einer Polytherapie erhielten. Innerhalb dieser umschriebenen Gruppe beträgt das Risiko 1/500. Die Gefahr nimmt mit zunehmendem Alter ab, beträgt beträgt für Kinder über 2 Jahre im Rahmen einer Polytherapie 1/12.000. Insgesamt beträgt das Risiko unter einer Monotherapie 1/37.000 (bei Kindern unter 2 Jahren 1/7.000). Nach dem Bekannt werden der Problematik ändert sich zumindest in den USA das Verordnungsverhalten drastisch, so dass in einer Nachfolgestudie die Inzidenz auf 0,2/10.000 also auf 1/5 der früher ermittelten Rate sank. Scheffner et al. Berichteten über 16 Fälle von tödlich verlaufenden Leberschäden unter Valproinsäure in Westdeutschland. Zwei Patienten waren älter als 10 Jahre (12 und 17 Jahre). Nach der Literaturübersicht von Scheffner et al waren von den etwa 100 Patienten mit tödlich verlaufenen Leberschäden bei Valproinbehandlung, über die in der Weltliteratur berichtet wird, mehr als 90 % weniger als 20 Jahre alt. Wichtig für die Praxis sind folgende Empfehlungen: Valproinsäure sollte im Rahmen einer Polytherapie bei Kindern unter 3 Jahren nur dann gegeben werden, wenn eine Monotherapie sich als erfolglos erwiesen hat oder die Nutzen – Risiko – Relation sehr dafür spricht. Valproinsäure sollte bei Patienten mit Lebererkrankungen oder Lebererkrankungen in der Familie nicht gegeben werden. Die Dosis sollte möglichst niedrig gewählt werden. Die gleichzeitige Gabe von Valproinsäure und Salicylaten ist zu vermeiden, außerdem sollte Valproinsäure bei Kindern mit unzureichender Nahrungsaufnahme (beispielsweise im Rahmen interkurrenter Erkrankungen) nicht gegeben werden. Die Therapie muss sofort abgebrochen werden, wenn folgende Symptome auftreten: Erbrechen, Kopfschmerzen, Ödeme, Gelbsucht oder erneutes Auftreten von Anfällen, insbesondere bei fieberhaften Erkrankungen. Es gibt keinen Leberfunktionstest, der eine Prognose über die weitere Entwicklung der durch Valproinsäure hervorgerufenen Leberschädigungen erlaubt. Eine letale Leberintoxikation kann auch ohne Transaminasen – und Ammoniakerhöhung auftreten. Wichtig ist die Kontrolle des Befindens (Müdigkeit, Nausea, Bauchschmerzen, ferner Beachtung einer verstärkten Hämatomneigung). Es wird dennoch ein Laborprogramm empfohlen. Solange der Wert von Laboruntersuchungen als Vorsorgemaßnahme nicht zu beweisen, aber auch nicht negiert werden kann, sollen folgende Parameter engmaschig kontrolliert werden; Transaminase, Bilirubin, Quickwert, Gesamteiweiß, Blutbild, Thrombozyten, Alpha – Amylase. Zu empfehlen sei die gleichzeitige Bestimmung der Valproinsäuremetaboliten im Harn. Bei Kindern bis zu etwa 15 Jahren werden Laborkontrollen zu folgenden Zeitpunkten empfohlen: vor Behandlungsbeginn, nach 1,3,5,7,9 Behandlungswochen, dann in 4 Wochen Abständen bis zum Ende des sechsten Behandlungsmonats. Amylasebestimmungen nur zu Beginn und bei entsprechender klinischer Symptomatik (Appetitlosigkeit, Bauchschmerzen, Übelkeit). Bei Erwachsenen werden im ersten Halbjahr monatliche Kontrolle des klinischen Befundes und der Laborparameter angeraten. So sehr der Möglichkeit einer akuten Leberschädigung durch Antikonvulsiva beachtung geschenkt werden sollte, darf doch andererseits nicht übersehen werden, dass die Wahrscheinlichkeit sehr gering ist. Insbesondere auch im Vergleich mit anderen Medikamenten. So wurden im Zeitraum von 1968 – 1978 in Dänemark 572 Fälle einer Medikamenten – induzierten Hepatitis registriert. 10 Fälle wurden auf Carbamazepin zurückgeführt, 7 auf Phenytoin, im Gegensatz dazu 143 Fälle auf Halothan, 54 auf Chlorpromazin, 52 auf orale Antikonzeptiva und 41 auf Trimethoprim –

Sulfamethoxazol. Insgesamt ist bei jedem Antikonvulsivum, ganz Ausnahmsweise auch bei Benzodiazepinen, mit einer solchen Möglichkeit zu rechnen. Als gänzlich ungefährlich gelten lediglich die Sukzinimide.

→ *Porphyrie*: Enzyminduzierende Antiepileptika wie Barbiturate und Hydantoine sind in der Lage, akute Porphyrie – Attacken auszulösen. Zurückgeführt wird diese Störung auf eine vermehrte Bildung von Delta Aminolaevulinsäure in der Leber. Als gänzlich unverdächtig, eine solche Störung hervorzurufen, gilt die Valproinsäure. Die Benzodiazepine werden unterschiedlich beurteilt, auch die Sukzinimide und Trimethadion gelten nicht als sicher.

→ *Ziegler* fand in seinen umfangreichen autoptischen Studien an institutionalisierten Epilepsie – Patienten eine doppelt so große Häufigkeit von Gallensteinen im Vergleich zu institutionalisierten Patienten ohne Epilepsie. Eine Erklärung für diese Befunde ist bislang nicht bekannt.

→ *Weitere gastrointestinale Störungen:* Unter Carbamazepin kommt es selten in den ersten Wochen zu gastrointestinalen Beschwerden wie Übelkeit, Erbrechen, Stomatitis, Glossitis und Diarrhoe. Unter Valproinsäure kann es zu Appetitlosigkeit, Übelkeit und Erbrechen kommen, wobei die Häufigkeit dieser Beschwerden nach Einführung Dünndarm - löslicher Tabletten von 10 45 % auf 3 – 7 % abgenommen hat.

→ *Ethosuximid (und Mesuximid)* führen gelegentlich in der Anfangszeit zu Übelkeit, Appetitlosigkeit, Bauchschmerzen und zu Singultus.

→ ***Akute Pankreatitiden,*** die gelegentlich einen tödlichen Verlauf nehmen, werden unter Valproinsäure berichtet. Bei jedem Patienten unter Valproinsäure mit entsprechenden abdominellen Beschwerden bzw Übelkeit und Erbrechen ist eine solche Komplikation umgehend auszuschließen.

→ ***Leberenzymveränderungen****:* Unter einer Therapie mit Antikonvulsiva kommt es in unterschiedlichem Ausmaß zu Leberenzymerhöhungen. Vornehmlich betroffen ist die Gamma – GT sowie die alkalische Phosphatase, ferner die Leuzinaminopeptidase (LAP), die Transaminasen GOT und GPT und die Laktatdehydrogenase (LDH). Die Erhöhung der Gamma – GT ist dosisabhänig, wird insgesamt in über 90 % der mit enzyminduzierenden Antiepileptika behandelten Patienten gefunden. Sofern nicht gleichzeitig die Transaminasen erhöht sind, scheint die Veränderung der Gamma - GT ohne klinische Relevanz zu sein. Eine Erhöhung der alkalischen Phosphatase macht eine weitere Differenzierung erforderlich, weil Enzymerhöhungen nicht nur eine Cholestase anzeigen, sondern auch bei Knochenprozessen vorkommen. Unter chronischer Antiepileptika – Einnahme wird die Häufigkeit mit 5 – 44 % angegeben. Kruse fand bei Kindern eine Erhöhung der alkalischen Phosphatase in 77 – 100 %, Skillen und Pierides bei Jugendlichen und Erwachsenen in einem ähnlichen Prozentsatz. Eine deutliche und anhaltende Erhöhung der Transaminasen bedarf einer näheren Abklärung, wobei ein leichter vorübergehender Transaminaseanstieg nicht automatisch als Hinweis auf eine medikamentös bedingte Leberschädigung gewertet werden kann. Ein Anstieg der GPT ist bei 2 % der Patienten zu erwarten. Hingegen liegt die Häufigkeit einer medikamententoxischen Leberschädigung bei ca. 1 %. Es ist zu berücksichtigen, dass ein leichter Transaminaseanstieg allein durch vermehrte Alkoholzufuhr am Vortag oder aber durch flüchtige Mitreaktion der Leber bei anderen Erkrankungen vorkommen kann. Außerdem bestehen erhebliche Schwankungen in Abhängigkeit von der körperlichen Aktivität.

Bindegewebsveränderungen:
Folgende Störungen sollen unter dieser Rubrik zusammengefasst werden: Gingivahyperplasie, Gesichtsveränderungen, Dupuytren´sche Kontraktur, Polyfibromatose, schmerzhafte Schultersteife, Sudeck – Syndrom.

→ ***Gingivahyperplasie*** kommt vor allem unter der Einnahme von Phenytoin und Ausnahmsweise auch unter Primidon vor. 50 – 70 % der Patienten, die Phenytoin einnehmen, entwickeln eine Gingivahyperplasie. Kinder sind häufiger betroffen als Erwachsene. Die zeitliche Latenz bis zum Auftreten kann nur wenige Wochen betragen, macht jedoch in der Regel einige Jahre aus.

→ ***Gesichtsveränderungen*** treten bei einem Drittel aller institutionalisierten Patienten mit schwerer Epilepsie auf. Es kommt zu einer Vergröberung der Gesichtszüge, wobei die Patienten meist unter einer Kombinationsbehandlung verschiedener Antiepileptika stehen. Phenytoin und Phenobarbital sollen in besonderem Maß für diese Veränderungen wichtig sein. Es kommt zu einer Verdickung der Lippen, Verplumpung der Nase und einer Verdickung des gesamten subkutanen Bindegewebes.

→ Die Häufigkeit einer *Dupuytren'schen Kontrakur* wird bei Epilepsie Patienten mit 5 – 82 % angegeben, beträgt hingegen in der Durchschnittsbevölkerung 1 – 2 %. verantwortlich dafür ist im wesentlichen die Phenobarbital – Einnahme, sehr selten soll es auch unter Phenytoin oder Carbamazepin dazu kommen. Begleitend können Finger – und Zehenknöchelpolster, Fibrome der Plantaraponeurose (Ledderhose – Syndrom) und eine Induratio penis plastica, außerdem Fibrome an verschiedenen Körperstellen auftreten. Dieses Syndrom wird als Polyfiromatose bezeichnet. Das Vollbild einer Polyfibromatose soll bei 7 % der mit Phenobarbital behandelten Patienten vorkommen. In der Regel wird der Verlauf durch Absetzen von Phenobarbital günstig beeinflusst. Der Zeitraum zwischen erster Phenobarbitaleinnahme und dem Auftreten dieser Störung ist sehr variabel und liegt zwischen 0,5 und 41 Jahren. Eine schmerzhafte Schultersteife entwickelt sich bei 6 % der Patienten, die mit Phenobarbital oder Primidon behandelt werden auch für die Auslösung eines Sudeck – Syndroms verantwortlich gemacht.

Lupus erythematodes:

Unter der Therapie mit Antiepileptika wurden klinisch Bilder mit Fieber, Exanthem, Arthritis, Lymphadenopathie und gelegentlich Myokarditis, Perikarditis und Nierenversagen gesehen, die sich in nichts von einem systematischen Lupus erythematosus unterschieden. Bei bis zu 25 % von Kindern und bis zu 55 % von Erwachsenen unter Antikonvulsiver Medikation sollen antinukleäre Faktoren im Serum nachweisbar sein. Insbesondere unter einer Mehrfachtherapie soll es zu einem erhöhten Auftreten antinukleärer Faktoren kommen. Die Krankheitserscheinungen treten mit einer Latenz von 9 Tagen bis zu mehreren Jahren nach Beginn der Behandlung auf, wobei Phenytoin, Trimethadion, Primidon, Ethosuximid und Carbamazepin als mögliche auslösende Ursache beschrieben sind. Eine Dermatomyositis oder Sklerodermie ähnliche Syndrome sind nach langer antiepileptischer Therapie mit Phenytoin, Phenobarbital, Primidon, Carbamazepin, Ethosuximid und Trimethadion beschrieben. Eine Differenzierung zwischen Arzneimittelinduziertem und idiopathischem Lupus erythematosus soll laborchemisch möglich sein. Beim arzneimittelinduzierten Lupus erythematosus sollen keine Gammaglobulinämie, keine Hypokomplentämie und keine Antikörper gegen Doppelstrang DNS nachweisbar sein, dafür jedoch Antihiston – Antikörper und häufig das Gewebsantigenen HLA – DR4. Außerdem soll beim Arzneimittelinduzierten Lupus erythematosus meist eine Nierenbeteiligung fehlen.

Knochenveränderungen:
Die Osteopathia Antiepileptika entspricht im Kindesalter dem Bild einer Rachitis, im Erwachsenenalter dem einer Osteomalazie. Wesentlich für die Entstehung der antiepileptischen Osteopathie scheint vor allem eine Kombinationstherapie von Phenytoin mit Carbamazepin oder einem Barbiturat, eine Therapiedauer von über zehn Jahren, eine Immobilisation und eine altersbedingte Osteoporose zu sein. Außerdem wird eine mangelnde Sonnenlichtexposition als mögliches Risiko diskutiert. Unter der Therapie mit Benzodiazepinen, Sukzinimiden oder Valproinsäure scheint der Knochenstoffwechsel nicht gestört zu sein. Bei ca. 14 % antiepileptisch behandelten Patienten wird eine Erniedrigung des Serum – Calcium gefunden. Die Erhöhung der alkalischen Phosphatase korrelliert am besten (negativ) mit dem Knochenmineralgehalt und der Knochenmasse. Die Bestimmung von Calcium, Phosphat, Vitamin D und Parathormon im Serum ist ohne sicherer klinische Relevanz. Das gute Ansprechen der Knochenveränderungen auf eine Vitamin D Behandlung sowohl bei Kindern als auch bei Erwachsenen spricht für das Vorliegen eines Vitamin D Defizits. Wahrscheinlich ist ein beschleunigter Abbau in der Leber als Folge einer Enzyminduktion die Ursache bzw. eine Teil-

ursache. Neben einer eingeschränkten Calciumresorption wurde auch eine Inhibition der Parathormonwirkung am Knochen für die Störung verantwortlich gemacht. Folgende klinische Symptome können auftreten: Skelettschmerzen, Rückenschmerzen, Gliederschmerzen, Muskelschwäche, Muskelatrophie, Frakturen. Es ist hervorzuheben, daß der überwiegende Teil der ambulanten Patienten mit antikonvulsiver Langzeittherapie keine Knochenstoffwechselstörungen aufweist.

Kanzerogenität:
Ein vermehrtes Krebsrisiko unter der Gabe von Antikonvulsiva ließ sich bislang nicht sichern. Am meisten in der Disskusion ist die Hypothese, dass Phenobarbital in der Lage sei, Hirntumoren hervorzurufen. Tatsächlich ließ sich in Tierversuchen ein solcher Zusammenhang für Phenobarbital und andere enzyminduzierende Pharmaka sichern. Gold et al haben die Mütter von Kindern mit Hirntumoren befragt und die Ergebnisse mit den Interviews mit Müttern gesunder Kinder oder Kindern, die an einem anderen Krebsleiden erkrankt waren, verglichen. Demnach sollen die Mütter, deren Kinder unter einem Hirntumor leiden, gehäuft in der Schwangerschaft Barbiturate eingenommen haben. Es wurde vermutet, dass 8 % der Hirntumoren bei Kindern auf eine Barbiturateinnahme der Mutter während der Schwangerschaft zurückzuführen sei. White et al haben die Todesursachen von Patienten eines großen Epilepsiezentrum analysiert und dabei eine signifikante Häufung von Hirntumoren gefunden. Dazu im Gegensatz stehen die Ergebnisse einer ähnlich angelegten Untersuchung von Clemmesen et al, wo keine Korrelation zwischen Antiepileptika Einnahme und Tumorentwicklung nachgewiesen werden konnte. Dies bestätigen auch die autoptischen Untersuchungen von Ziegler and 446 institutionalisierten Patienten. Eine Reihe von Untersuchungen weisen auf einen Zusammenhang zwischen Phenobarbital und erhöhter Inzidenz maligner Lymphome hin. Insgesamt gilt ein Zusammenhang jedoch nicht als gesichert. Gutartige Lymphknotenschwellung werden im Rahmen von allergischen Reaktionen verbunden mit Fieber, Hautausschlag und andere Symptomen unter der Gabe von verschiedenen Medikamenten beschrieben.

Respiratorische Nebenwirkungen:

Eine Lungenbeteiligung ist möglich im Rahmen eines Medikamenten – induzierten Lupus erythematodes oder eines mediastinalen Lymphoms, außerdem bei allergischen Komplikationen. Bei den letzteren handelt es sich um eosinophile Lungeninfiltrate, welche auch durch andere Medikamente induziert werden können (z.B ASS, Isoniazid, Penicillin). Beschrieben sind derartige Veränderungen für Phenytoin und Carbamazepin.

Nierenschädigung:
Eine Nierenschädigung ist äußerst selten. Carbamazepin soll in Einzelfällen zu einem Nierenversagen mit Oligurie, Hämaturie und Proteinurie führen, wobei die Nierenschädigung 3 % der insgesamt an den Hersteller gemeldeten Nebenwirkungen ausmache. 2 Fälle einer akuten Nephritis und 1 Fall einer vermutlich allergisch bedingten Glomerulonephritis wurden unter Carbamazepin berichtet. Nierenschäden, z.T mit letalem Ausgang wurden unter einer Therapie mit Oxazolidin (Trimethadion, Paradion) beobachtet. Ferner wurden Nierenschäden unter Hydantoin und unter Sultiam beobachtet. Acetazolamid kann eine renale Azidose bewirken.

Störungen der Blasenfunktion:
Unter einer Valproinsäuretherapie soll es bei Kindern gehäuft zu einer Enuresis kommen. Phenytoin soll eine Stress – Inkontinenz hervorrufen können. Unter Clonazepam wurde in mehreren Fällen eine Urininkontinenz beobachtet. Carbamazepin wurde für das Auftreten einer Überlaufblase verantwortlich gemacht. In einem Fall beobachteten wir (auch bei Reexposition) eine Harninkontinenz durch Ethosuximid.

Hormonale und metabolische Veränderung:
Eine Beeinflussung der Schilddrüsenhormone findet man vor allem unter Carbamazepin, Phenytoin und Barbituraten. Entsprechende Untersuchungen wurden sowohl an Kindern als auch bei Erwachsenen durchgeführt. Die TSH – Spiegel werden unverändert oder allenfalls leicht erhöht gefunden. Gesamt – Thyroxin, freies Thyroxin und Trijodthyronin werden vermindert gefunden. Klinische Konsequenzen scheinen die La-

borveränderungen in der Regel nicht zu haben. Es gibt einzelne Beschreibungen einer klinisch manifesten Hypothyreose unter Carbamazepin und Phenytoin. Bei den beschriebenen Patienten besserte sich die Schilddrüsensituation nach Absetzen der Antiepileptika. Als Ursache für die Veränderungen der Schilddrüsenparameter insbesondere unter enzyminduzierenden Pharmaka werden eine schnellere Metabolisierung in der Leber angenommen. Daneben wird für die Erniedrigung des Gesamt – Thyroxins der Vedrängung aus der Eiweißbindung durch die Antiepileptika diskutiert. Unter Valproinsäure sind ebenfalls erniedrigte Thyroxin – Spiegel beschrieben, wobei die Veränderungen beim Gesamt – Thyroxin nicht so ausgeprägt sind wie bei den enzyminduzierenden Antikonvulsiva. Auf welche Weise Valproinsäure in das Schilddrüsen – System eingreift, ist bislang unklar. Auch die Nebennierenrindenfunktion wird durch Antikonvulsiva beeinflusst: Phenytoin und Carbamazepin erhöhen die Cortisolsekretion. Außerdem wird der Kortikoid – Metabolismus durch die Enzym – induzierenden Pharmaka beschleunigt. Unter Valproinsäure soll es über eine Hemmung des CRF zu einem Absinken des Cortisol – Spiegels kommen. Alle beschriebenen Veränderungen bleiben klinisch ohne Relevanz. Eine Vielfalt einzelner Beobachtungen liegen zu Veränderungen im Stoffwechsel der Geschlechtshormone vor. Ein klares Bild ergibt sich daraus nicht. Sicher ist, dass die enzyminduzierenden Antikonvulsiva die biologisch aktive Funktion des freien Testosterons herabsetzen. Inwieweit diese Beobachtung für die gehäuft bei männlichen Anfallspatienten auftretende Impotenz verantwortlich ist, muss offen bleiben. Praktisch von Bedeutung ist, daß orale Antikonzeptiva bei gleichzeitiger Gabe enzyminduzierender Anfallsmedikamente beschleunigt metabolisiert werden und so nicht mehr zuverlässig wirken. Es kommt zu Zwischenblutungen. Dann muß auf ein Präparat mit einem höheren Östrogengehalt umgestellt werden, sofern man nicht eine andere kontrazetive Methode vorzieht. Carbamazepin ist in der Lage, Veränderungen im Elektrolythaushalt hervorzurufen. Unklar ist, ob diese Wirkung auf eine vermehrte Ausschüttung des antidiuretischen Hormons vom Hypophysen – Hinterlappen zurückzuführen ist, oder ob Carbamazepin eine erhöhte Sensivität der Niere für ADH bewirkt. Es kommt dadurch zu einer Hyponatriämie und einer niedrigen Plasmoosmolalität, wobei diese Veränderung nur sehr selten klinische Konsequenzen haben. Allerdings ist ein Fall von Wasserintoxikation unter Carbamazepin beschrieben. Zustände von Benommenheit oder Verwirrtheit und steigender Anfallsfrequenz sollten an eine solche komplikation denken lassen. Phenytoin ist in der Lage, den Glukosehaushalt über eine verminderte Insulinsekretion zu beeinflussen. Es kommt zu einem Anstieg des Blutzuckerspiegels, ja in einzelnen Fällen sogar zu einem hyperglykämischen Koma. Diese Beobachtung wurde gelegentlich zur Behandlung verschiedener Formen von Hypoglykämie eingesetzt. Die Häufigkeit eines Diabetes mellitus liegt bei behandelten Epilepsie – Patienten unter der der Gesamtpopulation, wird also durch Antikonvulsiva nicht provoziert. Veränderungen des Lipidstoffwechsels sind vornehmlich unter Phenytoin beschrieben. Beobachtet wurde ein Anstieg des Serumcholesterins. Für Phenytoin, Phenobarbital und Carbamazepin ist ein Anstieg der HDL – Lipoproteinfraktion beschrieben. Antikonvulsiva werden in der Regel zur Langzeittherapie eingesetzt. Deshalb ist in besonderem Maße eine eingehende Kenntnis möglicher Nebenwirkungen wichtig. Von besonderer Bedeutung sind unterschiedliche neurologische Störungen und psychische Beeinträchtigungen, ausserdem Dosis unabhängige allergische Erscheinungen (v.a Blutbildungsstörungen, Exantheme, Leberschäden). Daneben kommt es nicht selten zu Veränderungen an Knochen und Bindegewebe. Weniger von praktischer Bedeutung sind kardiale, respiratorische und renale Störungen sowie Veränderungen des Hormonstoffwechsels.

Wichtigste Nebenwirkungen der Antiepileptika 1. Wahl:

→ *Carbamazepin:* Müdigkeit, Kopfschmerzen, Schwindel, Nausea, Verschwommen sehen, Doppelsehen, Nystagmus, Ataxie, Exantheme, Osteopathie, Leukopenie

→ *Clonazepam / Clobazam:* Müdigkeit, Kopfschmerzen, muskuläre Hypotonie, Ataxie, Gereiztheit, Hypersekretion (Speichel, Bronchialsekret)

→ *Ethosuximid:* Müdigkeit, Kopfschmerzen, Schwindel, Übelkeit, Magenbeschwerden, Singultus, psychotische Episoden

→ *Phenobarbital:* Müdigkeit, Verlangsamung, reizbarkeit, Verstärkung eines vorbestehenden psychoorganischen Syndroms, Dysarthrie, Ataxie, Nystagmus, Verwirrtheit, Osteopathie, Dupuytrensche Kontraktur

→ *Phenytoin:* Exantheme, Gingivahyperplasie, Müdigkeit, innere Unruhe, Kopfschmerzen, Schwindel, Erbrechen, Ddoppelsehen, Nystagmus, Ataxie, Dysarthrie, cerebelläre Atrophie, Hypertrichose, Hyperpigmentierung, Osteopathie, lokale Reizerscheinungen bei i.v. Gabe

→ *Primidon:* Wie Phenobarbital, darüber hinaus vor allem bei zu schneller Dosissteigerung Benommenheit, Schwindel, Nausea, Erbrechen

→ *Valproinsäure:* Müdigkeit, Tremor, Magen – Darm – Beschwerden, Haarausfall, Gewichtszunahme, Thrombopenie, Gerinnungsstörung

Wichtige Nebenwirkungen der Antiepileptika 2. Wahl:

→ ***Acetazolamid:*** Geschmacksstörungen, Exantheme, Trommelbauch, Zyanose, Paraesthesien, Schwäche der Hände, Hyperpnoe, Müdigkeit, Schwindel, Übelkeit, Schwitzen

→ ***Brom:*** Müdigkeit, Stumpfheit, Schwächegefühl, Appetitlosigkeit, Exantheme, „Bromakne“ , Konzentrationsstörungen, Merkfähigkeitsstörungen, Unruhe, Kopfschmerzen, Schläfrigkeit, Depression

→ ***Mesuximid:*** Exantheme, Leber -, Nieren -, Blutzellschäden, Singultus, Benommenheit, Schläfrigkeit, Auslösung psychotischer Episoden, Grand – mal – Provokation

→ ***Sultiam:*** Parästhesien, Tachy – und Hyperpnoe, gastroinestinale Beschwerden, Gewichtsabnahme, Leukopenie, innere Unruhe, Herzsensationen, Dysphorie

→ ***Trimethadion:*** Leber -, Nieren – und Blutzellschäden, Dämpfung,

Unruhe, Schwindel, Magenbeschwerden, Singultus, Lichtscheu, Exantheme, Provokation von Grand – mal - Anfällen

Unterteilung der Medikamente:

Barbiturate und Desoxybarbiturate:

→ Phenobarbital = Aphenylbarbit
→ Primidon = Mysoline
→ Barbexaclon = Maliasin – Außer Handel

Hydantoine:

→ Phenytoin = Diverse

Succinimide:

→ Ethosuximid = Petinimid
→ Mesuximd = Petinutin

Benzodiazepine:

→ Clonazepam = Rivotril

Carboxamide:

→ Carbamazepin = Tegretal, Generika
→ Oxcarbazepin = Trileptal
→ Eslicarbazepin = Zebinix
→ Rufinamid = Inovelon

Racetame:

→ Levetiracetam = Keppra, Generika
→ Brivaracetam = Briviact

Fettsäuren:

→ Valproinsäure = Depakine, Generika
→ Vigabatrin = Sabril

Derivate von GABA (ohne GABA Wirkung):

→ Gabapentin = Neurontin, Generika
→ Pregabalin = Lyrica

AMPA – Rezeptor Antagonisten:
→ Perampanel = Fycompa – Außer Handel

Phenyltriazine:
→ Lamotrigin = Lamictal, Generika

Weitere:
→ Kaliumbromid
→ Sultiam = Ospolot
→ Lacosamid = Vimpat
→ Felbamat = Taloxa
→ Retigabin = Gabitril – Außer Handel
→ Topiramat = Topamax, Generika
→ Zonisamid = Zonegran

Aufgliederung einzelner Medikamente:
Die Medikamente richten sich nach dem Anfallstyp. Verwendet werden – je nach Anfallstyp z.B. :

- Lamotrigin (Lamictal) LTG

Natriumblocker

- Valproinsäure VPA (Orfiril, Convulex, Ergenyl)

Natriumblocker + GABA – erge Substanzen

- Carbamazepin CBZ (Tegretal, Timonil)

Natriumblocker

- Benzodiazepine BZD (Rivotril)

GABA – erge Substanzen

- Tobiramat TPM (Topamax)

Natriumblocker + GABA – erge Substanzen

- Levetiracetam LEV (Keppra)
  Wirkmechanismus unklar

- Phenobarbital PB

GABA – erge Substanzen

- Phenytoin PHT

Natriumblocker

- Primidon PRM

Hyperpolarisation von Membran, genauer Wirkmechanismus unklar

- Gabapentin GBP
  GABA Analogon

- Oxcarbamazepin OCBZ

Natriumblocker

- Tiagabin TGB

GABA – erge Substanzen

- Bromide BR

- Felbamat FBM

Wirkmechanismus unklar

- Sultiam ST

Hemmung der Carboanhydrase

- Eslicarbazepinacetat

Natriumblocker

- Lacosamid

Natriumblocker

- Rufinamid

Natriumblocker

- Zonisamid

Natriumblocker

- Ethosuximid

Kalziumblocker

- Vigabatrin

GABA – erge Substanzen

- Mesuximid

Wirkmechanismus unklar

Die klassischen Antiepileptika:

→ Phenobarbital und das engverwandte Primidon
→ Phenytoin
→ Carbamazepin
→ Valproinat
→ Ethosuximid
→ Sultiam
→ Benzodiazepine

Die neuen Antiepileptika:

seit 1990 auf dem Markt
→ Vigabatrin
→ Oxcarbazepin
→ Lamotrigin
→ Gabapentin
→ Tiagabin
→ Felbamat
→ Topiramat

→ Levetiracetam
→ Pregabalin
→ Zonisamide
→ Lacosamid
→ Eslicarbazepin

Neu heißt nicht automatisch besser!!!
Die neuen Antiepileptika sind in ihrer Wirksamkeit nicht besser als die guten der klassischen Antiepileptika, aber z.T einfacher in der Anwendung und z.T besser verträglich. Es ist zu bedenken, dass seltene oder schwer zu erkennende oder spät auftretende Nebenwirkungen bei den ganz jungen Antiepileptika (unter 5 Jahre Einsatz) möglicherweise noch nicht erkannt sind. Die neuen Antiepileptika sind alle sehr teuer (Tagestherapiekosten bis über 20 Euro), kein Wunder bei Entwicklungskosten von 300 bis 400 Millionen Euro, relativ kurzem Patentschutz und dem Risiko, dass sich das neue Antiepileptika als Flop erweisen kann. Antiepileptika der ersten Generation sind an den meisten Arzneimittel Wechselwirkungen beteiligt. Die neuen Antiepileptika zeichnen sich insgesamt durch verbesserte pharmakokinetische Eigenschaften aus. Sie verursachen weniger Interaktionen und sind daher bei Patienten mit multiplen Begleitmedikamenten zu bevorzugen.

Erläuterung der Medikamente:

→ **Barbexaclon:** = Betäubungsmittel. Ist nur in einigen Ländern zugelassen. Chemisch betrachtet ist eine aus Phenobarbital und Propylhexedrin bestehende salzartige Verbindung.

Halbwertszeit: Dosisabhängig. Lange

→ **Briavaracetam:** Ist ein Ligand am synaptischen Vesikelprotein 2A (SV2A). Zusätzlich inhibiert es spannungsabhängige Natriumkanäle. Leitet sich von Levetiracetam ab.

Wird bei fokalen Epilepsie als Zusatztherapie bei Erwachsenen und Jugendlichen ab dem 16. Lebensjahr eingesetzt.
Halbwertszeit: 9 Stunden

→ **Carbamazepin:**
Wirkmechanismus noch nicht geklärt, es wird angenommen das es eine Blockade der Natriumkanäle in den Axonen der Nervenzellen wirkt.
Blockade von spannungsabhängigen Na Kanälen „use – dependent block“ (vorwiegend sehr aktive Neurone werden gehemmt). Hemmung neuronaler Erregungen
Wirkung: Erhöhung der Krampfschwelle, Hemmung der Schmerzweiterleitung. Prophylaxe fokaler Anfälle, neuropatische Schmerzen, Trigeminus - / Glossopharyngeusneuralgie
Halbwertszeit: 2 – 8 Stunden

→ **Clonazepam:**
Verstärkung der GABA Wirkung am GABA – A – Rezeptor
Minderung der zellulären Erregbarkeit durch Hyperpolarisierung der Nervenzellen
Wirkung: langwirksame zentrale Dämpfung, Antikonvulsiv.
Status epilepticus, Absencen, Myoklonische Anfälle, Restless – Legs – Syndrom
Halbwertszeit: 40 Stunden

→ **Diazepam:**
Verstärkung der GABA Wirkung am GABA – A – Rezeptor.
Erhöhte Öffnungswahrscheinlichkeit.
Minderung der zellulären Erregbarkeit durch Hyperpolarisierung der Nervenzellen
Wirkung: Anxiolytisch, sedierend, muskelrelaxierend, Antikonvulsiv
Status epilepticus, prolong. Fierberkrampf, Angstzustände, Prämedikation
Halbwertszeit: > 20 Stunden

→ **Eslicarbazepinacetat:** Ähnelt seiner Struktur dem Carbamazepin. Wirkt an den Na – Ionenkanälen, es hemmt spannungsabhängige Na Kanäle der Axonen der Nervenzellen. Stabilisiert die inaktive Form der Natriumkanäle.

Halbwertszeit: 15 Stunden

→ **Ethosuximid:** Ähnelt der Struktur des Phenytoin. Verringert die spannungsabhängige Calciumströme in den Nervenzellen des Thalamus durch die Blockade von T – Typ Calciumkanälen.

Halbwertszeit: 53 Stunden

→ **Gabapentin:**
Der Wirkmechanismus ist noch nicht vollständig geklärt. Es wird vermutet das es eine direkte Aktivierung der GABA – Rezeptoren hat. Blockade zentraler Ca Kanäle und Verstärkung der GABA – Synthese. Hemmung der Glutamatergen Rezeptoren.
Verminderte Erregbarkeit der Nervenzellen
Wirkung: Antikovulsiv
Fokale Anfälle mit / oder ohne sekundäre Generalisierung, neuropathische Schmerzen
Halbwertszeit: etwa 6 Stunden

→**Lamotrigin**:
Blockade zentraler spannungsabhängiger Na – Kanäle, glutamaterger Neuronen. Hemmung der neuronalen Erregung verhindert die Freisetzung der erregenden Neurotransmitter Aspartat und Glutamat.
Wirkung: Antikonvulsiv
=> 1. Wahl: Fokale Anfälle
=> 2. Wahl: Generalisierte Anfälle, Bipolare Störungen, Migräne
Halbwertszeit: 24 Stunden

→ **Levetiracetam:**
Hemmung von N – Typ Ca2+ Kanälen. Bindung an synaptisches Vesikelprotein 2 A (SVA 2) - verstärkte GABAerge Effekte. GABA bindet postsynaptisch an den GABA – Rezeptor. Sorgt für inhibierenden Chloridioneneinstrom
Fokale Anfälle mit / ohne Generalisierung
Halbwertszeit: etwa 7 Stunden

→ **Lacosamid:** Wirkmechanismus ist nicht vollständig geklärt. Man vermutet , die Bindung an spannungsabhängige Na Kanäle, sie werden dadurch blockiert. Weiterer Mechanismus ist eine Wirkung am CRMP – 2, einem Protein das im ZNS für die Differenzierung sowie Nervenaussprossung verantwortlich ist.

Halbwertszeit: 13 Stunden

→ **Phenobarbital:**
Agonistische Wirkung an zentral hemmenden GABA – A – Rezeptoren (verlängerte Öffnungsdauer). Durch Bindung am GABA – Rezeptor. GABA wichtigste hemmende Neurotransmitter. Blockierung der AMPA – Rezeptoren (Glutamat – Rezeptoren).
Minderung der zellulären Erregbarkeit durch Hyperpolarisierung der Nervenzellen
Wirkung: Dosisabhängig sedativ, hypnotisch, narkotisch, Antikonvulsiv
Halbwertszeit: 2 – 6 Tage

→ **Phenytoin:**
Die Vermutung beruht auf die Hemmung von zentralen Na Kanälen und der daraus folgenden Stabilisierung des Membranpotentials. Verminderte Erregbarkeit der Zelle.
Wirkung: Verringerte Anfallshäufigkeit
Anfallstherapie, Prophylaxe fokale Anfälle, Antiarrhythmika
Halbwertszeit: Dosisabhängig

→ **Primidon:** Metabolisierende Wirkung, wird in Phenobarbital und Phenylethylmalonamid verstoffwechselt. Verstärkung der GABAergen Hemmung an der Barbiturat – Bindungsstelle des GABA – A – Rezeptors.

=> Reservemedkament

Halbwertszeit: 9 – 22 Stunden

→ **Pregabalin:** GABA Analogon. Struktur analogon von GABA, entfaltet seine GABAerge Wirkung jedoch nicht über den GABA – Rezeptor. Bindet die spannungsabhängigen Calcium – Kanälen vom P / Q – Typ. Einströmen von Calcium in die Nervenendigung wird gedrosselt.

Halbwertszeit: 6,3 Stunden

→ **Rufinamid:** Spasmolytisch wirkend, krampfunterdrückende Wirkung. Über Hemmung von spannungsabhängigen Na Kanälen am Neuron. Der genaue Wirkmechanismus ist bis jetzt ungeklärt.

Halbwertszeit: 7 – 10 Stunden

→ **Sultiam:** Wirkmechanismus ist noch nicht vollständig geklärt. Carboanhydrasehemmer des Gehirns. Die Hemmung des Enzyms Carboanhydrase bewirkt eine Gewebsübersäuerung, die wiederrum die Erregbarkeit von Nervenzellen vermindern kann. Wirkt auf erregende und hemmende Botenstoffe im Nervensystem. Reduziert ebenfalls den Natriumeinstrom in die Nervenzellen.

Halbwertszeit: 2 – 16 Stunden

→ **Sabril:** Ähnelt in seiner Struktur dem hemmenden Neurotransmitter GABA. Hemmt das GABA abbauende Enzym GABA – Aminotransferase. Der Neurotransmitter GABA wirkt hemmend auf die Entstehung von Aktionspotentialen, da es den Einstrom von Chloridionen in die Zellen fördert, wodurch es dort zu einer Hypopolarisierung kommt. Der inhibitorische Effekt wird verstärkt.
Halbwertszeit: Kinder 7 Stunden Erwachsene 12 Stunden

→ **Tiagabin:** Blockiert die Wiederaufnahme des Neurotransmitters GABA in den Nervenzellen, der inhibitorische Effekt wird verstärkt. Der Neurotransmitter GABA wirkt hemmend auf die Entstehung von Aktionspotentialen, da es den Einstrom von Chloridionen in die Zellen fördert.
Halbwertszeit: 8 Stunden

→ **Taloxa:** Bislang ist der Wirkmechanismus ist nicht bekannt. Man vermutet, dass an exzitatorischen Rezeptoren als inhibitorische Antagonist wirkt und die Glycin – Bindungsstelle des NMDA – Rezeptor blockiert und verstärkt zusätzlich nur schwach die GABAerge Erregungsübertragung.

Halbwertszeit: 21 Stunden

→ **Topiramat:** Blockiert die Glycin Bindungsstelle am errregenden glutamatergen AMPA – Rezeptoren und verstärkt durch Bindung an GABA – Rezeptoren deren hemmenden Effekt. Inaktiviert spannungsabhängigen Natriumkanal. Wirkt modulierend auf bestimmte spannungsabhängige Calciumkanäle, schwache Hemmung gewisser Isoenzyme der Carboanhydrase.

Halbwertszeit: Zwischen 20 – 30 Stunden

→ **Valproat:**
Blockade von zentralen spannungsabhängigen Na Kanälen und Blockade aktivierender T – Typ – Ca – Kanäle Thalamischer Neurone. Hemmung des Abbaus und Verstärkung der Synthese von GABA.
Hemmung der neuronalen Erregbarkeit.
Wirkung: Antikonvulsiv.
Generalisierte Anfälle, Absencen Epilepsie, fokale Anfälle, Bipolare Störungen
Halbwertszeit: 10 – 16 Stunden

→ **Zonisamid:** Der Wirkmechanismus ist nicht vollständig geklärt, es scheint auf spannungsabhängige Natrium – und Calciumkanäle wirken. Damit synchronisiert Entladung von Nervenzelle zu unterbrechen. Carboanhydrasehemmer. Eine inhibition der Carboanhydrase bewirkt eine Übersäuerung der Neuronen im ZNS.

Halbwertszeit: 63 Stunden

Wann wurden die einzelnen Antiepileptika eingeführt:

1857 - Brom

1912 - Phenobarbital

1938 – Phenytoin

1944 - Oxazolidine

1951 – Sukzimide

1952 – Primidon

1962 - Carbamazepin

1973 - Valproat

1975 – Clonazepam

1991 - Vigabatrin

1993 - Lamotrigin

1995 - Felbamat, Gabapentin

1997- Tiagabin

1998 - Topiramat

2000 – Oxcarbazepin, Levetiracetam

2004 - Pregabalin

2011 – Retigabin

2012 – Perampanel

2016 - Brivaracetam

Steht vor der Zulassung: Zonisamid, Remacemid:

- Valproinsäure, Lacosamid und Lamotrigin sind vielfältig einsetzbar, man kann mit ihnen generalisierte (das gesamte Gehirn betreffende) sowie fokale (nur gewisse Gehirnregionen betreffende) Anfälle und auch den Status epilepticus behandeln. Auch Phenytoin ist bei diesen Krankheitsbildern anzuwenden.
- Carbamazepin und Sultiam sowie das einer neuen Unterklasse angehörende Perampanel eignen sich eher für fokale (nur gewisse Gehirnregionen betreffende) Anfälle.

- Ethosuximid wird insbesondere bei Absencen verwendet.

Neben den klassischen Antiepileptika zählen auch einige Substanzen der Benzodiazepine und Barbiturate zu der Wirkstoffgruppe der Epilepsie-Mittel.

(Quelle: PTA)

Brivaracetam:

Brivaracetam ist ein Ligand am synaptischen Vesikelprotein 2A (SV2A). Zusätzlich inhibiert es spannungsabhängige Natriumkanäle im Nervensystem. Die genaue Rolle von SV2A ist derzeit noch nicht vollständig aufgeklärt. Chemisch leitet sich Brivaracetam von Levetiracetam ab, wobei es aufgrund seiner höheren Affinität zum SV2A – Rezeptor eine stärkere Antikonvulsive Wirksamkeit in Tiermodellen aufweist. Bivaracetam ist ein antiepileptisch wirksamer Arzneistoff. Er wurde von der belgischen Firma UCB entwickelt und im Januar 2016 in der EU und im Februar 2016 in den USA unter den Namen Briviact zur Zusatzbehandlung fokaler Epilepsieanfälle zugelassen bei Erwachsenen und Jugendlichen ab dem 16. Lebensjahr. Fokale Anfälle sind Anfälle, die auf einer Seite des Gehirns beginnen. Bei Ausbreitung können sie größere Bereiche auf beiden Seiten des Gehirns beeinträchtigen (sekundäre Generalisierung).

Clonazepam:

Clonazepam ist ein Antiepileptika zur medikamentösen Behandlung cerebraler Krampfanfälle aus der Wirkstoffgruppe der Benzodiazepine. Clonazepam wird angewendet bei allen Formen der Epilepsie, auch jener des Kindesalters. Clonazepam wird nach Verabreichung über den Magen – Darm – Trakt schnell aufgenommen. Die maximale Konzentration im Blut, wird nach 2 – 3 Stunden erreicht. Die Ausscheidung erfolgt überwiegend unverändert über die Nieren. Teilweise auch über den Stuhl. Ein kleiner Teil wird chemisch umgebaut und dann erst ausgeschieden. Die Plasmahalbwertszeit beträgt etwa 30 – 40 Stunden. Der Anteil, der an die Eiweißmoleküle im Blut gebunden ist (Plasmaproteinbindung), liegt bei 83 – 87% die Bioverfügbarkeit bei 71 – 76%. Es wirkt über die verstärkte Hemmung GABAerger Nervenzellen und greift am GABA a – Rezeptor an.

Carbamazepin:

Carbamazepin zählt chemisch zur Klasse der Dibenzazepine und ist ein

Antiepileptika, das vorwiegend gegen fokale Epilepsien eingesetzt wird. Darüber hinaus wird es auch als Phasenprophylaktikum bei verschiedenen psychatrischen Erkrankungen eingesetzt. Strukturchemisch ist es dem Imipramin ähnlich. Carbamazepin wird relativ langsam resorbiert (2 – 8 Stunden) und hat eine Bioverfügbarkeit von circa 80%. Das metabolische Folgeprodukt Carbamazepin – 10,11 – Epoxid weist ebenfalls antiepileptische Eigenschaften auf, wird jedoch auch als verantwortlich für die toxischen Effekte der Substanz angesehen. Die therapeutische Breite ist gering. Carbamazepin wird in der Leber über das Cytochrom – P450 – Enzymsystem (vor allem CYP3A4) verarbeitet, dessen Aktivität es auch induziert. Dies ist vor allem im Hinblick auf potentielle (Arzneimittel -) Wechselwirkungen relevant. Der Wirkmechanismus ist noch nicht vollständig geklärt. Es wird jedoch angenommen, dass Carbamazepin durch Blockade von Natriumkanälen in den Axonen der Nervenzellen wirkt.

Ethosuximid:

Ethosuximid ist ein Arzneistoff mit krampflösender Wirkung, der zur Behandlung von Epilepsien angewendet wird. Seine chemische Struktur ähnelt der des Phenytoins, das ebenfalls zur antiepileptischen Therapie eingesetzt wird. Ethosuximid verringert die spannungsabhängigen Calciumströme in den Nervenzellen des Thalamus durch Blockade von T – Typ Calciumkanälen. Es wird überwiegend zur Behandlung von generalisierten Absencen insbesondere des Kindesalters eingesetzt und hat hier eine superadditive Wirkung zu Valproinsäure, wenn es mit dieser kombiniert wird.

Felbamat:

Der genaue Wirkmechanismus ist bisher nicht bekannt. An Rezeptoren exzitatorischer Aminosäuren wirkt Felbamat antagonistisch: es blockiert vermutlich die Glycin – Bindungsstelle des NMDA – Rezeptors und verstärkt zusätzlich – allerdings nur schwach – die GABAerge Erregungsübertragung. Der breite Wirkmechanismus begründet einen großen Anwendungsbereich für unterschiedlichste Epilepsiesyndrome. Aufgrund des Nebenwirkungsprofils wird es im wesentlichen bei sonst therapieresistenten fokal und sekundär generalisierten Anfällen, bei verschiedenen

Anfallsformen des Lennox – Gastaut – Syndroms und beim therapieresistenten West – Syndrom eingesetzt.

Gabapentin:

Gabapentin ist eine Arzneistoff aus der Gruppe der Antiepileptika, das zur Behandlung der Epilepsie und neuropathischer Schmerzen eingesetzt wird. Gabapentin ist zur Monotherapie von einfachen und komplexen partiellen Anfällen mit und ohne sekundäre Generalisierung und zur Zusatzbehandlung von partiellen Anfällen mit und ohne sekundäre Generalisierung zugelassen. Eine weitere Indikation ist die Behandlung neuropathischer Schmerzen. Neuropathische Schmerzen entstehen z.B bei einem Teil der Patienten mit einer Gürtelrose nach Abklingen der Hautveränderungen, der Post – Zoster – Neuralgie. Ein anderes häufiges Anwendungsgebiet ist die diabetische Polyneuropathie sowie die Behandlung von Phantomschmerzen. Auch postoperative Schmerzen können durch Gabapentin gemildert werden. Die Substanz kann auch bei refraktärem Husten wirken, wenn die Ursache keine anderen Maßnahmen erfordert. Im Rahmen von „off label use“ (also außerhalb des in der Zulassung genehmigten Gebrauchs) kann es auch bei Spastik bei MS eingesetzt werden, wenn mit den dafür zugelassenen Substanzen bei angemessener Dosierung und Anwendungsdauer keine ausreichende Linderung erzielt werden konnte oder Unverträglichkeit vorliegt. Ein Beschluss des Gemeinsamen Bundesausschuss (G–BA) zur Verordnungsfähigkeit i nicht zugelassenem Anwendungsgebiet ist im März 2014 in Kraft getreten. Der Wirkmechanismus von Gabapentin ist noch nicht vollständig geklärt. Seine Antikonvulsive Wirkung wird nicht mit einer direkten Aktivierung von GABA – Rezeptoren in Verbindung gebracht, obwohl es mit GABA strukturell verwandt ist. Als Wirkmechanismus wird eine Hemmung der glutamatergen Erregungsübertragung sowie die Blockade zentraler Calcium – Kanäle diskutiert.

Lamotrigin (Lamictal):

Lamotrigin ist ein neues Antiepileptika zur Zusatzbehandlung bislang therapieresistenter fokaler Anfälle mit oder ohne Generalisierung. Als Wirkmechanismus wird eine verminderte Freisetzung der erregenden Neurotransmitters Glutamat angenommen. Nach den bisherigen kontrollierten Studien ist bei rund jedem vierten Patienten mit einer mindestens 50 % igen Abnahme der Anfallsfrequenz zu rechnen; eine Anfallsfreiheit lässt sich erwartungsgemäß nur relativ selten erzielen. Zusätzlich wird häufiger auch ein Rückgang der Dauer und Intensität der Anfälle beobachtet. Ein Wirkungsverlust tritt nach den Langzeitstudien und – beobachtungen nur selten auf. Die empfohlene durchschnittliche Dosis beträgt für Kinder 5 – 15 mg / kg / KG / d und für Erwachsene 100 – 400 mg / d, verteilt auf 1 – 3 Einnahmezeitpunkte. Relevante Wechselwirkungen bestehen in einer Verkürzung der Lamotriginhalbwertszeit durch enzyminduzierende andere Antiepileptika und in einer erheblichen Verlängerung der Halbwertszeit durch Valproinsäure. Bei einer bestehenden Valproinsäuremedikation muss Lamotrigin daher besonders vorsichtig und einschleichend dosiert werden. Bei den Nebenwirkungen stehen allergische Hauterscheinungen im Vordergrund, die bei langsam einschleichender Dosierung seltener sind als bei einem höher dosierten Beginn. Hinsichtlich der neurotoxischen Störungen ließen sich in Doppelblindstudien keine signifikanten Unterschiede zwischen Lamotrigin und Placebo dokumentieren. Blutspiegel – und sonstige Laborkontrollen haben im Vergleich zu den bisherigen Standardantiepileptika eine geringere Bedeutung. Die Wirksamkeit von Lamotrigin scheint bei primär generalisierten Anfällen nach allerdings unkontrollierten Erfahrungen mindestens ebenso gut zu sein wie bei den fokalen Anfällen. Auch eine Monotherapie ist zumindest bei Neueinstellungen unkomplizierter Epilepsien möglich. Diese Anwendungsgebiete sind aber bislang nicht zugelassen und müssen noch durch weitere kontrollierte Doppelblindstudien bestätigt werden. Ein wesentliches Nachlassen der Antikonvulsiven Wirkung trotz gleichbleibender Dosierung ist für Lamotrigin bislang weder Tierexperimentell noch klinisch beobachtet worden. Von den beiden prinzipiellen Erklärungsmöglichkeiten einer Toleranzentwicklung mit einer Induktion der hepatischen mischfunktionellen Enzymssysteme und einer Anpassung bzw. „ Gewöhnung“ der Nervenzellen an die Anwesenheit des Arzneimittels kommt für Lamotrigin praktisch nur die zweite in Frage. In offenen klinischen Langzeitstudien wurde bei Beobachtungszeiträumen bis zu vier Jahren bei den zunächst ansprechenden Patienten in Einzelfällen allerdings im weiteren Verlauf ein Nachlassen der Wirksamkeit beobachtet, in einer pädiatrischen Studie sogar bei 7 von 44 über ein Jahr behandelten Kindern (= 16 % / 90). Ebenso wie unter die Einnahme herkömmlicher Antiepileptika und unter Vigabatrin sind auch unter add – on – Gabe von Lamotrigin psychische oder psychatrische Nebenwirkungen beobachtet worden. So zwang aggressives Verhalten in einer offenen Studie bei einem von 82 Patienten zum Absetzen des Präparates, und bei einem weiteren kam es zu einer akuten Exazerbation vorbestehender psychatrischer Probleme. Dabei kann es sich sowohl um depressive Störungen als auch um sogenannte alternative Psychosen bei Anfallsfreiheit handeln, wie dies häufiger unter Vigabatrin beobachtet wird. Unter den 229 Meldungen über 466 möglich Nebenwirkungen bei den ersten 8000 – 10.000 Patienten in England waren 41 psychatrische Nebenwirkungen (10mal Aggresivität, je 6mal Reizbarkeit, Agitiertheit und Verwirrtheit, 5mal Psychosen sowie je 2mal Depression und Ängstlichkeit). Eine Zunahme der sexuellen Erregbarkeit und Aktivität bei bis zu jedem fünften Patienten wird überwiegend als angenehm empfunden und ist daher eher als erwünschte Nebenwirkung einzustufen. Das EEG unter Lamotrigin lässt sowohl bei fokalen als auch bei sekundär generalisierten Epilepsien eine signifikante Abnahme epileptogener Potentiale beobachten; sowohl die fokalen als auch die sekundär generalisierten EEG – Veränderungen besserten sich. Allerdings war keine Korrelation mit dem klinischen Effekt herzustellen, den nur fünf der sieben EEG – Responder zeigten auch eine klinische Besserung. Spike – wave – Muster zeigten bei 9 von 16 Kindern mit therapieresistenter Absencen unter Zugabe von Lamotrigin einen Rückgang nach Dauer und Zahl der Entladungen. Die Kinder wirkten parallel dazu wacher und zugewandter. Allerdings war auch in dieser Studie nicht bei jeder Besserung des EEG´s auch eine Verbesserung der klinischen Anfallssituation zu verzeichnen. Systematische Verlaufskontrollen unter Lamotrigin weder im AEP und VEP von gesunden Probanden noch im AEP, VEP und Tibialis – SEP von Anfallspatienten signifikante Veränderungen erfassen. Nach Einnahme von 30 Tabletten Lamotrigin á 100mg in suizidaler Absicht kam es zwei Stunden später zu Plasmakonzentrationen von 18mg / l. Klinisch zeigten sich ein Blickrichtungsnystagmus, eine Gang – sowie Zeige – und Standataxie, und subjektiv klagte die Patientin über Schwindel, Übelkeit und Brechreiz. Nach 12 Stunden hatten sich die Symptome zurückgebildet, und die Plasmakonzentration war auf 14,2mg / l abgefallen.

Levetiracetam:

Levetiracetam ist ein Ethyl – Derivat des Antidmentivums Piracetam. Es ist ein Arzneistoff aus der Gruppe der Antiepileptika, welcher durch die belgische Firma UCB S.A entwickelt und im Jahre 1985 patentiert wurde. Es ist weltweit unter dem Handelsnamen „Keppra" erhältlich. Seit März 2011 ist es auch als Generikum erhältlich. Es wird nicht in der Leber Verstoffwechselt und kaum an Plasmaproteine gebunden. Der Wirkmechanismus beruht auf der Bindung an das Vesikelprotein SV2A, was eine verminderte Freisetzung von Glutamat aus dem präsynaptischen Vesikel zur Folge hat. Levetiracetam darf in Monotherapie bei fokalen Anfällen mit oder ohne sekundäre Generalisierung ab dem 16. Lebensjahr verordnet werden. In Zusatzmedikation darf diese Substanz bei fokalen Anfällen ab einem Alter von einem Monat gegeben werden. Zudem sind die juvenile – myoklonische Epilepsie (Janz – Syndrom) ab dem 12. Lebensjahr und primär generalisierte tonisch – klonische Anfälle im Rahmen einer idiopathisch generalisierten Epilepsie in Zusatztherapie zugelassen worden.

Mesuximid:

Mesuximid ist ein krampflösender Arzneistoff aus der Gruppe der Antikonvulsiva, der zur Dauerbehandlung bestimmter Formen von Epilepsie eingesetzt wird. Es gehört chemisch zur Gruppe der Suximide und wird rasch und fast vollständig zu seinem aktiven Metaboliten N – Desmethylmesuximid umgewandelt. Mesuximid wird nur als Mittel der zweiten Wahl bei sonst therapieresistenten Epilepsie angewendet. Insbesondere bei Absencen und Epilepsien mit komplex – fokalen Anfällen, aber auch beim Lennox – Gastaut – Syndrom wird es als zusätzliches Medikament eingesetzt.

Oxcarbazepin:

Oxcarbazepin zählt chemisch zur Klasse der Dibenzazepine und ist ein Abkömmling des Carbamazepins. Es ist ein Arzneistoff, der zur Dauerbehandlung bestimmter Formen der Epilepsie als Antikonvulsivum verwendet wird. Oxcarbazepin wird zu 10,11 – Dihydro – 10 – Hydroxycarbamazepin metabolisiert, das die eigentlich wirksame Substanz darstellt und die zur Therapiekontrolle im Blut bestimmt wird. Hierbei werden bei einzelnen Individuen hohe Fluktuationen beobachtet. Durch diesen anderen Stoffwechsel gibt es weniger Wechselwirkungen mit anderen Arzneimitteln. Entsprechend dem Wirkspektrum von Carbamazepin ist Oxcarbazepin bei Epilepsien mit fokalen und sekundär generalisierten Anfällen bei Erwachsenen und Kindern angezeigt. Oxcarbazepin gilt als besser verträglich als Carbamazepin, dies ist jedoch nicht zweifelsfrei belegt. Auch aufgrund dieser unklaren Datenlage wird Carbamazepin nach wie vor deutlich häufiger verschrieben als Oxcarbazepin.

Pregabalin:

Der Wirkmechanismus von Pregabalin wurde erst vor wenigen Jahren entdeckt. Er unterscheidet sich von dem jenigen der Gamma – Aminobuttersäure (GABA), denn Pregabalin wirkt nicht an den GABA – Rezeptoren, sondern die GABA – ähnliche Wirkung wird über andere Mechanismen hervorgerufen. Pregabalin bindet im ZNS an eine Untereinheit von spannungsabhängigen Calcium – Kanälen vom P / Q – Typ, das bedeutet in den „Purkinje – Zellen" des Cerebellum und als R – Typ „r"emaining VGCCs vorkommende spannungsgesteuerte Calciumkanälen (Abkürzung VGCCs). Das Einströmen von Calcium in die Nervenendigung wird gedrosselt, so dass eine gesteigerte Freisetzung der Neurotransmitter Glutaminsäure, Noradrenalin und Substanz P normalisiert wird. Dieser Wirkansatz verbindet die so unterschiedlichen Anwendungsgebiete, neuropathischen Schmerzen, generalisierte Angststörungen und Epilepsie. Pregabalin wird rasch resorbiert und hat eine geschätzte Bioverfügbarkeit von über 90%. Es wird so gut wie nicht metabolisiert und unverändert über die Nieren ausgeschieden.

Phenobarbital:

Phenobarbital ist ein 1912 eingeführter Arzneistoff aus der Gruppe der Barbiturate und wird in der Epilepsiebehandlung sowie zur Narkosevorbereitung eingesetzt. Es war ein viel genutztes Schlafmittel bis weit in die zweite hälfte des 20. Jahrhunderts hinein. Phenobarbital ist ein verkehrsfähiges und verschreibungspflichtiges Betäubungsmittel nach deutschem Betäubungsmittelrecht. Arzneimittel, die bis zu 300 mg Phenobarbital pro Tablette oder Ampulle enthalten, sind allerdings von den Verordnungsvorschriften des Betäubungsmittelgesetzes ausgenommen. Phenobarbital ist ein starkes Beruhigungs – und Schlafmittel und wirkt gegen Krampfanfälle. Die Wirkung ist stark dosisabhängig und reicht von beruhigung über leichte Dämpfung und Schlaf bis zur Betäubung. Phenobarbital wirkt wie auch andere Barbiturate durch Bindung am GABA a – Rezeptors, sondern bewirken, dass der Kanal nach Bindung von GABA länger geöffnet bleibt. Barbiturate blockieren auch AMPA – Rezeptoren (eine Untergruppe der Glutamat – Rezeptor), Glutamat ist der wichtigste erregende Neurotranmitter im ZNS. Diese Kombination aus Verstärkung der hemmenden GABA Wirkung und Blockade der erregenden Glutamat – Wirkung erklärt die dämpfende Wirkung dieser Arzneistoffe gut.

Primidon:

Primidon ist ein krampflösender Arzneistoff aus der Gruppe der Antikovulsiva, der zur Dauerbehandlung bestimmter Formen von Epilepsie eingesetzt wird. Primidon ist ein Prodrug, das im Körper zumindest teilweise zu Phenobarbital verstoffwechselt wird. Nach seiner Aufnahme in den Körper wird Primidon schnell zu Phenobarbital und Phenylethylmalonamid verstoffwechselt. Primidon und sein Metabolit Phenobarbital wirken über eine Verstärkung der GABAergen Hemmung an der Barbiturat – Bindungsstelle des GABA a – Rezeptors. Der weitere Metabolit Phenylethylmalonamid spielt eine untergeordnete Rolle.

Phenytoin:

Phenytoin ist ein Hydantoin – Derivat, das als Arzneistoff zur Dauerbehandlung der Epilepsie eingesetzt wird und darüber hinaus in der Behandlung von Herzrhythmusstörungen wirksam ist. Phenytoin unterliegt der ärztlichen Verschreibungspflicht. Der vermutete Wirkmechanismus beruht auf einer Hemmung von Natriumkanälen und der hieraus folgenden Stabilisierung des Membranpotentials.

Perampanel:

Perampanel ist ein Wirkstoff zur Behandlung von Epilepsien und als solcher für die Zusatztherapie fokaler Anfälle mit oder ohne sekundäre Generalisierung bei Epilepsiepatienten ab dem 12. Lebensjahr zugelassen. Die Zulassung durch die EU – Kommission erfolgte im Juli 2012. Perampanel unterliegt der Verschreibungspflicht. Perampanel ist ein selektiver, nicht kompentitiver Antagonist an AMPA – Rezeptoren und führt zu einer gezielten Blockade dieser Rezeptoren an Nervenzellen: AMPA – Rezeptoren vermitteln hier die Wirkung des erregenden Botenstoffes Glutamat. Da im epileptischen Anfallsgeschehen ein Missverhältnis zwischen erregenden und hemmenden Signalen (zugunsten der Erregung) besteht, wird durch die Blockade der AMPA – Rezeptoren eine Unterdrückung der epileptischen Anfälle bzw. ihrer Ausbreitung im Gehirn angestrebt. Perampanel ist der erste zugelassene Wirkstoff, der an AMPA Rezeptoren gezielt angreift.

Rufinamid:

Rufinamid ist ein krampfunterdrückender Arzneistoff, der in der Behandlung des Lennox – Gastaut – Syndroms, einer besonders schwer verlaufenden Form der Epilepsie eingesetzt wird. Es ist nur zur Zusatztherapie ab dem 4. Lebensjahr zugelassen. Obwohl der genaue Wirkmechanismus noch nicht geklärt ist, gibt es Hinweise darauf, dass Rufinamid seine krampfunterdrückende Wirkung über eine Hemmung von spannungsabhängigen Natrium Kanälen an den Nervenzellen entfaltet. Dagegen gibt es keinerlei Hinweise, dass es in das GABA – oder das Glutamat – System eingreift. Nach peroraler Aufnahme erreicht die Konzentration im Blut etwa nach 6 Stunden ihr maximum. Dabei ist die Höhe der erreichten Konzentration nicht proportional zur verabreichten Menge, so dass eine dosisbegrenztes Resorptionsverhalten angenommen wird. Die Bioverfügbarkeit hängt vor der Nahrungsaufnahme ab und steigt bei Verabreichung mit der Nahrung um etwa ein Drittel an. Iim Blut ist etwa ein Drittel des Wirkstoffs an Plasma – Eiweiße gebunden. Die Elimination erfolgt ausschließlich über Umwandlung in Form einer Hydrolyse der Carboxygruppe mit anschließender Ausscheidung über die Nieren. Die

Halbwertszeit im Blutplasma beträgt 6 10 Stunden.

Retigabin:

Retigabin ist ein neuer Arzneistoff, der zur Behandlung der Epilepsie als Antiepileptika und als Analgetikum bei neuropathischen Schmerzen eingesetzt werden soll. Retigabin wurde in Zusammenarbeit von dem US – amerikanischen Pharmaunternehmen Valeant Pharmaceuticals International und dem britischen Pharmaunternehmen Glaxo Smith Kline entwickelt. Seit dem 15. Mai 2011 ist Retigabin unter dem Handelsnamen Trobalt verfügbar. Retigabin hat eine Plasmaproteinverbindung von 80%. Die Plasmahalbwertszeit beträgt 7,4 – 9,2 Stunden, arzneilich wird das Dihydrochlorid verwendet. Die Applikation erfolgt oral. Auffallend ist die frappierende Ähnlichkeit der Struktur mit dem Schmerzmittel Flupiritin, welches ebenfalls über die Öffnung von Kaliumkanälen seine Wirkung entfaltet. Durch Retigabin erfolgt eine hochspezifische Aktivierung wirkt sowohl antikonvulsiv, als auch gegen die Parkinson – Krankheit und neuroprotektiv. Bei einer Mutation dieser Kalium – Kanäle ist die Impulsweiterleitung im Gehirn gestört. Retigabin öffnet diese Kanäle und stabilisiert so die depolarisierten Nervenzellen. Eine weitere, jedoch dosisabhängige antiepileptische Wirkung ist die Verstärkung der GABAergen Inhibition.

Sultiam:

Sultiam ist ein Arzneistoff aus der Gruppe der Sulfonamide, der in der Behandlung von bestimmten Epilepsieformen eingesetzt wird. Pharmakologisch gehört es zu den Carboanhydrasehemmern. Die Hemmung des Enzyms Carboanhydrase bewirkt eine Gewebsübersäuerung, die wiederrum die Erregbarkeit von Nervenzellen vermindern kann. Sultiam ist eines der älteren Antikonvulsiva und wurde erst ab Ende der 1980er Jahre wieder endeckt. Sultiam ist ein Sulfonamid – Derivat, besitzt jedoch im Gegensatz zu anderen Sulfonamiden keine antibiotische Wirkung. Strukturell bestehen keine Gemeinsamkeiten mit anderen Antikonvulsiva. Der Wirkmechanismus ist nicht vollständig bekannt. Ein wesentlicher biologische Effekt ist die Hemmung der Carboanhydrase des Gehirns: eine Gewebsübersäuerung im Gehirn setzt die Erregbarkeit von Nervenzellen herab. Weiterhin wurden Wirkungen auf erregende und hemmende Botenstoffe im Nervensystem beschrieben. Sultiam reduziert ebenfalls den Natriumeinstrom in die Nervenzelle und setzt so die Elektrokrampftest und im Krampftest mit Pentamethylentetrazol. Sultiam wird vorwiegend bei der Rolando – Epilepsie eingesetzt. Die Rolando Epilepsie wird auch als benigne Epilepsie des Kindesalters mit zentrotemporalen Spikes bezeichnet. In Deutschland ist Sultiam nur zur Alternativ – Behandlung der Rolando – Epilepsie zugelassen, d.h wenn die Behandlung mit anderen Antiepileptika erfolglos war. Sultiam wird auch häufig bei anderen Epilepsieformen des Kindesalters eingesetzt, die ähnliche EEG – Veränderungen wie die Rolando – Epilepsie aufweisen, z.B beim Pseudo – Lennox – Syndrom oder beim Landau – Kleffner – Syndrom. Unlängst wurden auch Daten zur Anwendung beim West – Syndrom sowie bei anderen schwer zu behandelnden Herdförmigen Epilepsien publiziert. Weiterhin wird Sultiam zur Behandlung der Krampfkomponente beim Rett – Syndrom eingesetzt.

<u>Stiripentol:</u>

Stiripentol ist ein Arzneistoff, der in der Behandlung der schweren myoklonischen Epilepsie des Kindesalters eingesetzt wird. Stiripentol besitzt nur eine sehr eingeschränkte Zulassung. Es kann in Verbindung mit Clobazam und Valproinsäure als Zusatztherapie für schwer behandelbare generalisierte tonisch – klonische Anfälle bei Kindern mit schwerer myoklonischer Epilepsie eingesetzt werden, deren Anfälle sich mit Clobazam und Valproat nicht angemessen behandeln lassen. Stiripentol hemmt mehrere Enzyme im Leberstoffwechsel, insbesondere CYP450 3A4 und 2C19, die auch am Abbau anderer Antiepileptika beteiligt sind. Stiripentol wirkt als positiver allosterischer Modulator am GABAa – Rezeptoren. An diesem Rezeptor, der aus Untereinheiten zusammengesetzt ist, bindet Stiripentol verstärkt an den Untereinheiten Alpha 3 und Delta. Es bedarf, im Gegensatz zu den Benzodiazepinen, zu dieser Bindung keiner Gamma – Untereinheit. Das physiologische Vorkommen von GABA a – Rezeptoren mit Alpha 3 – Untereinheiten ist Entwicklungsabhängig und ist im jungen, noch ausgereiften Gehirn von Säugetieren am höchsten. Der rechtsdrehende Wirkstoff zeigt eine ausgeprägtere antikonvulsive Wirksamkeit als eine optische Antipode.

Topiramat:

Topiramat wirkt über verschiedene Mechanismen, die eine übermäßige Erregung von Nervenzellen verhindern. Topiramat blockiert die (verstärkend wirkende) Glycin – Bindungsstelle am erregenden, glutamatergen AMPA – Rezeptor und verstärkt durch Bindung an GABA – Rezeptoren deren hemmenden Effekt. Außerdem inaktiviert Topiramat den spannungsabhängigen Natriumkanal, wodurch die Zelle gehindert wird, schnell aufeinanderfolgende Aktionspotentiale zu generieren. Des weiteren wirkt es modulierend auf bestimmte spannungsabhängige Calciumkanäle und bewirkt eine schwache Hemmung gewisser Isoenzyme der Carboanhydrase. Topiramat wird vom Körper gut aufgenommen und wird als Tablette verabreicht. Die Halbwertszeit beägt zwischen 20 und 30 Stunden. Topiramat wird überwiegend unverändert über die Niere ausgeschieden. Daher muss man bei verminderter Nierenleistung die Dosis des Arzneimittels gesenkt werden. Durch die Antiepileptika Carbamazepin und Phenytoin wird der Topiramatspiegel im Blut gesenkt. Bei Therapiekombination mit diesen muss die Topiramatdosis angepasst werden.

Vigabatrin:

Vigabatrin ist ein krampfunterdrückender Arzneistoff, der in der Behandlung von Epilepsien eingesetzt wird. Chemisch ist es Strukturell ganz ähnlich aufgebaut wie die Überträgersubstanz Gamma Aminobuttersäure. Aufgrund des Nebenwirkungsprofils ist eine Anwendung aber auf einzelne spezielle Formen der Epilepsie beziehungsweise sonst therapieresistente Fälle eingeschränkt. Als strukturanaloge Substanz zu GABA hemmt Vigabatrin das GABA – abbauende Enzym GABA – Aminotransferase. Dadurch wird die Konzentration des hemmend wirkenden Neuotransmitters erhöht. Da die Hemmung irreversibel ist, hält dieser Effekt auch nach Absetzen des Medikaments an, bis neue Enzyme zum Abbau der GABA von den Nervenzellen bereitgestellt werden.

Valproinsäure:

Valproinsäure ist eine nicht natürlich vorkommende, verzweigte Carbonsäure. Sie und ihre Salze die Valproate werden in der Medizin als Arzneistoffe aus der Gruppe der Antikonvulsiva eingesetzt. Valproinsäure greift an verschiedenen Strukturen im menschlichen Organismus an. Für seine antiepileptische Wirkung wird u.a. Blockade von erregenden Ionenkanälen (spannungsabhängige Natrium Kanäle und Calcium Kanäle) sowie eine Verstärkung der Wirkung des hemmenden Neurotransmitters GABA (durch Hemmung des Abbaus und Aktivierung der Synthese von GABA) angenommen. Valproinsäure gehört auch zu den Histon – Deacetylase – Inhibitoren, was ihren Einsatz in der Krebstherapie denkbar macht. Sie wirkt epigenetisch, d.h., sie greift u.a durch Acetylierung in das epigenetische System ein. Dadurch werden Zellen und die Aktivität einzelner Gene verändert. Valproinsäure wird gut vom Körper aufgenommen und kann peroral und intravenös verabreicht werden. Die Halbwertszeit liegt zwischen 12 – 16 Stunden. Bei gleichzeitiger Einnahme weiterer Antiepileptika wie Phenytoin oder Carbamazepin kann die Halbwertszeit auf vier bis neun Stunden sinken.

Medikamente können schläfrig machen.

Die neue Aut – idem – Regelung:

Das am 23.02.2002 in Kraft getretene Arzneimittelausgabenbegrenzungsgesetz (AABG) hat unter anderem zu einer Umkehrung der bisherigen Aut – idem – Regelung geführt, wonach der verschreibende Arzt eine Angabe von Generika durch den Apotheker nicht mehr ausdrücklich erlauben, sondern ausdrücklich untersagen muss. Es verpflichtet den Apotheker, nicht nur bei identischen Wirkstoffen, sondern auch innerhalb von „austauschbaren Darreichungsformen“ ein verordnetes Medikament (z.B. Orginalpräparat) dann gegen ein preisgünstiges Generikum auszutauschen, wenn:

→ Der verschreibende Arzt nur eine Wirkstoffverordnung vorgenommen, also keinen Handelsnamen genannt hat

→ Das verordnete Präparat nicht preisgünstig ist, d.h. sich nicht im „unteren Preisdrittel“ der Präparate mit gleichem Wirkstoff unter Berücksichtigung von Wirkstärke, Packungsgröße und ggf. austauschbarer Darreichungsform befindet, und

→ der Arzt dem „aut – idem“ - Austausch nicht ausdrücklich widerspricht. Der Apotheker darf nicht substituieren, wenn:

→ Sich das verordnete Präparat bereits im unteren Preisdrittel befindet, auch wenn der Arzt „aut – idem“ nicht ausdrücklich (derzeit durch Ankreuzen des entsprechenden Kästchens auf dem Rezept) ausgeschlossen hat,

→ das verschriebene und das für den Austausch vorgesehene Präparat nicht für denselben Indikationsbereich zugelassen sind oder eine andere Wirkstärke, Packungsgröße bzw. nicht austauschbare Darreichungsform aufweisen.

→ Der Arzt dem „aut – idem“ - Austausch ausdrücklich widerspricht. Nach dem Willen des Gesetzgebers soll „aut – idem“ zur Regelverordnung werden und das AABG insgesamt Einsparungen von rund 1,3 Milliarden Euro pro Jahr ermöglichen. Der Bundesausschuss der Ärzte und Krankenkassen soll unter Federführung des Bundesverband der Betriebskrankenkassen möglichst bald Festlegungen der „austauschbaren Darreichungsform“ erarbeiten (ein erster Vorschlag wurde erstellt und dem Bundesverband der Pharmazeutischen Industrie zur Stellungnahme bis zum 22.03.2002 zugesandt). Bevor die Aut – idem – Regelung und das gesamte AABG wirksam werden, werden allerdings noch einige Monate vergehen. So rechnet man erst zum 01.07.2002 mit ersten verbindlichen Festlegungen der austauschbaren Darreichungsform und des unteren Preisdrittels. Der Bundesausschuss der Ärzte und Krankenkassen ist ebenfalls beauftragt, für die Vertragsärzte „Empfehlungen zur wirtschaftlichen Verordnung von Analogpräparaten“ zu erarbeiten. Die Krankenhäuser werden verpflichtet, nach einem stationären Aufenthalt (wobei u.a. häufig Ersteinstellungen erfolgen) bei Therapievorschlägen für den weiterbehandelnden Arzt Wirkstoffbezeichnungen zu verwenden sowie sofern eine Angabe des konkret verabreichten Präparates erfolgt, ggf. mindestens ein preisgünstigePräparat zur Weiterbehandlung vorzuschlagen (Abweichung sind nur in medizinisch begründeten Ausnahmen zulässig §115c AABG).

Betroffene Antiepileptika:

Bei den Antiepileptika sind von der Neuregelung im AABG bislang Carbamazepin (CBZ) und Valproat (VPA) betroffen, die zurzeit mengenmäßig etwa 57% und Umsatzmäßig etwa 40% des gesamten Antiepileptikamarktes ausmachen und trotz Einführung zahlreicher neuer Antiepileptika in den letzten Jahren unverändert als Mittel erster Wahl eingeschätzt werden. Während im Entwurf des Entwurf Bundesausschusses der Ärzte und Krankenkassen bei CBZ hinsichtlich „aut idem" zwischen nicht – retadierten und retadierten Tabletten unterschieden wird, werden bei VPA unverständlicherweise fast alle nicht – retadierten und retadierten Zubereitungen (Dragees, magensaftresistente Filmtabletten, magensaftresistente Kapseln, magensaftresistente Tabletten, Retarddragee, Retardkapseln und Retardtabletten) als vermeintlich problemlos austauschbare Darreichungsformen zusammengefasst. Die Zubereitungsformen und Indikationsbereiche der zugelassenen. Zurzeit stehen 20 Präparate für nicht – retadiertes CBZ, für retadiertes CBZ, für nicht – retadiertes VPA und für retadiertes VPA zur Verfügung. Es zeigt sich, dass bei CBZ sowohl für nicht – retadierte als auch retadierte Zubereitungen, aus welchen Gründen auch immer durchaus nennenswerte Abweichungen der zugelassenen indikationsbereiche bestehen. Auch bei VPA bestehen innerhalb der Indikation Epilepsie im Detail Unterschiede der zugelassenen Anfalls – bzw. Epilepsieformen.

Antiepileptika – Therapie bei Einschränkung der Nierenfunktion:

Antiepileptika werden in unterschiedlichem Grade Renal eliminiert. Zwischen Antiepileptika der 1. und der 2. Generation bestehen wesentliche Unterschiede hinsichtlich ihrer Verstoffwechselung. Diese Übersicht soll dazu dienen, pharmakokinetische Aspekte der Antiepileptikatherapie und ihre Relevanz zur Dosierungsanpassung bei Epilepsiepatienten mit Niereneinschränkungen zusammenfassen. Insbesondere wird der Einfluss der Hämodialyse auf die Plasmaspiegel der Antiepileptika einschließlich der entsprechenden Therapieoptionen im Hinblick auf Medikamentenwahl und – Ersatz dargestellt. Diese Informationen können hilfreich sein, um Fluktuationen innerhalb der Wirksamkeit der Anfallkontrolle bei Patienten mit Niereneinschränkungen zu vermeiden.

„Time to say goodby“ oder was wird aus der guten alten Valproat bei weiblichen Jugendlichen und prämenopausalen Frauen ?

Eine Stellungnahme von 3 renomierten Epileptologen zu den Ende 2014 von der Europäischen Arzneimittelagentur mit einem entsprechenden „Rote Hand“ - Brief der Arzneimittelkommision der deutschen Ärzteschaft publizierten verstärkten Sicherheitswarnungen zur Anwendung von Valproinsäure – Präparaten bei weiblichen Jugendlichen und Frauen im gebärfähigen Alter. Diese gehen mit einer erheblichen Anwendungsbeschränkung einher, weil Valproinsäure bei dieser Patientengruppe nur noch dann eingesetzt werden sollte, wenn andere infrage kommende Arzneimittel nicht wirksam sind oder nicht vertragen werden. Dies betrifft in Deutschland die zugelassenen Indikationsbereiche Epilepsie, bipolare Störung und Migräne und natürlich erst recht alle Off – Lable – Anwendungen wie z.B. bei Schmerzsyndromen, Bewegungsstörungen oder in der Onkologie.

Vorsicht bei Valproat für Frauen:

Die Europäische Zulassungsbehörde (EMA) und die Arzneimittelkommission der deutschen Ärzteschaft haben kürzlich die Warnung verschärft, Valproat bei Jugendlichen und Frauen, die schwanger sind oder schwanger werden können, nur dann einzusetzen wenn andere Medikamente unwirksam sind oder nicht vertragen werden. Die Warnung wird damit begründet, dass die pränatale Valproat – Exposition das Risiko von schwerwiegenden Organfehlbildungen, hauptsächlich Neuralrohrdefekten erhöht und bei etwa 30 – 40% der Kinder zu schwerwiegenden Entwicklungsstörungen führt. Diese verschärfte Warnung hat erhebliche Konsequenzen für die Beratung und den Einsatz von Valproat bei Frauen, die kurz dargestellt werden.

Meropenem und Valproinsäure – Eine Kombination mit schwerwiegenden Interaktionspotential:

Carbapeneme sind häufig eingesetzte Reserveantibiotika, die fast das gesamte Erregerspektrum erfassen. Die gleichzeitige Anwendung von Carbapenem und Valproinsäure ist in der Intensivmedizin eine nicht seltene Situation. Wegen des Einsatzes bei Meningitiden wurde in dieser Arbeit auf die Interaktion zwischen Meropenem und Valproinsäure fokussiert. Es wurde eine PubMed Recherche mit den Suchbegriffen „Meropenem“ und „Valproic acid“ durchgeführt. Es wurden 21 Berichte über jeweils 1 – 2 Patienten, die insgesamt 28 Behandlungsepisoden bei 25 Patienten beschrieben, und 9 Fallserien mit mindestens 3 Fällen entsprechend einer Gesamtzahl von 158 beschriebenen Behandlungsepisoden bei 155 Patienten gefunden. Soweit in den Fallberichten Angaben vorliegen kam es bereits innerhalb den ersten 48 Stunden nach Meropenemgabe zu einem durchschnittlichen Spiegelabfall der Valproinsäure um 66%. Der maximale jeweils berichtete Spiegelabfall der Valproinsäure betrug durchschnittlich 84%. Der fallzahlbezogen durchschnittliche maximale Valproinsäure – Abfall in den Fallserien betrug 74,5% . Mindestens bei einem viertel der Patienten kam es durch die gleichzeitigen Anwendungen der beiden Substanzen zu erneuten epileptischen Anfällen. Es ist bei der gleichzeitigen Anwendung letztlich aller Carbapeneme unter Valproinsäure – Therapie mit einem Valproinsäure – Spiegelabfall zu rechnen, der wohl bei der Gabe von Meropenem und Ertapenem besonders ausgeprägt ist. Eine intravenöse Gabe von Valproinsäure kann den Spiegelabfall etwas abschwächen bzw. verzögern, die klinische Relevanz dieses Unterschiedes ist jedoch insbesondere bei der Anwendung von Meropenem oder Ertapenem fraglich. Zum Erhalt eines therapeutischen Valproinsäure – Spiegels unter Gabe insbesondere des Meropenems sind vermutlich Tagesdosen erforderlich, für die es keine Sicherheitsdaten. Die gleichzeitige Gabe dieser beiden Substanzen ist also zu vermeiden.

Ältere Antiepileptika bei HIV – Patienten oft ein Risiko:

Mehr als einer von 10 HIV – Patienten leiden irgendwann unter epileptische Anfälle. Die gleichzeitige Therapie mit Antiretroviralen Medikamente und Antiepileptika stellt jedoch wegen der zahlreichen Interaktionen hohe Ansprüche. Die International League Against Epilepsy hat jetzt zusammen mit der American Academy of Neurology erstmals eine Leitlinie herausgegeben. Viele Probleme ergeben sich durch die Induktion von Enzym des P450 Systems durch ältere Antiepileptika wie Phenobarbital, Carbamazepin und Phenytoin. Da einige Nichtnukleosidische Reverse – Transkriptase – Inhibitoren und Proteaseinhibitoren über das

P450 System metabolisiert werden, kann es bei der gleichzeitigen Therapie mit Antiepileptika zum Versagen der Antiretroviralen Therapie und zur Immunschwäche kommen. Um dies zu verhindern, kann es notwendig werden die Dosis von Lopinavir / Ritonavir um 50% zu erhöhen wenn die Patienten mit Phenytoin behandelt werden. Es ist auch möglich das die glcichzeitige Therapie der beiden Medikamente die Toxizität erhöhen. Etwa 11% mit HIV infizierten Patienten wurden epileptische Anfälle beobachtet. Diese Anfälle scheinen als Folge von opportunistischen Infektionen. Der Metabolismus spielt eine entscheidende Rolle.

Interaktionen zwischen Antiepileptika und Zytostatika:

Antiepileptika:

Vor allem die alten Antiepileptika (AE) (Carbamazepin, Ethosuximid, Phenobarbital, Phenytoin und Valproinsäure) werden hepatisch und über Cytochrome metabolisiert. Carbamazepin, Phenytoin, Phenobarbital und Primidone wirken dabei als potente Enzyminduktoren am Cytochrom P450 – System, als auch an Enzymen der Glukuronyltranferasen. Die neueren AE (Gabapentin, Levetiracetam, Vigabatrin, Felbamat, Oxcarbazepin) werden weniger hepatisch metabolisiert und bergen daher ein etwas geringeres Interaktionspotential.

Chemotherapeutika:

Chemotherapeutika werden oft über das Cytochrom P45ß – System metabolisiert. Dazu gehören insbesondere Nitrosurea (Carmustine Lomustine), Vincalkoide, Anthracycline, Taxane, Procarbazine und Tamoxifen. Dabei kommt dem Cytochrom P450 3A4 eine besondere Bedeutung zu, da dieses Enzym durch AE induziert werden kann, so dass es zu einer Erhöhung der Clearance und damit zu einer Verminderung der klinischen Wirksamkeit des Zytostatikums kommen kann. Daneben können die Chemotherapeutika die Cytochrom P450 – Isoformen (CYPs) hemmen oder induzieren, so dass mit spiegelveränderung bei den Antiepileptika gerechnet werden muss.

Sturzanfälle und Status nonkonvulsiver Anfälle als besondere Behandlungsindikation von Pharmakokinetische Interaktion:

Im Gegensatz zu Phenytoin und Carbamazepin sind für Valproinsäure abgesehen von den Interaktionen mit anderen Antiepileptika nur vergleichsweise wenige medikamentöse Wechselwirkungen bekannt. Bei gleichzeitiger Nahrungsaufnahme wird zwar die Geschwindigkeit, nicht aber das Ausmaß der Valproinsäure – Resorption verringert.

Wechselwirkungen zwischen verschiedenen Antiepileptika:

Wechselwirkungen zwischen Antiepileptika lassen sich in pharmakodynamische und pharmakokinetische Interaktionen unterscheiden. Bei den pharmakokinetischen Wechselwirkungen stehen drei Vorgänge im Vordergrund: Verdrängung eines hoch an Plasmaproteine gebundenen Antiepileptikums aus einer Bindung durch Kombination mit einem mit einem anderen hochgebundenen Antiepileptikum, Hemmung der enzymatischen Inaktivierung eines Antiepileptikums durch ein anderes und Verstärkung der enzymatischen Inaktivierung bei Kombination zweier Antiepileptika. Valproinsäure verdrängt Phenytoin aus der Plasmaproteinbindung und hemmt die Metabolisierung von Phenytoin, Phenobarbital, Primidon,Ethosuximid und Diazepam. Als Folge steigen die freien, pharmakologisch wirksamen Konzentrationen der genannten Antiepileptika im Plasma an, was zur Zunahme erwünschter und unerwünschter Wirkungen führen kann. Bei kombination von Valproinsäure mit Carbamazepin wird der Abbau des pharmakologisch aktiven Metabolisierten Carbamazepin – epoxid gehemmt, was allerdings bei Kombination mit dem Amid von Valproinsäure (Valpromid) wesentlich stärker ausgeprägt ist. Bei Kombination muss daher die Dosierung des zweiten Antiepileptikums häufig gesenkt werden, um das Auftreten von Nebenwirkungen oder Intoxikationserscheinungen zu vermeiden. Phenobarbital, Phenytoin, Primidon und Carbamazepin induzierten Leberenzyme und beschleunigen damit ihren eigenen Abbau und den Abbau anderer Antiepileptika. Dieser Effekt wird sich jedoch zumeist durch die additive antiepileptische Wirkung der Kombination nicht einer Abnahme der therapeutischen Wirkungen der Behandlung manifestieren. Pharmakodynamische Wechselwirkungen zwischen Antiepileptika sind vor allem durch additive oder, in Einzelfällen, über – additive Effekte charakterisiert. Es gibt jedoch auch die Möglichkeit, dass eine Kombination zur Wirkungsabnahme führt, so zeigen neuere experimentelle Untersuchungen, dass bei Benzodiazepin – toleranten Tieren auch die Wirkung von Valproinsäure stark vermindert ist. Insgesamt lassen die vielfältigen und oft schwer abschätzbaren Wechselwirkungen erkennen, dass wo möglich die konsequente Therapie mit einem Antiepileptikum der Kombinationstherapie vorgezogen werden sollte.

Einnahmefehler und Unterdosierung – häufige Ursachen niedriger Phenytoin – Serumkonzentration:

Ziel dieser retrospektiven Studie an 104 Phenytoin vorbehandelten Erwachsenen mit der Diagnose Epilepsie, die wegen erneuter epileptischer Anfälle aufgenommen wurden war, die Häufigkeit niedriger Phenytoin – Serumkonzentration (PSK) bei der Aufnahme festzustellen und zu klären, wie häufig die niedrige PSK durch Einnahmefehler der Patienten oder eine prästationäre Unterdosierung verursacht war. Bei 72 % der Patienten lag die PSK bei der Aufnahme unter dem therapeutischen Bereich. In 32 % dieser Fälle war die niedrige PSK durch Einnahmefehler der Patienten, in etwa 29 % durch eine zu niedrige prästationäre Dosierung verursacht 80 von 104 Patienten waren auf eine Standarddosis von 300mg / Tag eingestellt, nur bei 25 dieser Patienten lag die PSK im therapeutischen Bereich. Die Ergebnisse bestätigen den Nutzen der PSK – Bestimmung bei dieser untersuchten Patientengruppe und die Notwendigkeit Compliance – verbessernder Maßnahmen und einer Gewichtsbezogenen und PSK – kontrollierten Dosierung.

Gabapentin wurde als Spasmolytikum geplant, dann wurde die antikonvulsive Wirkung entdeckt. Hierbei ist es Reservemittel und wird gerne auch zur Therapie neuropathischer Schmerzen eingesetzt. Eine Interaktion mit anderen Antiepileptika ist bisher nicht festgestellt worden. Auch für

Pregabalin wurde bei in-vivo-Studien keine klinisch relevanten pharmakokinetischen Wechselwirkungen mit anderen Antiepileptika festgestellt. Es wird als Zusatztherapeutikum verwandt sowie zur Behandlung neuropathischer Schmerzen und bei generalisierten Angststörungen.

Topiramat wird bei fokalen sowie generalisierten Epilepsien als Mono- oder Zusatztherapie verordnet.

Felbamat ist nur zur „Add-on"-Therapie von Patienten mit refraktärem Lennox – Gastaut – Syndrom zugelassen, wenn keine alternative Behandlung mehr zu Verfügung steht. Blutbild und Transaminasenkontrollen sind aufgrund teilweise lebensbedrohlicher Nebenwirkungen (Bluterkrankungen, Leberfunktionsstörungen) sehr engmaschig erforderlich. Bei der Entstehung von Absencen, also wenige Sekunden anhaltenden Bewusstseinsstörungen spielen Ca2+-Kanäle vom T-Typ eine wichtige Rolle.

Hier ist **Ethosuximid** (und etwas weniger intensiv **Mesuximid**) wirksam und gilt neben Valproinsäure als Mittel der Wahl.

Levetiracetam stellt aufgrund der meist guten Verträglichkeit und der zumindest anfangs guten Effektivität eine Alternative zu anderen Antiepileptika dar. Auch sind keine Wechselwirkungen mit anderen Arzneimitteln bekannt und aufgrund der Eigenschaften auch wenig wahrscheinlich.

Retigabin ist Zusatztherapeutikum bei fokalen Krampfanfällen mit oder ohne sekundäre Generalisierung bei Erwachsenen über 18 Jahren. In Deutschland wurde es seitens der Herstellerfirma nach negativer Beurteilung des Zusatznutzens gegenüber den Vergleichssubstanzen Lamotrigin und Topiramat Mitte 2012 zunächst vom Markt genommen. Gleiches gilt für den erst im Juli 2012 EU - weit für die Zusatztherapie fokaler Anfälle mit oder ohne sekundäre Generalisierung bei Epilepsiepatienten ab zwölf Jahren zugelassen Wirkstoff **Perampanel** (siehe Repetitoriumsteil). Es ist zwar europaweit zugelassen und z.B. in der Schweiz und den Niederlanden im Handel. In Deutschland hat der Hersteller das Mittel jedoch wieder vom Markt genommen, nachdem das Institut für Qualität und Wirtschaftlichkeit im Gesundheitswesen (IQWiG)keinen Zusatznutzen gegenüber bewährten Mitteln feststellen konnte. Dem IQWiG lagen keine Studienergebnisse darüber vor, wie Retigabin im Vergleich zu diesen Wirkstoffen abschneidet. In seinen frühen Nutzenbewertungen führt das IQWiG Perampanel (Fycompa) auf. Es ist in verschiedenen europäischen Ländern im Handel. In Deutschland hat der Hersteller es jedoch wieder vom Markt genommen, nachdem das IQWiG keinen Zusatznutzen von Perampanel gegenüber bewährten Mitteln feststellen konnte.

Sultiam, eigentlich eines der ältesten Antikonvulsiva, wurde erst Ende der 1980er Jahr wiederentdeckt und vorwiegend bei einer bestimmten gutartigen Epilepsieform im Kindesalter, die große Selbstheilungstendenzen aufweist (Rolando – Epilepsie) eingesetzt. Ansonsten ist es eher ein Antiepileptikum der dritten Wahl und wird häufig auch mit anderen Mitteln kombiniert.

Rufinamid: Ist als Zusatz zur Behandlung des Lennox – Gastaut – Syndroms zugelassen einer schweren Form von generalisierter Epilepsie, die im allgemeinen Kinder betrifft, sich aber bis ins Erwachsenenalter fortsetzen kann. Durch die Zusatzbehandlung mit Rufinamid lässt sich die Zahl der epileptischen Anfälle um ein Drittel verringern.

Stiripentol: Ist als Zusatztherapie bei bestimmten schweren und selten auftretenden Epilepsieformen im Kindesalter mit generalisierten Anfällen zugelassen, die mit Clobazam und Valproinsäure allein nicht ausreichend behandelt werden können. Das Mittel sorgt dafür, dass von den anderen Epilepsiemitteln mehr zur Wirkung gelangt. Derzeit ist unklar, ob man diesen Effekt nicht auch erreichen kann, indem man die bisherigen Medikamente höher dosiert.

Escarbazepin: Ist als Zusatztherapie für Erwachsene mit fokalen Epilepsien zugelassen. Es ähnelt den bewährten Wirkstoffen Carbamazepin und Oxcarbazepin, unterscheidet sich von diesen aber in seinen unerwünschten Wirkungen und Wechselwirkungen. Ob das für die Behandelten relevante Vorteile hat, ist noch nicht ausreichend untersucht.

Perampanel: Perapanel ist seit Juli 2012 als Zusatztherapie für Kinder ab dem 12. Lebensjahr und Erwachsene mit epileptischen Krampfanfälle zugelassen.

Generika:	**Handelsnamen:**
Carbamazepin	Carbium, Neurotop, Tegretal, Timonil, u.a.
Chloralhydrat	Chloraldurat (akut)
Clobazepam	Frisium
Clonazepam	Rivotril, Antelepsin – Außer Handel
Clorazepat	Tranxilium
Diazepam	Valium, Faustan, u.a.
Eslicarbazepinacetat	Zebinix
Ethosuiximid	Petnidan, Suxilep, Suxinutin
Felbamat	Taloxa
Gabapentin	Gabax, Neurontin
Kaliumbromid	Dibro – Be mono
Lacosamid	Vimpat
Lamotrigin	Bipolam, Elmendos, Lamapol, Lamictal, Gerolamic
Levetiracetam	Keppra, Levebon
Lorazepam	Tavor, Temesta
Mesuximid	Petinutin
Midazolam	Dormicum
Oxcarbazepin	Apydan, Extent, Timox, Trileptal
Phenobarbital	Lepinal, Luminal

Phenytoin	Epanutin, Phenhydan, Zentropil
Pregabalin	Lyrica
Primidon	Liskantin, Myelepsinum, Resimatil
Rufinamid	Inovelon
Stripentol	Diacomit
Sultiam	Ospolot
Tiagabin	Gabitril
Topiramat	Topamax
Trimethadion	Tridione – nicht im deutschen Sprachraum verfügbar
Valproinsäure	Convulex, Depakine, Ergenyl, Leptilan, Orfiril, u.a.
Viagabatrin	Sabril
Zonisamid	Zonegran

Medikamente die in klinischer und präklinischer Prüfung stehen:

→ Remacemid

→ Retigabin

→ Rufinamid

→ Soretolid

→ Ganoxolon

→ Losigamon

Baclofen wurde ursprünglich als Antiepileptika entwickelt, 1968 paten-

tiert als Antiepileptika. Die Antiepileptische Wirkung war sehr enttäuschend, man entdeckte die Antispastische Wirkung und diese war sehr gut brauchbar.

Beratung und Schulung

In der Beratung von Epileptikern in der Apotheke ist das Problem der Non - Compliance, der mangelnden Therapietreue mit regelmäßiger Medikamenteneinnahme, ganz wesentlich – wie überhaupt bei vielen chronischen Krankheiten. Bei Epilepsie kommt erschwerend hinzu, dass wegen der nicht vorhersehbaren und auch ohne Behandlung oft nur in größeren Abständen auftretenden Symptomatik, für die Betroffenen Sinn und Effektivität der Therapie schwerer zu erfassen ist.

Ihre Wirkung entfalten die Antikonvulsiva allerdings nur dann, wenn sie wirklich regelmäßig wie verordnet eingenommen werden. Insofern sollte in der Apotheke eine intensive Beratung zur Medikation und zu einem verbesserten Einnahmeverhalten erfolgen. Hierzu gehört auch, Betroffene eingehend über die möglichen Krankheits- und Therapiebezogenen Einschränkungen, etwa Fahreignung, Arbeit mit gefährlichen Geräten, sowie Risiken wie die Gefahr von Ertrinkungsunfällen oder Frakturen im Anfall, zu informieren. Immer wieder muss darauf hingewiesen werden, anfallsfördernde Faktoren wie Schlafentzug oder Alkoholgenuss möglichst zu meiden. Vielen Betroffenen hilft auch eine begleitende Sozialberatung. Ferner ist wichtig: Die Notwendigkeit zusätzlicher Verhütungsmaßnahmen bei betroffenen Frauen im gebärfähigen Alter, die gleichzeitig die „Pille“ nehmen, muss vom pharmazeutischen Personal bei vielen Antikonvulsiva im Beratungsgespräch erwähnt werden. Und die Patienten sollten darauf hingewiesen werden, dass selbst beim Auftreten schwerer Nebenwirkungen ein plötzliches Absetzen der Antiepileptika nur in Absprache mit dem behandelnden Arzt erfolgen darf, da es sonst zu Entzugsanfällen bis hin zu einem lebensgefährlichen Status epilepticus kommen kann.

Ausscheidung Halbwertszeit (h) Proteinbindung (%)

Carbamazepin über die Leber **12* -17 75** induziert CYP2C, CYP3A, UGT

Gabapentin über die Niere **5-7 0** keine wesentlichen Interaktionen

Lamotrigin über die Leber **25 56** in der add-on Therapie mit VPA erhöhte LTG-Spiegel

Levetiracetam über die Niere **7 0** keine wesentlichen Interaktionen

Oxcarbazepin über die Niere/über die Leber **8-10 4** induziert CYP3A4/5 inhibiert CYP2C19

Phenobarbital über die Niere/über die Leber **100 45-60** induziert CYP2C, CYP3A, UGT

Phenytoin über die Leber **13-70 90** induziert CYP2C, CYP3A, UGT inhibiert CYP2C9

Tiagabin über die Leber **7-9 96** keine wesentlichen Interaktionen

Topiramat über die Niere/über die Leber **23 15** inhibiert CYP2C19

Valproinsäure über die Leber **9-16 93** inhibiert Epoxidhydrolase, CYP2C9,UGT

Nach Autoinduktion; Dosisanpassung notwendig bei Nierenfunktionsstörungen; Halbwertszeit erhöht sich mit steigendem Serumspiegel; Dosisanpassung notwendig bei Leberfunktionsstörungen CYP = Cytochrom-P450-Monooxygenasen; UGT=Uridindiphosphat-Glucuronosyltransferase

Weitere Einsetzungsgebiete außer Antiepileptisch:

Mit Antiepileptika werden aber nicht nur klassische Epilepsien behandelt. Sie werden ferner bei noch sechs weiteren Gelegenheiten eingesetzt:

- Bei Fieberkrämpfen, die zu den epileptischen Anfällen gerechnet werden und meist bei Kleinkindern auftreten. Hierzu bevorzugt man die Benzodiazepine, von denen einige neben ihren anderen Wirkungen auch eine anti epileptische, also krampflösende Wirkung aufweisen (zum Beispiel Diazepam).

- Zur Vermeidung von Krampfanfällen bei Gehirnoperationen. In diesen Fällen wird insbesondere der Wirkstoff Phenytoin gegeben.

- Bei so genannten neurogenen Schmerzanfällen (Schmerzen mit nervlicher Ursache), die zum Beispiel durch Trigeminus-Neuralgie oder diabetische Neuropathie entstehen. Bei diesen Anwendungen kommen besonders Carbamazepin und Phenytoin zum Einsatz.
- Bei anfallartig auftretenden nervlichen Missempfindungen (Parästhesien) sowie Sensibilitätsstörungen. Auch hier wird mit Carbamazepin behandelt.
- Zur Vermeidung von Krampfanfällen beim Alkoholentzug durch den Einsatz von. Carbamazepin
- Vor Operationen zur Vorbereitung auf die Narkose (zum Beispiel mit dem Barbiturat) Phenobarbital

(Quelle: Wikipedia)

→ Topiramat, Lamotrigin = Migräne
→ Phenytoin = Antiarrhythmika
→ Benzodiazepine = Beruhigungs – und Schlafmittel, Angstzustände, Prämedikation
→ Gabapentin,Pregabalin, Carbamazepin = Neuralgische Schmerzen
→ Carbamazepin = Trieminus - / Glossopharyngeusneuralgie,manischer Depression
→ Lamotrigin = Bipolare Störung
→ Clonazepam = Restless – Legs – Syndrom
→ Valproat = Bipolare Störung
→ Phenobarbital = Dosisabhängig sedativ, hypnotisch, narkotisch

Mit Medikamenten, welche die Nervenerregbarkeit entweder an den Synapsen oder in der Fortleitung des Aktionspotentials durch Modulation der Ionenkanäle vermindern, sind die Anfälle ebenfalls gut zu behandeln. Der Serumspiegel der verabreichten Medikamente sollte regelmäßig kontrolliert werden, da für eine ausreichende Wirksamkeit eine gleichbleibende hohe Konzentration notwendig ist. Auch allgemeine Laborkontrollen sind angezeigt.

Die medikamentöse Therapie der Epilepsie ist eine Langzeitbehandlung!!!

Wichtig für eine erfolgreiche Therapie der Epilepsie ist die aktive Mitarbeit der Betroffenen

→ Dic Auswahl des oder der wirksamsten Medikamente ist für eine erfolgreiche medikamentöse Therapie einer Epilepsie entscheidend.
→ Die Auswahl der Antiepileptika wird nach der vorliegenden Anfallsart, der Krankengeschichte des Patienten, der Verträglichkeit und dem Einnahmemodus getroffen.
→ Die Antiepileptika können in Monotherapie oder in Kombinationstherapie zur Anwendung kommen.
→ Jedes Medikament kann außer den beabsichtigten Haupt – auch unbeabsichtigte Nebenwirkungen haben – das ist bei den Antiepileptika nicht anders.
→ Blutspiegeluntersuchungen helfen bei der therapeutischen Entscheidungen weiter.
→ Der richtige Umgang mit den ausgewählten Antiepileptika ist ebenfalls wesentlich für eine erfolgreiche Therapie einer Epilepsie.
→ Nur systematisch durchgeführt kann eine Therapie erfolgreich sein.
→ Sollten sie nicht anfallsfrei werden, wird der Arzt evtl. mit weiteren Spezialisten die Diagnose und die Therapie gemeinsam überprüfen.

Praktische Durchführung einer Langzeittherapie:

Es gibt kein anfallshemmendes Medikament, das in der Dauertherapie alle Formen epileptischer Anfälle gleichermaßen gut beeinflusst. Deswegen muss die Medikamentenwahl fallbezogen erfolgen. Das Antiepileptika richtet sich nach dem Anfallstyp und dem EEG – Befund. Eindeutig Vorrang hat die Monotherapie vor der Polytherapie. Die notwendige Dauer hängt, von der Epilepsieform des Patienten ab. Nach erzielter Anfallsfreiheit. Die Behandlung wird nach sistieren der Anfälle 3 – 5 Jahre weitergeführt.

Die Einschleichphase dauert wenige Wochen
Die Ausschleichphase dauert viele Monate, nicht selten 1 – 1 ½ Jah-

re.

Epilepsie – Langzeittherapie:

Die Langzeittherapie soll Anfälle verhindern.

Da es sich bei der Epilepsie um eine chronisch verlaufende Erkrankung handelt, ist in der Regel eine dauerhafte Therapie mit Medikamenten notwendig, um das Auftreten epileptischer Anfälle zu verhindern. Eine vollständige Anfallsfreiheit lässt sich bei optimaler Therapie und entsprechender Therapietreue des Patienten in mehr als der hälfte der Fälle erreichen. Bei etwa 20 – 30% der Betroffenen ist eine verringerung von Anfallshäufigkeit und Anfallsschwere zu erreichen, was bereits eine große Erleichterung darstellen kann. Allerdings lässt sich in 10 – 20% der Fälle keine nennenswerte Besserung erreichen. Doch auch für diese Betroffenen besteht die Aussicht, dass eine Therapie nach längerer Zeit doch noch Wirkung zeigt oder aber dass neu entwickelte Medikamente erfolgreich sind. Eventuell ist eine Operation in Betracht zu ziehen.

In einigen Fällen endet die Langzeittherapie mit einer Heilung.

Treten bei erfolgreicher medikamentöser Behandlung keine Anfälle mehr auftreten und zeigen sich auch keine krankheitsbedingten Veränderungen im EEG mehr, so besteht sogar die Chance, dass die Epilepsie nach etwa 3 – 5 Jahren Therapie vollständig ausheilt.

Vor der Therapie muss die Diagnose eindeutig sein.

Vor Therapiebeginn muss zunächst sichergestellt sein, dass es sich bei den Anfällen tatsächlich um eine Epilepsie handelt. Außerdem muss ausgeschlossen werden, dass den Anfällen keine anderweitige Erkrankung zugrunde liegt. Das würde dann eine entsprechend andere Behandlung notwendig machen.

Es gibt eine Vielzahl von Antiepileptika. Die Behandlung muss individuell eingestellt werden.

→ Grand – mal – Anfälle: z.B. Carbamazepin, Valproat, Phenobarbital, Primidon

→ Fokale Anfälle: Carbamazepin

→ West – Syndrom: Vigabatrin, Valproat
→ Lennox – Gastaut – Syndrom: Valproat
→ Absencen: Valproat, Ethosuximid
→ Myoklonische Anfälle: Valproat, Primidon

Die Dosis ist nicht von vorne herein festgelegt.
Die Dosierung der Medikamente ist schwierig. Eine feste Medikamentenmenge kann man in voraus nicht festlegen, weil jeder Patient anders auf Epilepsiemedikamente reagiert. Deshalb muss in jedem einzelnen Fall die optimale Dosis durch vorsichtige Dosissteigerung ermittelt werden. Eine orientierende Hilfe ist die Bestimmung sogenannter Plasmaspiegel: Die Konzentration eines eingenommenen Epilepsiemedikaments kann im Blutplasma gemessen werden (Spiegelbestimmung), anhand von Richtwerten für diese Plasmaspiegel wird nun die einzunehmende Medikamentendosis entsprechend nach oben oder nach unten korrigiert. Oft erfolgt die Medikamenteneinstellung auch in einer Fachklinik.

Die Therapietreue ist für einen langfristigen Erfolg ganz besonders wichtig.
Besondere Bedeutung hat die Therapietreue des Patienten. Es ist wichtig, dass der Betroffene die verordneten Medikamente zuverlässig und zu den richtigen Zeiten und in der verordneten Dosierung einnimmt. Das ist sozusagen der Beitrag des Betroffenen zur Heilung bzw Therapie der Erkrankung. Vielen Betroffenen fällt es verständlicherweise schwer, täglich Tabletten einzunehmen und dadurch ständig an die Erkrankung erinnert zu werden. Gerade bei relativem Wohlbefinden ist der Zweck der Therapie nicht immer einsichtig. Viele denken, es geht mir gut, da kann ich doch weniger Tabletten einnehmen, oder nur noch alle zwei Tage. Das aber ist es in jedem Fall gefährlich. Selbstständig die Medikamentendosis zu ändern oder die verordneten Tabletten gar nicht mehr einzunehmen kann unter Umständen schwere Anfälle auslösen. Wenn Unzufriedenheit mit der Therapie besteht oder der Eindruck auftritt, diese sei nicht mehr notwendig, sollte das weitere Vorgehen in jedem Fall (vorher) mit dem behandelnden Arzt besprochen werden.

Bei Anfallsfreiheit kann die Therapie frühestens nach 3 Jahren beendet werden.
Bei länger bestehender Anfallsfreiheit kann die Beendigung der Antiepileptika – Therapie erwogen werden, allerdings frühestens nach 3 Jahren. Ausnahmen sind:

→ weiterhin Nachweis von krankheitsbedingten Veränderungen im EEG
→ Geringe Anfallshäufigkeit (da nicht abgeschätzt werden kann, ob eine Heilung oder nur eine Anfallspause vorliegt). In diesen Fällen sollte mindestens für 5 Jahre therapiert werden.
→ Während der Pubertät
→ Furcht des Patienten vor dem Auftreten neuer Anfälle
→ Unmittelbar bevorstehendes wichtiges Lebensereignis (z.B Prüfung, Arbeitsplatzwechsel, Heirat)

Die Medikamente sollten nur allmählich und unter EEG – Kontrolle reduziert werden.
Haben Arzt und Patient sich zur Beendigung der Therapie entschieden, muss dies schrittweise geschehen. Das bedeutet, die Medikamentendosis wird stufenweise reduziert, bis die Antiepileptika ganz abgesetzt werden. Beispielsweise wird die Dosis alle 3 Monate um eine halbe Tablette pro Tag verringert. Anschließend wird jeweils ein EEG durchgeführt, um zu kontrollieren, wie sich diese Vorgehen auswirkt.

Antikonvulsivum:

(= gegen Krampfanfälle)
Arzneimittel das zur Behandlung oder Verhinderung von epileptischen, z.B tonisch – klonischen Anfällen eingesetzt werden. Geeigneter Begriff Antiepileptika da er die mit den Arzneimitteln zu behandelnden epileptische Anfälle nicht auf das konvulsive Element reduzieren, da diese bei vielen Anfallsformen nicht vorkommt (z.B bei einer Absence oder einem komplex – fokalen (dyskognitiven) Anfall). Analog zu Begriffen wie Antihypertensivum oder Antidiabetikum wird so uneingeschränkt das Symptom epileptischer Anfall adressiert. Die Evidenz basierte Anwendung der Antikonvulsiva ist auf das Jahr 1912 zurückzuführen, als der

Neurologe Alfred Hauptmann das zuvor als Schlafmittel genutzte Phenobarbital in die Therapie einführte. Auf molekularer Ebene können entsprechend der chemischen Heterogenität der Antikonvulsiva unterschiedliche Wirkmechanismen beobachtet werden. So führen beispielsweise: Carbamazepin, Lacosamid, Lamotrigin, Oxcarbazepin, Phenytoin und Valproinsäure zu einer Inaktivierung spannungabhängige Na+ - Kanälen. Durch die Hemmung dieser Ionenkanäle verlieren die entsprechenden Neurone die Fähigkeit krampfvermittelnde hochfrequente Reize weiterzuleiten. Auf ähnliche Weise wirken die Suximide, Mesuximide und Ethosuximid durch eine Hemmung spannungsabhängiger Ca2+ Kanäle (T – Typ). Über rezeptorgekoppelte Ionenkanäle wird die Wirksamkeit von Benzodiazepine, Barbiturate, Topiramat und Felbamat erklärt. Felbamat führt über eine Blockade der Glutamat – Bindungsstelle des NMDA – Rezeptors. Topiramat über eine Blockade des AMPA – Rezeptors zu einer Hemmung der entsprechenden Ionenkanäle (insbesondere Na+). Dazu muss die Leitfähigkeit der Zellmembran beeinflusst werden, was über Ionenkanäle oder spezielle Rezeptoren erreicht werden kann. Eine weitere Möglichkeit besteht darin, die Konzentration von Neurotransmittern im Extrazellularraum zu beeinflussen, indem die Wiederaufnahme oder Metabolisierung (Verstoffwechselung) variiert wird. Besonders bedeutsam ist die Beeinflussung insbesondere Hemmung, spannungsabhängiger Natrium (Na+) Kanäle sowie die des GABAergen Systems. Die GABA A Rezeptor ist sehr weit im Gehirn und Rückenmark verbreitet und der wichtigste hemmende Rezeptor im Zentralen Nervensystems (ZNS). Weitere Wirkmechanismen erschließen sich über den T – Typ – Ca2+ Kanal, die Glutamatinhibition sowie über Vesikelproteine. Eine Reihe von Antiepileptika greift auch an mehreren Stellen an, was die Unterschiede im Wirkungs – Nebenwirkungsspektrum mit erklärt.

Vorwiegende GABA – Vertärker:
Phenobarbital, Primidon, Vigabatin, Tiagabin

Calciumkanalblocker:
Ethosuximid, Pregabalin, Gabapentin

Vorwiegend Natriumkanalblocker:
Insbesondere Carbamazepin sowie dessen Analoga Oxcarbazepin, Rufinamid und Eslicarpaepinacetat, aber auch Valproinsäure, Phenytoin, Lamotrigin, Lacosamid sowie der Wirkstoff Zonisamid wirken vorwiegend auf spannungsabhängige Na+ Kanäle.

Antikonvulsive Pharmakotherapie:
→ Pharmaka wirken symptomatisch gegen die Anfallsmanifestation
→ Da Anfälle spontan in 1 – 3 Minuten sistieren, besteht keine sinnvolle akute Interventionsmöglichkeit
→ Akute Behandlungen werden nur im Status epilepticus (Anfallsdauer > 10 min.) erforderlich
→ Sonst erfolgt eine medikamentöse Dauerprophylaxe

Syndrom – Medikamente:
→ BNS / West – Syndrom: Vitamin B6, Kortikoide, ACTH, Valproat, Vigabatrin
→ Lennox – Gastaut. Valproat, Clonazepam, Felbamat (in Kombination), Carbamazepin, Lamotrigin, Vigabatrin (in Kombination), Topiramat
→ Aufwach – GM, Absencen, myoklonisch – astatisch, juvenile – myoklonisch: 1.Wahl = Ethosuximid (bei Absencen), Valproat. 2. Wahl = Lamotrigin (juvenile myoklonisch, Grand – mal), Primidon (Aufwach – Grand – mal)

→ Fokale Epilepsie:

1. Wahl: Carbamazepin, Oxcarbazepin, Valproat, Lamotrigin
2. Wahl: Phenytoin, Primidon, Felbamat, Gabapentin, Tolpiramat, Tiagabin

→ Schwere myoklonische Epilepsie (Dravet – Syndrom): Striental, Valproat, Clobazam
→ Rolando Epilepsie: Sultiam
→ Alkoholentzug: Carbamazepin

Geschwindigkeit des Medikamentenabbaus:

Jede AE - Medikation sollte langsam und schrittweise beendet werden. Dringend ist davor zu warnen, das Medikament abrupt abzusetzen. In diesen Fällen können Entzugsanfälle auftreten. Entzugsanfälle werden auch bei Menschen gesehen, die noch nie einen epileptischen Anfall hatten, das AE aber aus anderen Gründen, z.B. wegen einer Herzrhythmusstörung , oder einer Neuralgie, lang andauernd eingenommen haben. Um so mehr sind Patienten mit Epilepsie durch Entzugsanfälle bis hin zum Status epilepticus gefährdet. Es ist zwar noch unklar, in welchen Zeit- bzw. Dosis - Abständen eine AE - Medikation reduziert werden kann bzw. muss. Durch mehrere Untersuchungen ist aber belegt, dass ein rascher Abbau das Rezidiv - Risiko erhöht. Die Rückfallquote lag bei 70 %, wenn der abbau der AE in nur einem Monat vorgenommen wurde. Die Rate sank auf 57 %, wenn der abbau sich über 3 Monate, auf 22 %, wenn er sich über 6 Monate hinzog und auf 16 %, wenn man sich mehr als 1 Jahr Zeit ließ. Neueren Studien ist es vorbehalten zu klären, ob es sinnvoll ist, den Absetzvorgang über mehrere Jahre zu strecken ist, wie dies – „aufgrund klinischer Erfahrungen" - häufig gehandhabt wird. Die oben genannten Faktoren machen deutlich, dass eine jeweils individuelle Entscheidung getroffen werden muss. Hierbei sind zudem gegeneinander abzuwägen:

- Nebenwirkungen einer beibehaltenen AE - Therapie bei Anfallsfreiheit;

- Risiko eines Rezidivs, eventuell mit der Aussicht, erneut über Jahre AE einnehmen zu müssen.

Wann und wie kann man mit den Medikamenten aufhören:

Medikamente zur Verhütung von neuen Anfällen müssen von Patienten mit einer Epilepsie meist jahrelang, oft sogar ein Leben lang, genommen werden. Diese Medikamente, die man wegen ihrer Wirkung in der Verhütung von epileptischen Anfällen Antiepileptika nennt, müssen dabei ganz regelmäßig eingenommen werden. Schon das Vergessen einer oder mehrerer Tagesrationen kann die Anfallswahrscheinlichkeit sogar erhöhen. Medikamente haben viele Nachteile, nicht nur die Nebenwirkungen, auch die ständige tägliche Erinnerung daran, dass man krank ist, belasten. Einfach ist die Entscheidung nur dann, wenn die Medikamente nicht helfen. Für die meisten Menschen mit einer Epilepsie ist es sinnvoll ihre Anfälle in einen Anfallskalender zu notieren, stellt sich dabei heraus, dass das Medikament nicht wirkt, muss die Behandlung geändert werden. Wenn aber die Medikamente über Jahre geholfen haben und keine neuen Anfälle aufgetreten sind, stellt sich die Frage ob sie weiter nötig sind. Absetzen muss meist gut überlegt sein. Die Entscheidung muss auch das individuelle Risiko berücksichtigen. Wichtig ist dabei auch, was hätte der nächste Anfall für Auswirkungen auf Partnerschaft, Beruf, Führerschein usw. Wichtig ist aber vor allem auch wie groß ist das Risiko, dass die Anfälle wiederkommen. Dies hängt von der genauen Diagnose der Art der Epilepsie oder des Syndroms ab. Im Wesentlichen hängt das von der genauen Diagnose ab: Es gibt sehr gutartige Formen wie die Rolando – Epilepsien, bei dieser Form hören die Anfälle nach der Pubertät meist von alleine auf. Bei den häufigen Absencen – Epilepsien, Aufwach – Grand mal und juvenilen myoklonischen Epilepsie sind die Aussichten schlechter, manchmal ist eine dauerhafte Behandlung erforderlich. Nur bei einem Teil der Patienten kann man hier auch bei langjähriger Anfallsfreiheit damit rechnen, dass wenn man die Medikamente weglässt, auch die Anfälle nicht mehr auftauchen. Noch mehr müssen die meisten Patienten mit fokalen Anfällen, die auf eine umschriebene Hirnschädigung zurückgehen, damit rechnen, dass die Anfälle nach Absetzen der Medikamente wieder kommen. Bei der zuletzt genannten Gruppe ist manchmal eine Operation heilend. Je kürzer die Behandlung und je kürzer die Anfallsfreiheit unter Behandlung um so wahrscheinlicher, dass die Anfälle wiederkommen. 3 Jahre Anfallsfreiheit erscheinen dabei bei den meisten Anfallsformen ein vernünftiger Zeitraum. Bei bestimmten Formen wie der juvenilen Epilepsie mit Aufwach – Grand sollte man sogar 8 – 10 Jahre Anfallsfreiheit abwarten. Wenn abgesetzt wird, sollte dies möglichst langsam geschehen. Je schneller das Absetzen, um so größer das Risiko, dass die Anfälle wiederkommen.

Behandlungsende:

Die Entscheidung zur beendigung der antikonvulsiven Behandlung sollte individuell in Abhängigkeit vom unterlagernden Syndrom, der spezifischen Betroffenheit des Patienten und seiner psychosozialen Situation getroffen werden. Ein erster Reduktionsversuch sollte bei ausgeheilten akuten symptomatischen Epilepsien, wie z. B. einer ausreichend behandelten Meningitis, nach 6–12 Monaten erfolgen. Bei fokalen Epilepsien kann nach 2–3 Jahren Anfallsfreiheit und bei idiopathisch generalisierten Epilepsien nach 3–5 Jahren Anfallsfreiheit ein Absetzversuch unternommen werden. Bei den idiopathisch generalisierten Epilepsien ist eine Verschlechterung des EEGs mit Wiederauftreten generalisierter Spike – Wave – Potentiale besonders ungünstig und sollte zum Abbruch des Reduktionsversuches auf dem erreichten Niveau, gegebenenfalls zur Wiederaufdosierung führen. Bei Epilepsien fokalen Ursprungs besteht eine nicht so enge Korrelation zwischen dem Auftreten epilepsietypischer Potentiale im interiktalen EEG und der Wahrscheinlichkeit von Anfallsrezidiven. Jedoch weisen auch hier hochfrequente, polytope oder zur Generalisation neigende, epilepsietypische Potentiale auf eine hohe Wahrscheinlichkeit eines Anfallsrezidivs hin. Prinzipiell sprechen für ein

niedriges Risiko auf ein Anfallsrezidiv:

Anfallsfreiheit schon bei niedriger antikonvulsiver Dosierung,
niedrige Anfallsfrequenz,
unauffälliges EEG,
keine oder nur kleine und umschriebene kortikale Läsionen im MRT,
kurze Epilepsiedauer.

Bei idiopathisch generalisierten Epilepsien mit Absencen, Myoklonien oder Aufwach – Grand – Mal muss wegen der genetischen Prädisposition ohne antikonvulsiven Schutz bei mehr als 80 % der Patienten langfristig mit Anfallsrezidiven gerechnet werden. Liegt eine reine Absence – Epilepsie vor, ist das Rezidivrisiko jedoch deutlich geringer (ca. 30–40 %). Das langfristige Rezidivrisiko ist auch bei Epilepsien fokalen Ursprungs mit komplex - partiellen Anfällen und sekundär generalisierten tonisch – klonischen Anfällen hoch (60–70 %). Wenn nur einfach - partielle Anfälle beobachtet wurden, ist es geringer (ca. 25 %). Das Rezidivrisiko in dieser Patientengruppe steigt über 80 % hinaus bei Vorliegen: 1. großer oder multipler kortikaler Läsionen, 2. multipler epileptogener Zonen im EEG, 3. nachgewiesener hippocampaler Sklerose, 4. Anfallsfreiheit erst unter antikonvulsiver Höchstdosierung, 5. gewisser Syndrome: West-Syndrom, Lennox – Gastaut – Syndrom, Phakomatosen, kortikale Dysplasien.

Behandlungsfehler:

Die Erfahrung zeigt, dass in vielen Fällen ärztliche Behandlungsfehler die eigentliche Ursache einer (Pseudo) therapieresistenz sind. Spätestens, wenn das primäre Behandlungsziel – die Anfallsfreiheit – nicht erreicht wird, sollten alle bisherigen diagnostischen und therapeutischen Schritte hinterfragt werden. Die nachstehende Tabelle gibt eine Übersicht über die häufigsten Fehler bei der Therapie der Epilepsien:

Therapieresistente Epilepsie:

Ab wann spricht man von Therapieresistenz bei Patienten mit Epilepsie, gibt es eine allgemein gültige Definition:

Intensive Ursachenforschung gegen frustrane Behandlungsversuche.

Streng genommen besteht Therapieresistenz erst dann, wenn bei einem Patienten weder einer Mono – noch mit einer der unzähligen möglichen Kombinationen aller verfügbaren Antiepileptika Anfallfreiheit erreicht werden konnte. Natürlich ist eine derartige Definition der Therapieresistenz im praktisch – klinischen Alltag und unbrauchbar und führt unter Umständen zu einer unnötigen Verzögerung anderer Therapieoptionen, wie z.B der Epilepsiechirurgie. Während etwa 50% der Patienten mit einer neu diagnostizierten Epilepsie unter einer ersten Monotherapie anfallfrei werden, sinken die Chancen bei Versagen der ersten Monotherapie bei Versagen der ersten Monotherapie. Für die zweite Monotherapie auf 13% die dritte Monotherapie gar auf 4%. Noch schlechter werden die Chancen, falls die erste Monotherapie aufgrund von fehlender Effektivität und nicht aufgrund von Nebenwirkungen abgebrochen werden musste. Nach einer allgemein anerkannten (operationalen) Definition kann deshalb von Therapieresistenz dann ausgegangen werden, wenn bei einem Patienten mit zwei aufeinander folgenden Monotherapien und mit einer Kombinationstherapie keine anhaltende Anfallsfreiheit erzielt werden konnte. Die Kombinationstherapie kann dabei selbstverständlich bei der über – lappenden Umstellung von der ersten auf die zweite Monotherapie getestet werden.

Welche Behandlungsoptionen bestehen bei den 30 – 40% der Therapieresistenten Patienten ?

Grundsätzlich sollte man auch bei diesen Patienten keinen Standpunkt vertreten. Durch eine Kombinationstherapie mit neuen Antiepileptika kann bei bis zu 50% der Patienten eine zumindest 50%ige Anfallsreduktion erzielt werden die Patienten werden dann als sogenannte „Responder" bezeichnet. Bei weniger als 5% der Patienten gelingt es allerdings, eine anhaltende Anfallsfreiheit zu erreichen. Bei allen Patienten sollte die Möglichkeit eines epilepsiechirurgischen Eingriffs durch Zuweisung an ein entsprechendes Zentrum überprüft werden. Etwa 30% der Patienten können dann tatsächlich einem chirurgischen Eingriff zugeführt werden, wobei die Erfolgsaussichten für langfristige Anfallsfreiheit abhängig vom Epilepsiesyndrom zwischen 60% und 70% liegen.

Gibt es die Möglichkeit einer frühzeitigen Identifikation von

Patienten mit erhöhtem Therapieresistenzrisiko, und wenn ja, welche Prognosefaktoren geben dabei einen Hinweis ?

Man sollte versuchen, Patienten mit einem erhöhten Risiko für medikamentöse Therapieresistenz möglichst frühzeitig zu identifizieren. Dies ist deshalb wichtig, um den Patienten einerseits in seiner weiteren Lebensführung entsprechend beraten zu können (z.B Berufswahl, Freizeit – und soziale Aktivität, etc.) andererseits sollte durch weitere mit hoher Wahrscheinlichkeit frustrane Therapieversuche keine für den Patienten wertvolle und möglicherweise für sein weiteres Leben entscheidende Zeit vergeudet werden. Wie bereits oben erwähnt stellt das Ansprechen auf die erste Monotherapie bereits einen wichtigen Indikator für die weitere Behandelbarkeit dar. Der Verlauf im ersten Jahr nach Therapiebeginn reflektiert somit in vielen Fällen die weitere, langfristige Behandelbarkeit. Andere Prognosefaktoren sind die Ätiologie (idiopathische Epilepsien haben im allgemeinen eine bessere Prognose als kryptogenetische und symptomatische) sowie bei den symptomatischen Epilepsien die Art der zugrunde liegenden Läsionen (insbesondere Patienten mit fokalen kortikalen Dysplasien und mit mesialer Temporallappenepilepsie haben ein hohes Risiko für medikamentöse Therapieresistenz).

Welche Ursachen können einer Therapieresistenz zugrunde liegen und welche Hypothesen werden derzeit diesbezüglich diskutiert ?

Die molekulären Ursachen der medikamentösen Therapieresistenz werden derzeit intensiv beforscht. Grundsätzlich können dabei die sogenannte „Transporter – Hypothese“ und die sogenannte „Targe – Hypothese“ unterschieden werden. Die Transporter – Hypothese besagt, daß ein Antiepileptikum auch an seinen tatsächlichen Wirkort also dann das epileptogene Gewebe, gelangen muss, um seine Wirkung überhaupt entfalten zu können. Das Gehirn wird durch die Blut – Hirn – Schranke vor körperfremden Substanzen geschützt. Die Blut – Hirn – Schranke ist dabei keineswegs eine lediglich passive Barriere, sondern es existieren auch aktive Mechanismen, die durch sogenannte Multi – Drug – Transporter – Proteine körperfremde Substanzen wieder in den Blutkreislauf zurückpumpen. Diese prinzipiell positive Schutzfunktion der Multi –

Drug – Transporter – Proteine kann sich nun bei Epilepsiepatienten negativ auf die Behandelbarkeit der Anfälle auswirken. Rezenten Studien zufolge werden diese Multi – Drug – Transporter – Proteine im epileptischen Fokus von Patienten nämlich vermehrt exprimiert. Diese erhöhte Expression findet man dabei sowohl an der Blut – Hirn – Schranke als auch direkt an den Nervenzellmembranen. Dadurch werden die Antiepileptika von ihrem gewünschten Wirkort weggepumpt, woraus eine verminderte Konzentration und damit eine mangelnde Wirksamkeit der Antiepileptika im epileptischen Gewebe resultieren. Zudem besteht ein genetischer Polymorphismus für eine vermehrte Expression der Multi – Drug – Transporter – Proteine, de tatsächlich mit einer erhöhten Inzidenz von medikamentöser Therapieresistenz einhergeht. Die Target – Hypothese postuliert, dass im epileptischen Gewebe die Zielstrukturen oder Drug – Targets, über die die Antiepileptika ihre Wirkung entfalten, verändert sind.Am besten untersucht sind hier funktionelle Veränderungen der spannungsabhängigen Natriumkanäle im Gewebe von Patienten mit Therapieresistenten Epilepsien. Tatsächlich wird eine Vielzahl von Antiepileptika über diese spannungsabhängigen Natriumkanäle und diese verlieren somit bei einer Änderung ihres Drug – Targets ihre Wirksamkeit. Aber auch an anderen Ionenkanälen wie den spannungsabhängigen Calcium – und Kaliumkanälen konnten im epileptischen Gewebe Veränderungen gefunden werden, die mit einem verminderten Ansprechen auf Antiepileptika einhergehen. Schließlich konnten auch Veränderungen in der molekulären Zusammensetzung des GABA – A – Rezeptors nachgewiesen werden, was zu einer Wirkungsschwächung von über diesen Rezeptor angreifenden Antiepileptika führt.

Auf welchen Wirkmechanismen beruhen derzeit verfügbare

Antiepileptika und lassen sich möglicherweise aus diesen neuen Erkenntnissen für die Zukunft neue therapeutische Ansätze ableiten ?

Die Wirkmechanismen der derzeit verfügbaren Antiepileptika beruhen im wesentlichen auf einer Erhöhung der Inhibition und einer Verminderung der Exzitation, was über eine Beeinflussung von Spannungsabhängigen Ionenkanälen, von Neurotransmittermetabolismus erfolgen kann. Die meisten Antiepileptika besitzen mehrere unterschiedliche Wirkmechanismen. Die Blockade von schnell feuernden Natriumkanälen stellt den zentralen Wirkmechanismus von Carbamazepin, Phenytoin, Lamotrigin und Oxcarbazepin der Ethosuxmid bewirkt eine Hemmung von bzw. Voltage activated T – Typ – Calciumkanälen in thalamokortikalen Neuronen, wodurch Absencen unterdrückt werden. Die Blockade von high voltage activated Calciumkanälen stellt einen erst kürzlich beschriebenen Wirkmechanismus von Antiepileptika dar, wobei hier insbesondere die Bindung von Gabapentin und Pregabalin an deren a2d – Untereinheit von funktioneller Relevanz ist. Eine Verstärkung der inhibitorischen synaptischen Transmission erfolgt über Beeinflussung der Gamma – Amino – Buttersäure (GABA), wobei Antiepileptika ihre GABAerge Wirkung über die folgenden Mechanismen entfalten. Tiagabin hemmt die Wiederaufnahme von GABA im synaptischen Spalt. Vigabatrin erhöht die Konzentration von GABA – Transaminase, Benzodiazepine, Barbiturate und Felbamat entfalten ihre Wirkung durch Interaktion mit dem GABA – A – Rezeptor. Die exzitatorische synaptische Transmission kann schließlich durch Hemmung der Glutamat – bzw Asparat – Wirkung an den postsynaptischen NMDA -, AMPA – und Kainat – Rezeptoren erfolgen, wobei dies einem der Wirkmechanismen von Felbramat und Topiramat darstellt. Einen völlig neuen Wirkmechanismus stellt die spezifische Bindung von Levetiracetam an das synaptische Vesikel – Protein 2A (SV2A) dar.

Die Zukunft der Epilepsie – Medikamente:

Forscher machen Fortschritte bei einer neuen „on – demand“ (nach Bedarf) Epilepsietabletten, die bei einem nahenden Anfall eingenommen werden kann. Die Tablette wurde von einem Forscherteam des Universität College London entwickelt. Die Wissenschaftler erklären, dass etwa 1% der Menschen weltweit (65 Millionen Personen) Epilepsie haben. Über ¼ sind gegen normale Antiepileptika, die die Erregbarkeit aller Gehirnzellen dämpfen und Ursache vieler Nebenwirkungen sind, resistent. Die neue Tablette zur Unterdrückung der Anfälle könnte dieser Gruppe helfen, da die Gehirnzellen genetisch modifiziert und empfänglich für einen bestimmten Bestandteil gemacht werden.

Was sind die zukünftigen Forschungsschwerpunkte bei therapieresistenten Epilepsien ?

Zukünftige Forschungsschwerpunkte bestehen in einer weiteren Aufklärung der Mechanismen der Therapieresistenz im Tiermodell und an humanem epileptischem Gewebe, das im Zuge von epilepsiechirurgischen Eingriffen genommen wird. Letztlich wird die zukünftige Forschung darauf abzielen, Methoden zur Vermeidung der Therapieresistenz zu entwickeln. Dies könnte einerseits in einer gezielten Hemmung der Multi – Drug -Transporter – Proteine sowie in der Entwicklung von Antiepileptika bestehen, die keine Substrate der Multi – Drug – Transporter – Proteine sind. Andererseits könnten Substanzen entwickelt werden, die ihre Wirkung auch an einem modifizierten Target entfalten können. Voraussetzung für den Erfolg dieser Therapieansätze wird allerdings sein, die Mechanismen der Therapieresistenz bei jedem individuellen Patienten möglichst genau einzugrenzen und spezifisch zu beeinflussen. Hierbei sollte die genetische Forschung einen ganz entscheidenden Beitrag liefern.

Konsequente Therapie des nicht – konvulsiven Status epilepticus: Welche funktionellen und strukturellen Folgen können auftreten ?

Einleitung:

Beim nicht – konvulsiven Status epilepticus (NSCE) müssen mögliche negative Folgen des Status selbst und unerwünschte Therapieeffekte gegeneinander abgewogen werden. Die Behandlung sollte keine größere Gefährdung als die Krankheit selbst für den Patienten darstellen. Um zu einer ausgewogenen Lösung kommen, werden im folgenden wichtige

Voraussetzungen diskutiert. Hierzu gehören die Epidemiologie, Probleme der Klassifikation und der diagnostischen Kriterien, mögliche funktionelle und strukturelle Folgen des Status und unerwünschte Nebenwirkungen der Therapie.

Epidemiologie:
Ein NCSE wurde nach den ersten Fallbeschreibungen durch Lennox (1945) zunächst als absolute Rarität angesehen. Erst spätere Untersuchungen und Schätzungen zeigten, dass dies keinesfalls so ist. Er soll nach Celesia (1976) etwa 25% aller Statusformen ausmachen, nach Shorvon (1994) liegt die Inzidenz bei 3,5 pro 100.000, nach Coeytaux (2000) bei 3,3. Ein erstes Dilemma besteht darin, dass diese Zahlen nur mit größter Vorsicht zu betrachten sind, da den Untersuchungen ganz verschiedene diagnostische Kriterien zugrunde liegen. Worauf später noch eingegangen wird, völlig unklar aber ist die Häufigkeit von refraktären Fällen, d.h. Patienten die nach adäquater intravenöser Gabe von Benzodiazepinen, Phenytoin bzw. Fosphenytoin oder Valproinsäure weiter kontinuierliche Anfallsaktivität aufweisen. Nach Schätzungen liegt sie beim generalisierten konvulsiven Status epilepticus (GCSE) bei 26%, beim NCSE dagegen bei 88% (Mayer 2002).

Klassifikation:
Wie die Epilepsien im allgemeinen, lässt sich der NCSE zunächst in generalisierte und fokale Formen einteilen. Der generalisierte NCSE (Absencestatus) ist klinisch gekennzeichnet durch ein flukturierendes Verwirrtheitssyndrom, in einigen Fällen auch durch bilaterale Myoklonien. Das EEG zeigt überwiegend symetrische synchronisierte iktale Aktivität. Der fokale NCSE ist durch ein variables Bild nicht – konvulsiver Symptome gekennzeichnet, assoziiert mit einem fokalen EEG – Muster. Das Vorliegen einer Bewusstseinsstörung lässt den komplex – fokalen Status epilepticus (CPES) vom einfach fokalen (SPSE) abgrenzen. Es gibt jedoch viele Fälle, die sich klinisch und vom EEG her nicht eindeutig zuordnen lassen, da generalisierte und fokale Elemente gleichzeitig vorliegen (Thomas 1999). Aus diesem Grund wird auch eine intermediäre Form diskutiert (Kaplan 1999). Weiter ist zu berücksichtigen, daß der

NCSE in ganz verschiedenen Schweregraden auftreten kann. So kann der eine Patient nur minimal verwirrt sein, während am anderen Ende des Spektrums ein komatöser Patient steht. Der Klassifikationsvorschlag von Kaplan in mild (confused) moderat (lethargic) und schwer (comatose) deshalb besonders interessant, weil er Informationen zur Prognose enthält und damit auch die Eskalation einer Behandlung besser steuern lässt. Übereinstimmend wird der Absencenstatus als leicht behandelbar angesehen und nicht als mit schwerwiegenden Folgen behaftet. Daher geht im weiteren nur noch auf die Folgen des lokalisationsbezogenen oder komplex – fokalen (limbischen) Status ein.

Diagnostische Kriterien:

Eine entscheidende Voraussetzung für die Analyse möglicher Statusfolgen stellen die verwendeten diagnostischen Kriterien dar. Es werden 2 verschiedene Gruppen von Kriterien verwendet. Die Kriterien von Treiman und Delgado – Escueta (Treiman und Delgado – Escueta 1983) sind strikt, sie fordern rekurrente komplex – fokalen Anfälle (CPS) oder einen „Dämmerzustand“, EEG – Veränderungen wie bei isolierten CPS, einen prompten Effekt der i.v. Gabe eines Antiepileptikums auf das EEG und die Klinik und ein interiktales EEG mit konsistentem Herd. Diese Kriterien weisen zwei schwache Punkte auf a.) die Dominanz des EEG´s und b.) das Kriterium des prompten Ansprechens auf Medikation, denn hiernach kann es keine refrektären Fälle geben, was aber ohne Zweifel der Fall ist. Die zweite Gruppe von Kriterien setzt eine Änderung mentaler Prozesse oder einer Verhaltensänderung variabler Dauer und ein damit assoziiertes epileptiform verändertes EEG voraus. Diese Kriterien sind erheblich handlicher als die zuerst genannten Kriterien. Es besteht allerdings keine Übereinstimmung darüber, was genau unter „epileptiformen“ EEG – Veränderungen zu verstehen ist.

Funktionelle und strukturelle Folgen des Status:

Welche Folgen treten auf und wie können funktionelle von strukturellen Folgen unterscheiden. Unter funktionellen Folgen sollen solche verstanden werden, die reversibel sind. Strukturelle Folgen sind dagegen irreversibel. Grob vereinfachend kann man die These aufstellen, dass erstere

„gutartig“ und die strukturellen Folgen „nicht – gutartig“ sind. Wie können wir nun Statusfolgen analysieren ? Hierfür können Tierexperimentelle Daten, Ergebnisse der bildgebenden Verfahren und Ergebnisse klinischer Untersuchungen verwendet werden. Während klinisch eine isolierende Betrachtung der Statusfolgen ohne Berücksichtigung der zugrundeliegenden ZNS – Erkrankung nicht möglich ist, gelingt dies im Tiermodell. Sowohl Chemokonvulsive als auch elektrische Modelle führen zu strukturellen, irreversiblen Folgen, wenn auch in unterschiedlichem Ausmaß (Hosford 1999). An irreversiblen klinischen Folgen sind in der Literatur überwiegend Amnesien, weitere kognitive Störungen und chronische Epilepsien beschrieben worden (Krumholz 1995). Es liegen leider keine sauberen neuropathologischen Untersuchungen vor. Es ist jedoch anzunehmen, dass solchen permantenten Symptomen strukturellen Läsionen zugrunde liegen. Reversible Folgen lassen sich gut mit bildgebenden Methoden erfassen. Von verschiedenen Autoren sind Signalanhebungen beschrieben worden, die funktionellen d.h reversiblen Ödemen während und nach einen CPSE entsprechen können. Es ist unbekannt, in welchen Fällen sich später in diesen Arealen Neuronenverluste ausbilden (Chu 2001, Wieshmann 1997, Zhong 1995). Klinische Studien zur Prognose der Morbitität sind nicht besonders ergiebig. Von einer Ausnahme (Scholtes 1994) abgesehen, handelt es sich um Kasuistiken und hochselektierte Gruppen. Klinische Studien sind mit dem Problem behaftet, dass man reine Statusfolgen praktisch nie vorfinden. Eine NCSE wird in aller Regel durch eine andere ZNS – oder systemische Erkrankung ausgelöst. Die Statusfolgen sind demnach kontaminiert durch eben diese auslösende Grunderkrankungen. Unerwünschte Nebenwirkungen der Therapie. Neben der komplexen Situation funktioneller und struktureller Folgen eines nicht – konvulsiven komplex – fokalen Status epilepticus sind auch die Probleme zu berücksichtigen, die mit einer zunehmenden Therapieeskalation einhergehen. Die hochdosierte i..v. Gabe von Benzodiazepinen kann zur Atemdepression, arteriellen Hypotensionen und Sedierung führen. Tatsächlich wird in etwa 8% der Fälle eine Intubation notwendig (Brown und Miati 1993). Wenn Phenytoin oder Fosphenytoin noch zusätzlich gegeben werden, sind die Patienten durch kardiale Arrhythmien gefährdet (Chapman 2001). Es mehren sich die Hinweise darauf, daß Valproinsäure in hohen Dosen Pankreas Leberschäden verursacht (Chapman 2001). Phenobarbital führt wiederrum zu Atemdepression, arterieller Hypotension und Sedierung (Walker 1995). Die weitere Eskalation stellt die Allgemeineanästhesie dar. Sie gilt bis heute als effektivste Verfahren zur Unterbrechung eines refraktären Status epilepticus. Glcichzeitig führt sie aber auch zu einer massiven Bedrohung des Patienten, da es durch diese Therapie zu gravierenden Nebenwirkungen auf den arteriellen Druck, die myokardiale Kontraktilität, das Immunsystem und den Gastrointestinaltrakt kommen kann. Es ist demnach mit Folgeproblemen wie zerebraler Minderperfusion, kardialem Pumpversagen, Sepsis und Ileus zu rechnen.

Schlussfolgerung:

Die Datenlage ist bislang zu dünn, als dass sich hieraus zuverlässige Leitlinien für die Therapie des nicht – konvulsiven Status epilepticus ergeben könnten. Es ist jedoch ein Trend erkennbar, der als Disskusionsgrundlage dienen kann. Beim Abwägen negativer Status – bzw. Therapiefolgen herrschte in Publikationen der frühen 90er Jahre die Meinung vor, dass der komplex – fokale Status zu schweren Läsionen führt und entsprechend aggressiv und frühzeitig durch Allgemeinanästhesie behandelt werden sollte. In den letzten Jahren scheint sich ein Paradigmenwechsel anzukündigen: die negativen Therapiefolgen sind mehr ins Zentrum des Interesses gerückt, und man ist deutlich zurückhaltender mit dem Einsatz der Allgemeinanästhesie. Es fehlen uns zum gegenwärtigen Zeitpunkt Prädiktoren, die prognostische Hinweise geben könnten. Aber genau solche Prädiktoren könnten bei der Entscheidung helfen, wie weit die Therapie in Richtung Allgemeinanästhesie eskaliert werden sollte. Ein möglicher Ansatz ist in der zu Beginn erwähnten Einteilung in drei verschiedene Schweregrade (mild, moderat, schwer) zu sehen, da eine solche Segmentierung dieses heterogenen Krankheitsbildes potentiell Informationen zur Prognose enthält.

Chirurgische Epilepsietherapie – Indikationen und prächirur-

gische Diagnostik:
Die chirurgische Therapie pharmakoresistenter Epilepsien hat eine alte Tradition, die im wesentlichen im Montreal Neurological Institutebegründet ist. Neuere Entwicklungen verschiedener Technologien, wie Video – Doppelbild – Aufzeichnung, Magnetresonanz – Tomographie und Positronen – Emissions – Tomographie führen zu einem zunehmenden Interesse an dieser Therapiemaßnahme. Zur Zeit werden Schläfenlappenresektion, die selektive Amygdalahippocampektomie, extratemporale Resektionen, Hemisphärektomie und Kallosotomie als etablierte Eingriffe angesehen. Bei entsprechender prächirurgischer Diagnostik und richtiger Indikationsstellung kann bei Patienten mit pharmakoresistenten Anfällen in bis zu 80 % der Fälle postoperativ eine Anfallsfreiheit erreicht werden. Trotz der großen Fortschritte im Bereich der bildgebenden Verfahren wird weltweit die Analyse des iktalen und interiktalen EEG´s, abgeleitet über verschiedene invasive und nicht – invasive Techniken, als entscheidende Techniken zur Herdlokalisation in der umfangreichen prächirurgischen Diagnostik angesehen. Es wird ein Überblick über Patientenauswahl, die Indikationen für die verschiedenen epilepsiechirurgischen Eingriffe, die einzelnen präoperativen Abklärungstechniken und die Vorgehensweise beim Patienten gegeben.

Operative Epilepsietherapie:
Von Epilepsiechirurgie spricht man dann, wenn alleiniges oder hauptsächliches Ziel eines Eingriffs am Gehirn die Anfallsverminderung / Anfallsfreiheit ist und man ohne vorliegen einer Epilepsie nicht operieren würde.

Respektive Operationen:
Sie haben zum Ziel, den Epileptischen Herd zu entfernen und dadurch Anfallsfreiheit zu erreichen. Voraussetzungen dafür, dass man eine solche Operation in Erwägung ziehen kann, sind:

→ Die Anfälle müssen ihren Ursprung in einem eindeutig feststellbaren Herd haben, und zwar nur in einem einzigen. Dieser Herd muss sich im EEG während eines Anfalls klar darstellen und er sollte außerdem einer

in der Kernspintomographie feststellbaren Schädigung entsprechen.
→ Der Herd muss in einer Hirnregion liegen. In der man operieren kann, ohne Ausfälle hervorzurufen.
→ Es muss Pharmakoresistenz gegeben sein: d.h., einige Antiepileptika (nicht unbedingt alle möglichen) sind in ausreichender Dosis ohne Erfolg eingenommen worden.
→ Die Anfälle beeinträchtigen das Leben des Patienten erheblich und es steht zu erwarten, dass mit ihrer beseitigung sich die Lebensqualität bessert.
→ Der Patient muss zumindest ein minimum von den begreifen, worum es geht. Er muss bereit sein, sich operieren zu lassen. Die Risiken auf sich zu nehmen und sich der langwierigen und z.T unangenehmen und manchmal nicht ungefährlichen Diagnostik zu unterziehen, die ein hohes Maß von Mitarbeit des Patienten erfordert. Die in besten Resultate werden erzielt bei jüngeren Patienten, wenn die Epilepsie noch nicht sehr lange besteht, bei guter Integration in ein soziales Umfeld einschließlich Ausbildung und Beruf und wenn die Epilepsie noch nicht zu einer psychischen oder sozialen Fehlentwicklung geführt hat. Gute Resultate setzen eine sorgfältige präoperative Diagnostik und eine kritische Auswahl der Operationskandidaten voraus. Eine Operation kommt letztlich immer noch nur für ca. 10 % aller therapieresistenten Epilepsiepatienten in Frage. Bei den meisten resektiven Operationen handelt es sich um *Operationen am Schläfenlappen (Temporallappen).* Bei der Hippocampussklerose entfernt man gezielt den Hippocampus und den Mandelkern (AHE = Amygdalohippocampektomie) und zusätzlich manchmal einen mehr oder weniger großen Teil der Temporallappenspitze. Wenn andere Ursachen vorliegen, entfernt man diese gezielt, manchmal aber zusätzlich auch den Hippocampus. Man kann allerdings am Hippocampus nur einseitig operieren, bei beidseitiger Operation würde man einen Totalverlust des Neugedächtnissses hervorrufen. Präoperative Diagnostik und Operation sind inzwischen gut eingespielte standartisierte Routine geworden. Eingreifende diagnostische Prozeduren (z.B invasive Diagnostik, also EEG – Ableitung durch direkt auf die Gehirnoberfläche oder ins Gehirn eingebrachte Elektroden) sind bei Temporallappenepilepsien nur selten erforderlich.

Erfolg: *Anfallsfreiheit in ca. 70 %, Besserung in 20 %.* Allerdings müssen die Patienten auch nach der Operation noch ein Antiepileptika einnehmen. Diese dann nach einigen Jahren Anfallsfreiheit abzusetzen, gelingt keineswegs immer.

Folgen und Risiken: Todesfälle praktisch 0 %. Schwere Komplikationen, im allgemeinen vorübergehender Art, wie Wundinfektion, Nachblutung, Lähmung, Sprachstörung, Ataxie unter 5 %.

Resektionsoperationen führt mn auch **an anderen Hirnteilen** durch (vor allem im Frontallappen), allerdings mit sehr viel höherem diagnostischem Aufwand (oft invasive Diagnostik erforderlich: operatives Anlegen von EEG – Elektroden direkt an der Gehirnoberfläche), schlechteren und weniger gut vorhersagbaren Ergebnissen und höherem Risiko.

Nichtresektiven Operationen: Die **Hemisphärotomie** besteht darin, dass man eine ganze Gehirnhälfte durch Durchtrennung sämtlicher Leitungsbahnen vom übrigen Gehirn abtrennt. (Früher hat man sie sogar völlig entfernt). Dies setzt voraus, dass diese Hemisphäre so schwer geschädigt ist, dass sie zwar Anfälle erzeugt, aber keine nennenswerte sinnvolle Funktion mehr ausübt. Dies ist der Fall bei früh in der Kindheit entstandenen einseitigen Hirnschädigungen oder Fehlbildungen. Die gesunde Hemisphäre übernimmt dann große Teile der Funktionen der kranken, die kranke taugt somit zu nichts oder fast nichts mehr, ist aber Ausgangspunkt einer meist schweren und therapieresistenten Epilepsie, die die Entwicklung der Kinder hochgradig beeinträchtigt. Das beste ist, in solchen Fällen früh im Kindesalter zu operieren, noch bevor durch die Epilepsie eine irreparable Entwicklungsbeeinträchtigung entstanden ist. Man kann dadurch in ca. 60 – 80 % Anfallsfreiheit erreichen und den Kindern so eine sehr viel günstigere Entwicklung ermöglichen, ohne ihre motorische Behinderung nennenswert zu verstärken. Auch bei Erwachsenen wendet man diese Operationsmethode inzwischen mit gutem Erfolg an.
Die **Kallostomie** wird nur selten durchgeführt. Sie bezweckt nicht, durch

beseitigung des Herdes Anfallsfreiheit zu erreichen, sondern sie will die Ausbreitung eines Anfalls von einer Hirnhälfte auf die andere verhindern. Wenn tonische Anfälle einseitig bleiben, kann sich der Patient im Allgemeinen auf den Beinen halten, ein beidseitiger Anfall dagegen führt zum Sturz. Damit tonsiche Anfälle beidseitig ablaufen können, muss die Verbindung zwischen den beiden Hirnhälften intakt sein. Man durchtrennt bei der Kallostomie ganz oder teilweise den Balken (Corpus callosum), die wichtigste Verbindung zwischen den beiden Hirnhälften . Man erreicht damit, dass die tonischen Anfälle einseitig ablaufen und somit nicht oder seltener zum Sturz führen. Die Kollostomie verringert also nicht die Gesamtanfallszahl, sie verringert aber die Zahl der beidseitigen Anfälle und damit der Stürze. Man führt sie, wenn überhaupt, nur durch bei resektiv nicht operierbaren Epilepsien mit tonischen Sturzanfällen. Liegt ein epileptischer Herd in einer Hirnregion, in der man durch seine Entfernung Ausfälle (Lähmung, Sprachstörung) hervorgerufen würde, kann man eine **Multiple subpiale Transsektion (MST)** durchführen. Man isoliert dabei einen nicht entfernbaren Herd in der Hirnrinde dadurch, dass man die von ihm ausgehenden horizontal in der Hirnrinde verlaufenden Bahnen durchschneidet, die für die Anfallsausbreitung nötig sind. Es kann sich danach von dieser Hirnregion aus keinen Anfall mehr entwickeln, sie kann aber ihre normale Funktion weiterhin ausüben, da die von ihr aus in die Tiefe des Hirns und zu den peripheren Nerven ziehenden Bahnen unversehrt gelassen werden.

Vagusstimulation: Dies ist keine Operation am Gehirn. Am Vagusnerv an der linken Halsseite werden Nerv in regelmäßigen Abständen für einige Sekunden stimuliert. Die durch den Vagusnerv ins Gehirn weitergeleiteten Reize führen dort zu einer Abnahme der epileptischen Erregbarkeit. Meist ist der stimulator auf automatischen Dauerbetrieb eingestellt, man kann aber auch bei einer Aura die Reizung mit einem Magneten von Hand auslösen. Während der Reizung spürt der Patient ein Krippeln in der Gegend der Elektroden und die Stimme ist vorübergehend heiser. Ernste Nebenwirkungen gibt es nur selten. Die Wirksamkeit ist aber nicht besonders hoch: Anfallsfreiheit tritt nur in ganz seltenen Fällen ein, eine Besserung um 50 % oder mehr in ca. 30 % der Fälle. Konkret heißt dies, dass die Vagusstimulation bei therapieresistenten Epilepsien letztlich so gut wie nie etwas bringt.

Tiefe Hirnstimulation: Diese Verfahren ist noch experimentell, aber im Kommen. Elektrisch stimuliert wird durch dauerhaft tief in das Gesicht eingebrachte Elektroden. Abwarten, wie sich das entwickelt.

<u>OP – Verfahren die bei Epilepsietherapie eingesetzt werden:</u>

OP im Bereich des Temporallappens:

A.) Anteriore 2/3 Resektion einschließlich Hippocampus und Amygdala

B.) Anteriore Resektion ausschließlich Hippocampus und Amygdala

C.) Selektive Amygdalahippocampektomie

D.) Transcorticale Amygdalektomie

OP´s in extratemporalen Strukturen:

A.) Frontale Resektion

B.) zentrale Resektion

C.) Parietale Resektion

D.) Occipitale Resektion

Multilobulärektomie

Hemisphärektomie:

A.) Vollständig
B.) Funktionell vollständig, Anatomisch inkomplett
C.) Subtotal
D.) Hemi – Hemisphärektomie

Corpus Callosum Durchtrennung:
A.) Partiell anterior

B.) Partiell posterior

C.) vollständig

Stereotaktische Eingriffe:
A.) Epileptogene Zone (Amygdalatomie)

B.) Bahnverbindungen (Fornix, Striatum / Thalamus, Capsula interna)

Chronische Kleinhirnstimulation

Split Brain:

Split – Brain bezeichnet die Medizin den Zustand nach der Neurochirurgischen Durchtrennung des Corpus callosum, welches die beiden Hirnhemisphären miteinander verbindet. Den Eingriff selbst bezeichnet man als Callosotomie. Sie wird heute selten als letzte Lösung zur Behandlung der Epilepsie angewandt. Durch die Durchtrennung des Corpus callosum soll verhindert werden, dass sich Anfälle von einer Hirnhälfte in die andere ausbreiten. Infolgedessen ist das Risiko für Stürze und daraus resultierende Verletzungen verringert. Besonders die Häufigkeit der tonischen, atonischen und sekundär generalisiert tonisch – klonischen Anfälle kann durch diese Operation deutlich reduziert werden. Die Patienten zeigen in natürlicher Umgebung keine Auffälligkeiten. Die fehlende Verbindung von linker und rechter Hemisphäre lässt sich dennoch experimentell nachweisen: Zeigt man Split – Brain – Patienten im linken Gesichtsfeld (genauer auf den rechten Netzhauthälften beider Augen) ein Objekt, können sie es nicht benennen. Dies liegt daran, dass sich das Sprachzentrum bei den meisten Menschen in der linken Hemisphäre befindet. Die Informationen aus dem linken Gesichtsfeld werden jedoch nur an die rechte Hemisphäre geleitet. Aufgrund des durchtrennten Balkens können beide Hemisphären bei Split – Brain – Patienten nicht miteinander kommunizieren. Dadurch sind die Informationen, die in der rechten Hirnhälfte verarbeitet werden, für das Sprachzentrum nicht verfügbar. Die Betroffenen sind jedoch in der Lage , mit der rechten Hemisphäre gesteuerten linken Hand einen gleichartigen Gegenstand zu greifen. Dieses Symptom tritt nicht auf, wenn der Balken aufgrund einer angeborenen Fehlbildung des Gehirns fehlt. In diesem Fall spricht man von einer Corpus – callosum – Agenesie.

Klassifizierung von Epilepsieoperationen:

Zusammenfassung:

→ Epileptische Syndrome werden über charakteristische Symptom komplexe beschrieben. Dazu gehören: Anfallstyp, Ursprungsart, evtl. Ätiologie, Auslösefaktoren, Erkrankungsalter, Schweregrad, Beziehungen zum tageszeitlichen Auftreten der Anfälle.

→ Die derzeit gültige Klassifikation durch die Internationale Liga gegen Epilepsie unterscheidet lokalisationsbezogene, generalisierte, nicht als fokal oder generalisiert bestimmbare sowie spezielle Syndrome.

→ Fortschritte in der Genetik, der diagnostischen Technik und der Lokalisierung von Hirnfunktionen lassen Erweiterungen und Präzisierung der bestehenden Klassifikation erwarten.

Klassifizierung:

Mit der Feststellung epileptischer Anfälle hat man noch keine ausreichende Diagnose gestellt, denn Anfälle können als Symptome vieler Krankheiten auftreten. Deshalb ist die Klassifizierung der Anfälle nur der erste Schritt bei der Diagnose epileptischer Krankheitsbilder. Diese werden durch typisches Zusammentreffen verschiedener Anfallstypen, oft auch andere Symptome, durch ihre Ursachen und ihren Verlauf (Erkrankungsalter, Wiederholungsmodus und Auslösung der Anfälle, Ansprechen auf die Behandlung und Prognose) charakterisiert. Krankheitsbilder, die sich nach solchen Kriterien beschreiben lassen, ohne einheitliche Ursache und Prognose, werden als epileptische Syndrome bezeichnet, die anderen als Epilepsien. Die Internationale Liga hat 1989 eine Klassifikation der Epilepsien und epileptischen Syndrome verabschiedet, die alle bis dahin international allgemein akzeptierten Krankheitsbilder in eine Ordnung brachte, für die ähnlich wie bei der Anfallsklassifikation das erste Kriterium war, ob die auftretenden Anfälle generalisiert sind (generalisierte Epilepsien) oder fokal. Für letztere wurde der etwas weiter gefasste Begriff lokalsisationsbezogene Epilepsien eingeführt, um auch Krankheitsbilder zu erfassen, bei denen die Anfälle zwar aus einer bestimmten Hirnregion kommen, aber nicht von einem gleichbleibenden Fokus (Herd), z.B auch wechselnd von rechts oder links. Außerdem wurde eine besondere Gruppe gebildet für die Fälle, in denen die Frage fokal oder generalisiert nicht zu entscheiden ist, entweder weil Hinweise für das eine oder andere fehlen, oder weil eindeutige fokale und generalisierte Anfälle oder EEG – Signale nebeneinander vorkommen. Sowohl bei den generalisierten wie bei den lokalisationsbezogenen Epilepsien und Syndromen werden symptomatische Erkrankungen, die die Folge einer bekannten auf das Gehirn einwirkenden Ursache sind (z.B Fehlbildung der Gehirnrinde, Tumor, Unfallverletzung, Hirnentzündung) unterschieden von eigenständigen, sog. Idiopathischen Krankheitsbildern. Diese beruhen häufig auf einem ererbten primär erhöhten Anfallsrisiko. Wenn die Klassifizierung als symptomatisch oder idiopathisch nicht eindeutig möglich ist, spricht man von kryptogener Epilepsie, d.h von einer Epilepsie unbekannter Ursache. Man vermutet, dass bei fortlaufender Verbesserung unserer Untersuchungsmethoden bei den meisten kryptogenen Epilepsien die Ursache noch gefunden werden wird und sie sich dann überwiegend als symptomatisch entpuppen werden. Natürlich können im Einzelfall auch verschiedene Ursachen zusammenkommen, wodurch sich wahrscheinlich zum Teil die fokal – generalisiert gemischten Epilepsien erklären. Die nachstehende Internationale Klassifikation enthält alle bis 1989 von internationalen Experten mehrheitlich anerkannten Krankheitsbilder. Für manche Patienten trifft aber keine dieser Diagnosen genau zu, so dass sie nur vorläufig einem diagnostischen Oberbegriff zugeordnet werden können.

<u>Besonderheiten der Epilepsiechirurgie im Kindesalter:</u>

Schon 1910 schrieb Heinrich Vogt in einer Monographie über die Epilepsie im Kindesalter, dass hier Aussicht vorhanden ist, dass durch Entfernung des krampferzeugenden Herdes die Epilepsie zur Heilung gebracht wird. In der Regel ist ein chirurgischer Eingriff mit Resektion des

Herdes möglich, wenn eine strukturelle Auffälligkeit im Gehirn für das Anfallsleiden verantwortlich ist. Daher sollte bei schwer zu behandelnden Epilepsien frühzeitig eine MRT durchgeführt werden. Typische morphologische Veränderungen des Gehirns, die häufig chronische Partialepilepsien verursachen, sind Hamartome, indolente Tumore, die häufig im Schläfenlappen liegen, Migrationsstörungen oder Missbildungen der Hirnrinde, die Ammonshornsklerose nach Fieberkrämpfen, Proenzephalien, das Sturge – Weber – Syndrom und die Rasmussen – Enzephalitis. Die morphologischen Störungen im Kindesalter, gerade bei sehr jungen Kindern, sind oft ausgedehnt und können mehrere Lappen oder auch eine ganze Hemisphäre betreffen. Bei diesen Kindern mit sehr hoher Anfallsfrequenz manifestiert sich häufig eine epileptische Enzephalopathie oder auch eine „catastrophic epilepsy". Die hohe Anfallsfrequenz sowie die schwere Therapierbarkeit ist nicht selten mit einem Entwicklungsknick assoziiert. Um die Entwicklungsprognose durch eine frühzeitige Anfallskontrolle zu verbessern, sollten die Kinder möglichst früh an ein erfahrenes Zentrum überwiesen werden. Operationen im Kindesalter haben gegenüber Eingriffen im Erwachsenenalter generell kein erhöhtes Risiko. Im Gegenteil, es gibt sogar einige Vorteile: Das kindliche Gehirn hat große Entwicklungsreserven, die eine enorme Kompensationsfähigkeit bedingen (Plastizität). Außerdem lassen sich die negativen Auswirkungen der Medikamente bzw. der Epilepsie auf das sich entwickelnde Gehirn frühzeitig reduzieren. Auch der negative Effekt der Epilepsie auf die soziale Entwicklung und die Lebensqualität ist zu diesem Zeitpunkt noch nicht eingetreten. Die Symptomatik im frühen Kindesalter ist manchmal weniger wegweisend für einen fokalen Herd als im Erwachsenenalter. So können beispielsweise auch generalisierte Anfälle wie Myoklonien, BNS – Anfälle, tonische Anfälle und klinische Absencen Ausdruck einer fokalen Epilepsie sein. Auch wenn die Operation erfolgreich ist und Anfallsfreiheit erreicht wird, können die Medikamenten zunächst noch nicht abgesetzt werden. Zur Sicherheit wird gewöhnlich eine zweijährige Anfallsfreiheit abgewartet, bevor man versucht, die Medikamente vorsichtig auszuschleichen. Auf keinen Fall sollten die Medikamente ohne Rücksprache abrupt abgesetzt werden! Vor der Operation wird in der Regel versucht, die medikamentöse Behandlung zu vereinfachen. Je weniger

Antiepileptika man „mit in die Operation nimmt“, desto weniger muss man danach auch beibehalten. Nach Möglichkeit wird versucht werden, noch vor der Operation eine „Monotherapie“ zu erreichen, Das heißt, dass die medikamentöse Behandlung möglichst nur noch mit einem einzigen Medikament erfolgen sollte. Welches in einem solchen Fall das am besten geeignete ist, ist von Fall zu Fall unterschiedlich und hängt von der individuellen Wirkung und Verträglichkeit ab.

Epilepsiechirurgie	
Verfahren	Indikation
selektive Amygdala-Hippokampektomie 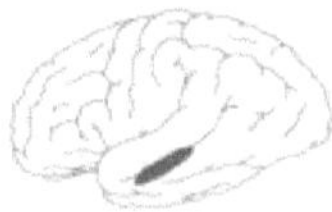	Amonshornsklerose oder andere pathologische Veränderungen im mesialen Schläfenlappen
angepasste Temporallappenresektionen 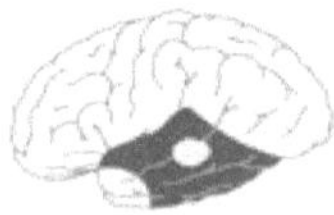	temporale Läsionen oder kryptogene Temporallappen-epilepsie
Topektomie (Läsionektomie) 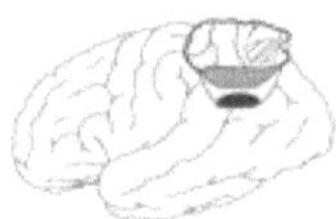	extratemporale Läsionen
Hemisphärektomie Hemisphärotomie 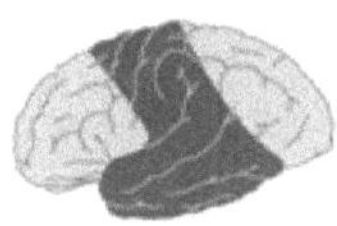	Hemisphärenläsionen oder -entzündungen
Topektomie + Transsektionen 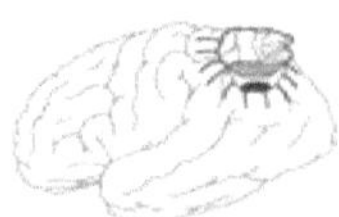	Läsionen in der Nähe eloquenter Hirnareale
subpiale Transsektionen 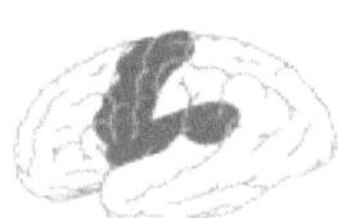	Läsionen in eloquenten Hirnarealen
isolierte Lobektomie 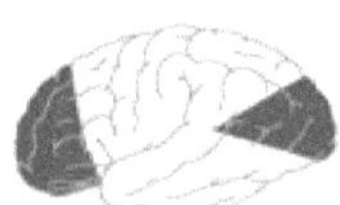	ausgedehnte Hirnläsionen (Missbildungen, Entzündungsfolgen)
Multilobektomie 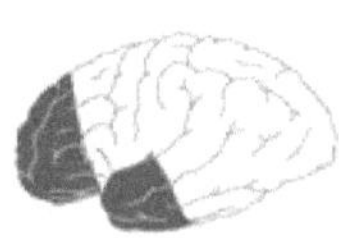	ausgedehnte Hirnläsionen (Missbildungen, Entzündungsfolgen)
Kallosotomie (2/3 – total) 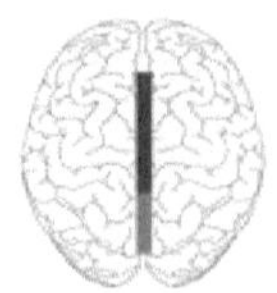	Sturzanfälle (Lennox-Gastaut-Syndrom)

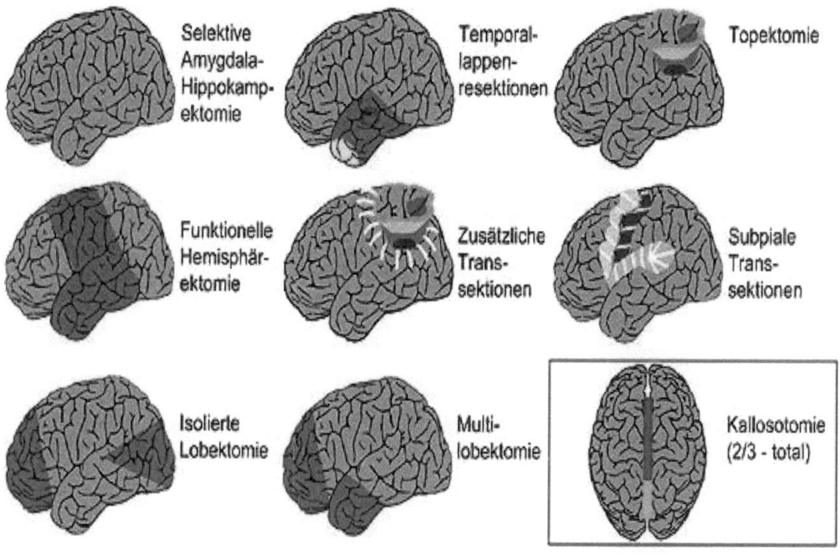

Neuropsychologische und psychosoziale Aspekte bei operativer Epilepsietherapie:

Die Neurochirurgische Behandlung Therapieresistenter Epilepsiepatienten gewinnt auch in Deutschland wieder zunehmendes Interesse. Im Rahmen der umfangreichen, multidisziplinären präoperativen Abklärungen kommt der Neuropsychologischen und Psychosozialen Evaluation der Epilepsiepatienten eine wachsende Bedeutung zu. Die Relevanz dieser Aspekte für die Auswahl geeigneter Operationskandidaten und die Prognose des Eingriffs, sowie ihre Wertigkeit für eine Herdlokalisation und postoperative Therapiekontrolle sollen hier einmal in ihrer gesamten breite und Vielschichtigkeit dargestellt werden.

Neuropsychologische Aspekte:

→ Mit Hilfe der gezielten neuropsychologischen Anamneseerhebung und Untersuchung soll ein präoperativer Status der mentalen Leistungsfähigkeit erstellt werden, der auf der Grundlage lokalisationistischer Vorstellungen Umfang und schwere von Störungen für umschriebene Hirnareale bzw zerebrale Funktionssysteme herausarbeiten soll und als Bezugsgröße für die postoperative Verlaufskontrolle dient.

→ Durch spezielle Verfahren sollen die individuelle zerebralen Dominanzmuster kognitiver Leistungen beurteilt und die Ausprägung ihrer zerebralen Asymmetrie im Einzelfall festgelegt werden. Hierbei gilt das besondere Augenmerk der Organisation der Sprachstrukturen und des Gedächtnises.
→ Aufgrund der präoperativ erhobenen neuropsychologischen Daten soll eine prognostische Abschätzung über die möglicherweise operativ zu erreichende Anfallskontrolle und die zu erwartende Entwicklung der kognitiven Leistungsfähigkeit erreicht werden
→ Die postoperative Verlaufskontrolle soll die mit dem operativen Eingriff verfolgten Ziele überprüfen und bei unerwarteter Persistenz psychomentaler Defizite helfen, frühzeitig kompensatorische therapeutische Strategien zu entwickeln.

Psychosoziale Aspekte:
Schließlich erlaubt auch die präoperative Erfassung und Abklärung der psychosozialen Situation der Patienten eine bessere Abschätzung und Steuerbarkeit des operativen Therapieerfolgs. So mag der psychosoziale Status durchaus einfließen bei der Auswahl geeigneter Operationskandidaten. Darüber hinaus mag das Wissen um den psychosozialen Hintergrund hilfreich sein, den Patienten schon frühzeitig auf möglicherweise postoperativ entstehende psychosoziale Probleme aufmerksam zu machen. Die aus der veränderten Situation resultieren mögen. Schließlich mag diese Art von Information als zusätzliche Entscheidungsgrundlage dafür dienen, auftretende psychosoziale Konflikte mit geeigneten Mitteln zu begrenzen und somit den Erfolg der operativen Intervention weiter zu festigen.

Neuropsychologie:
Kognitive Profil und Lokalisation möglicher Defizite, Zerebrale Dominanz, Prognostische Abschätzung, Postoperative Verlaufskontrolle.

Psychosoziale Belange:
→ Durch organische, strukturelle Veränderungen bedingte kognitive und

emotionale Funktionsstörungen
→ Durch die epileptische Grunderkrankung und den störenden Einfluss fortlaufender epileptischer Aktivität bedingte Funktionsstörungen
→ Durch Medikamente (Antiepileptika) bedingte Funktionsstörungen
→ Reaktiv – psychogene Verhaltensänderungen, die sich aus der Interaktion dcs Patienten mit seiner Erkrankung und ihren Konsequenzen für ihn und seine Umgebung ergeben
→ Der langfristige Einfluss der pramorbiden Persönlichkeit und des prömorbiden Sozialstatus

VNS - Die Stimulation des Nervus Vagus oder die Schrittmacherbehandlung bei Epilepsie:

Verschiedene Stimulationsmethoden werden experimentell und therapeutisch in der Epilepsiebehandlung eingesetzt. Die Geräte sind einem eingepflanzten Schrittmacher vergleichbar. Die aussichtsreichste dieser Methoden ist die Vagusnervstimulation. Erstmals waren bereits 1938 Veränderungen im Gehirn nach elektrischer Reizung des Nervus Vagus beobachtet worden. 1966 konnte man EEG Veränderungen nach einer solchen Stimulation nachweisen. Seit 1988 wird das Verfahren in Studien nun erprobt. Mittlerweile sind mehr als 14.000 Patienten überwiegend in den USA damit behandelt worden. Für schwer behandelbare Epilepsie – Patienten ist das Verfahren seit 1997 von der FDA zugelassen. Der Wirkmechanismus ist weiter unklar, wenn gleich es viele Hypothesen gibt. Es scheint aber so zu sein, dass eine Wirksamkeit vorliegt, die der neuer Medikamente vergleichbar ist. Bei guter Verträglichkeit und nachgewiesener Sicherheit des Verfahrens zeigten sich darüber hinaus positive Auswirkungen auf das Befinden und die Lebensqualität. Die Nutzungsdauer des Geräts beträgt etwa 5 Jahre. Nebenwirkungen sind kaum berichtet. Bei 9 Patienten soll es während der Einpflanzung zu einem Herzstillstand gekommen sein, der im Operationssaal folgenlos behandelt werden konnte. Einige weitere milde Nebenwirkungen werden regelmäßig von Patienten berichtet. Diese Nebenwirkungen treten nur in den Stimulationsphasen auf. Häufig berichtet werden: Heiserkeit, leichte Veränderung der Stimmhöhe, Krippelgefühl im Halsbereich, Husten, leichte Schluckbeschwerden, Brust – oder Herzschmerzen, leichte Atemprobleme bei Belastung, Kehlkopfdruck, Gewichtsabnahme. Kritiker sind sich allerdings immer noch nicht sicher, ob das Verfahren nicht doch nur einen Placeboeffekt hat. Die Aussichten für einen dauerhaften Platz in der Epilepsiebehandlung sind bei diesem Verfahren, das mittlerweile auch in der Depressionsbehandlung erprobt wird, gut. Seit Februar 1998 bis Januar 2001 wurde in der Universitätsklinik für Epileptologie in Bonn nach einem Artikel im Ärzteblatt bei insgesamt 92 Patienten ein Vagusnerv – Stimulator implantiert. Über eine Reduktion der Anfallsfrequenz um 50% wurde in mehreren Kurzzeitstudien berichtet. Über eine Langzeitwirksamkeit der Stimulation lagen bisher keine ausreichenden Angaben vor. Die Stimulation sollte als invasives Therapieverfahren erst erwogen werden, wenn alle Möglichkeiten der medikamentösen Behandlung ausgeschöpft sind. Zusammenfassend kann man derzeit feststellen, dass nur in sehr wenigen Ausnahmefällen dauerhafte Anfallsfreiheit erzielt werden kann, dass bei etwa 20 – 40% eine deutliche Verbesserung der Anfallsituation erreicht werden kann, dass bei ca. 30 – 40% der Patienten auch unter Stimulation keine Verbesserung der Anfallskontrolle erzielt wird.

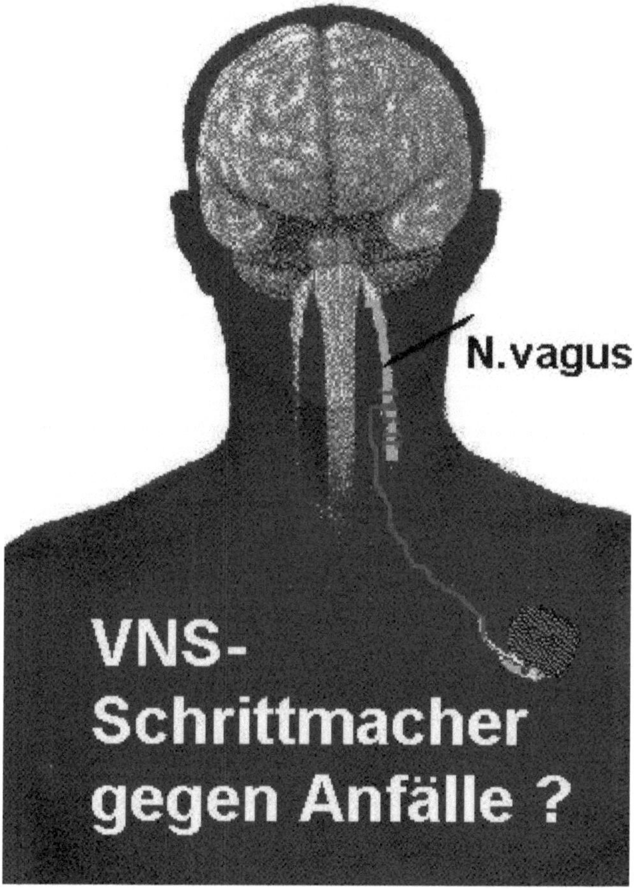

Andere Therapieverfahren:

Therapieverzicht: Kann legitim sein bei sehr seltenen oder sehr milden oder rein schlafgebundenen Anfällen, bei sich erweisender Wirkungslosigkeit jeglicher Antiepileptika – Therapie oder wenn der geringe Erfolg die Nebenwirkungen nicht rechtfertigt.

Biofeedback: Hierbei handelt es sich um ein Verfahren, mit dem versucht wird ein EEG hörbar oder sichtbar zu machen und durch ein Training zu erlernen, diese willentlich zu beeinflussen. Dem Patienten wird über eine bestimmte EEG – Ableitetechnik der Grad der Erregbarkeit seiner Hirnrinde auf einem Bildschirm bildlich präsentiert. Er lernt in zahlreichen Trainingssitzungen, diesen zu beeinflussen, d.h. Vor allem zu verringern. Diese Fähigkeit soll er dann im Alltag entweder in regelmäßigen Abständen oder in anfallsträchtigen Situationen oder bei den ersten Anzeichen eines aufkommenden Anfalls anwenden. Der Aufwand ist groß und die Ergebnisse sind in der praktischen Anwendung dann doch eher bescheiden, sicher z.T auch deswegen, weil der Patient sehr viel Motivation und aktive Mitarbeit aufbringen muss. Ca. 30 % erreichen eine anfallsreduktion um 50 % oder mehr. Die Methode ist derzeit wieder ganz in den Hintergrund getreten.

Transkranielle Magnetstimulation: Das Verfahren ist noch experimentell und scheint dies auch zu bleiben. Das Gehirn wird in den Therapiesitzungen durch sehr starke magnetische Impulse stimuliert. Es gibt erste Ergebnisse mit zum Teil deutlicher Verminderung der Anfallshäufigkeit, die über Wochen anhält. Komplikationen und Nebenwirkungen haben sich bisher nicht gezeigt.

Ketogene Diät: Es ist seit langem bekannt, dass Fasten die Anfallshäufigkeit verringern. Die Stoffwechsellage der Ketose, die durch Fasten hervorgerufen wird, dem Körper wird dabei von außen soviel Fett zugeführt, dass er nicht das Fett in der Leber, sondern das über die Nahrung zugeführte Fett verstoffwechselt. Ziel ist das Erreichen einer dauerhaft stabilen Ketose, die regelmäßig kontrolliert werden muss. Kann nachgeahmt werden durch eine Diät, die sehr wenig Eiweiß und Kohlenhydrate, dafür fast nur Fett enthält (Verhältnis Fett zu Kohlenhydrate 4:1). Der Tagesbedarf an Kalorien und Eiweiß des Kindes / Jugendlichen werden zur Diäteinstellung ermittelt. Dieser ist maßgeblich von Alter, Größe und Gewicht abhängig und soll sicherstellen, dass die tägliche Zufuhr an Kalorien und insbesondere an Eiweiß eine gesunde Entwicklung sicherstellt. Diese Diät ist nachweislich sehr wirksam, ca. ein Drittel wird fast ganz oder völlig anfallsfrei, mindestens die Hälfte aller Behandelten hat eine Anfallsminderung um 50 % oder mehr, es sind auch noch bessere Resultate veröffentlicht worden. Die Mehrzahl der ketonen Diäten werden bei Kindern durchgeführt, aber auch Erwachsene können davon profitieren. Eine einzige Diätsünde (Kohlenhydratreiche Mahlzeit) führt zum wiedcrauftreten der Anfälle. Die praktische Durchführung muss gelernt werden und ist nicht ganz einfach. Die längerfristige Einnahme verlangt schon einiges an Willenskraft der Patienten bzw. deren Eltern. Eine genaue medizinische Überwachung im Krankenhaus ist in der ersten Zeit erforderlich und ist sehr aufwendig. Sie sollte nur unter ärztliche Kontrolle und Begleitung und auf keinen Fall in Eigenregie durchgeführt werden. Über Spätschaden durch längerfristige Anwendung diese Diät widerspricht ja allen gängigen Ernährungsempfehlungen) ist nichts bekannt. Bei etwa ein Drittel der mit der Ketogenen Diät behandelten Kinder und Jugendlichen kommt es zu einer deutlichen Verbesserung bis hin zur Anfallsfreiheit. Je nach Verlauf können unter Umständen die Medikamente reduziert oder auch ganz abgesetzt werden.

Motifizierte – Atkins – Diät:

Eine alternative zur Ketogenen Diät stellt die Modifizierte – Atkins – Diät dar. Besonders für ältere Kinder und Jugendliche ist sie sehr gut geeignet, da sie weniger restriktiv und leichter umzusetzen ist als die Ketogene Diät. Die Einführung kann sehr schnell und ohne Fastenphase erfolgen, zudem müssen die Eltern weniger geschult werden als bei der klassischen ketogenen Diät. Hinsichtlich der Wirksamkeit scheint die Modifizierte – Atkins – Diät mit der ketogenen Diät vergleichbar zu sein. Auch diese Form der Diät sollte nur unter ärztlicher Begleitung durchgeführt werden.

Gibt es Belege für die Wirksamkeit komplementärer Behandlungsmethoden?

Für die Wirksamkeit komplementärer Methoden der Epilepsiebehandlung gibt es in der Regel keinen klaren wissenschaftlichen Beleg (dies gilt nicht für die ketogene Diät). Das heißt jedoch nicht, dass diese im Einzelfall nicht wirksam sein können. Es gibt durchaus Berichte von

Menschen mit Epilepsie, deren Anfallssituation sich durch den Einsatz einer komplementären Behandlungsmethode deutlich verbessert hat. Möglicherweise liegt dies aber nicht an der gewählten Behandlungsmethode, sondern hat ganz andere Ursachen. In der Regel setzen alle komplementären Behandlungsmethoden voraus, dass sich die Betreffenden intensiv mit ihrer Erkrankung auseinandersetzen, dass sie aktiv etwas tun, um ihre gesundheitliche Situation und ihr Wohlbefinden zu verbessern. Auch wenn sich die Anfallssituation zunächst nicht verändert, kann die gewählte Behandlungsmethode einen positiven Einfluss auf das Wohlbefinden haben und möglicherweise führt dies dann langfristig dazu, dass tatsächlich weniger Anfälle auftreten. Es gilt die einfache Regel: Was für das Wohlbefinden gut ist, kann für die Epilepsie nicht schlecht sein.

Was ist beim Einsatz komplementärer Behandlungsmethoden zu beachten ?

Es gibt eine Reihe von Methoden, die problemlos eingesetzt werden können, z.B. Reiki, Kinesiologie, Ostheopathie, Hypnose, Entspannungstraining. Gemeinsam ist diesen Methoden, dass sie auf den Gebrauch von Substanzen verzichten, die die Betreffenden einnehmen müssen und stattdessen versuchen, Prozesse im Körper quasi von außen zu beeinflussen.Vorsicht bei Methoden geboten, bei denen Substanzen eingenommen werden müssen. Das gilt insbesondere dann, wenn sie das Absetzen aller anderen Medikamente erforderlich machen. Zum Beispiel ist eine homöopathische Behandlung unter Umständen möglich, wenn weiterhin Medikamente zur Epilepsiebehandlung eingenommen werden dürfen, wird dagegen gefordert, diese abzusetzen, ist davon dringend abzuraten: Eine unter Umständen dramatische Verschlechterung der Anfallssituation, die mit erheblichen Risiken verbunden ist, könnte die Folge sein. Auch dann, wenn zusätzlich zu den Medikamenten zur Epilepsiebehandlung weitere Substanzen eingenommen werden, ist Vorsicht geboten: Es kann unter Umständen zu Wechselwirkungen kommen. Bei einigen Methoden (z.B. Aromatherapie) ist dies sicherlich wenig bedenklich, bei anderen dagegen sehr (z.B. Enzymtherapie, Neuraltherapie). Werden zusätzliche Substanzen eingenommen, sollte dies in jedem Fall vorher mit dem behandelnden Arzt besprochen werden. Dies gilt grundsätzlich bei allen Präparaten, auch dann, wenn diese als rein pflanzlich bezeichnet werden. Schließlich ist Vorsicht geboten, wenn es sich um sehr teuere Therapien handelt. In der Regel werden komplementäre Therapien von den Krankenkassen nicht übernommen und müssen von den Betreffenden selbst bezahlt werden. Wenn sich die Kosten im Rahmen halten, kann es durchaus hilfreich sein, zusätzlich zur medikamentösen Epilepsiebehandlung ein komplementäres Verfahren einzusetzen, allerdings ist deren Wirksamkeit häufig umso geringer, je teurer sie sind.

Einige komplementäre Behandlungmethoden bei Epilepsie:

→ Akupressur: Nadeldruckbehandlung, aus der Akupunktur entwickelte Behandlungsform

→ Akupunktur: Nadelstichbehandlung, Methode der traditionellen chinesischen Medizin

→ Aromatherapie: Behandlung mit Duftstoffen, in der Regel aus Wurzeln, Blätter oder Blüten von Pflanzen

→ Bach – Blüten – Therapie: Behandlungssystem mit 38 Blüten von Blumen und Bäumen

→ Biomagnetusmus: Behandlung aufgrund magnetischer Erscheinungen im und Einflüsse auf den Körper z.B Bioresonanz

→ Enzymtherapie: Behandlung mit Enzymen

→ Handauflegen: Behandlung mit angeblich vom Körper des Behandlers ausströmender, ihrem Wesen nach ungeklärter Kraft

→ Homöopathie: Behandlungsmethode mit extrem verdünnten Arzneimitteln, die beim Gesunden in höherer Dosierung ähnlich Krankheitszeichen bewirken wie bei einem Kranken

→ Hypnose: Behandlungsmethode, bei der man in einem traumartigen Zustand versetzt werden

→ Kinesiologie: Methode, bei der Störungen und Stressfaktoren durch Muskeltests u.a dem Bewegungsapparat, Energiehaushalt oder der Psyche zugeordneten und behandelt werden

→ Neuraltherapie: Behandlungsmethode mit Einspritzen geringer Mengen von Lokalanästhetika in sogenannte Störfelder unter der Vorstellung einer Entblockung als Voraussetzung einer natürlichen Heilung

→ Osteopathie: Behandlungskonzept, wonach der Körper selbst selbst zur Kontrolle von Krankheiten und Störungen in der Lage ist, solange normale strukturelle Beziehungen, Umwelt – und Ernährungseinflüsse vorliegen

→ Phytotherapie: Behandlungsmethode mit Anwendung pflanzlicher Heilmittel

→ Yoga: Behandlungsmethode, die durch geistige und körperliche Konzentration „höhere" Bewusstseinszustände anstrebt

Keine der nichtmedikamentösen Therapien erzeugt in randomisierten und doppelverbindeten Studien durchweg zufriedenstellende Ergebnisse.

Was tun wenn die Tabletten vergessen wurden?

Die regelmäßige Tabletteneinnahme ist wichtig!! Nur dann liegen relativ konstante Konzentrationen der Antiepileptika im Blut vor. Grundvoraussetzung für eine wirksame Therapie. In der Regel ist keine Katastrophe, wenn die Medikamente einmal vergessen wurden. Viele haben ausreichend lange Halbwertszeiten, sodass sie auch noch einige Stunden länger eine Schutzwirkung haben. In der Regel sollten vergessene Dosen jedoch unbedingt nachträglich eingenommen werden. Wird das Vergessen erst bei der nächsten fälligen Einnahme bemerkt, kann es sinnvoll sein, nicht auf einmal eine doppelte Dosis zu nehmen, sondern sie auf zwei Einnahmezeitpunkte zu verteilen. Am besten besprechen sie die für die jeweilige Medikation angebrachte Vorgehensweise vorsorglich mit ihrem Arzt. Sinnvolle Maßnahmen zur Erhöhung der Einnahmezuverlässigkeit.

Erste Hilfe Maßnahmen bei einem epileptischen Anfall:

Trotz verständlicher Aufregung und Sorge möglichst nicht in Panik zu geraten und sich besonnen zu verhalten. Übermäßig aufgeregte Personen können durch unüberlegte vermeintliche Hilfestellungen unter Umständen noch zusätzlichen Schaden anrichten. So bedrohlich ein generalisierter tonisch – klonischer Anfall aussehen mag, ist er für den Betroffenen in der Regel nicht lebensgefährlich – tödlich Ausnahmen gibt es jedoch gelegentlich. Es ist unmöglich einen Anfall zu unterbrechen der erst einmal begonnen hat.

→ Alle Hilfsmaßnahmen haben zum Ziel, mögliche Komplikationen und insbesondere

Verletzungen zu verhindern.
Sofern möglich könnte man versuchen einen stürzenden aufzufangen oder hinzulegen. Zum besseren offenhalten der Atemwege und Erleichterung des Abfließens (Speichel, Blut, Erbrochenes) nach aufhören des Krampfanfall am besten die stabile Seitenlage. Man sollte den Betroffenen während eines Anfalls nicht festhalten ! Eine Mund – zu – Mund Beatmung ist nicht notwendig und sinnlos. Nach einem Anfall den Betroffenen ausschlafen lassen.

→ Nichts zwischen die Zähne schieben !
Es wird in den meisten Fällen versucht bei dem krampfenden etwas in den Mund zu schieben um einen Zungenbiss zu verhindern. Dies gelingt in den meisten Fällen nicht und richtet mehr Schaden an den Zähnen und andere Verletzungen an als es nutzt. Nur Fachleute können bei genauer Kenntnis der Anfallsart ganz zu Beginn versuchen, einen speziellen Beißkeil zwischen die Zähne zu schieben.

→ Gaffer wegschicken
Für die Betroffene ist beim wiedererlangen des Bewusstseins das unangenehmste die umstehenden Gaffer.

→ Den Betroffenen nicht alleine lassen
Man kann versuchen vorsichtig, gefährliche Dinge aus der Hand zu nehmen oder aus dem Gefahrenbereich zu bringen. Freundlich ansprechen (und so den Zeitpunkt kontrollieren, zu dem das Bewusstsein zurückkehrt) nach Verletzungen fragen bzw. sich vergewissern, dass keine Verletzungen vorliegen .enge Kleidung öffnen.

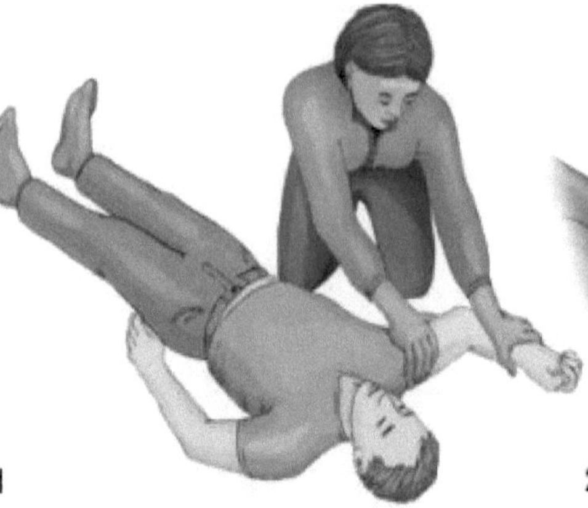

1

- Hilfebedürftige Person mit ausgestreckten Beinen auf den Rücken legen.
- Seitlich daneben hinknien.
- Nahen Arm des Hilfebedürftigen angewinkelt nach oben auf den Boden legen, Handfläche zeigt nach oben.

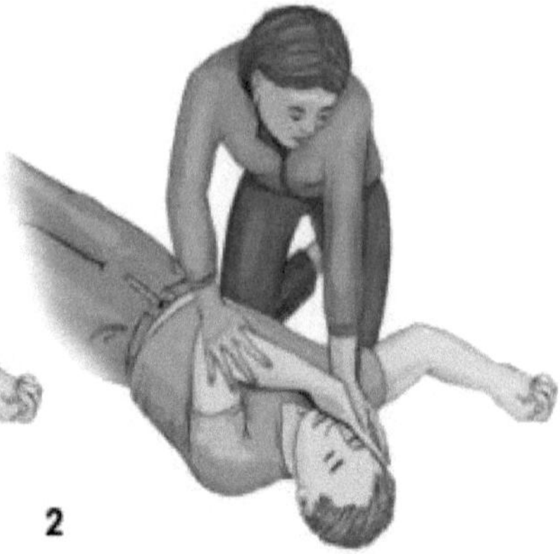

2

- Ferne Hand fassen und Arm vor der Brust kreuzen.
- Handrücken an die nahe Wange führen und dort mit einer Hand festhalten.

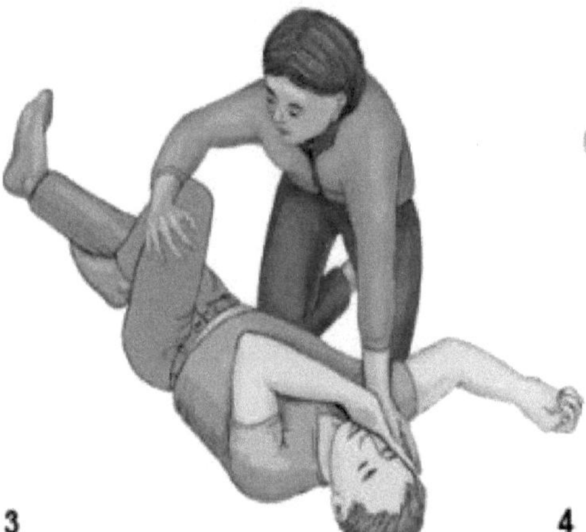

3

- Mit der anderen Hand an den Oberschenkel des fernen Beins fassen (z.B. am Hosenstoff – nicht im Kniegelenk).
- Das ferne Bein beugen.
- Den Körper zu sich rollen.

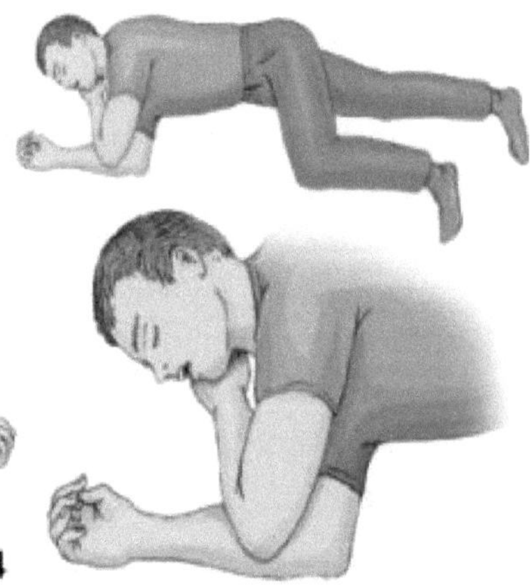

4

- Oberschenkel des oberen Beins liegt im rechten Winkel zur Hüfte auf dem Boden.
- Kopf etwas nach hinten neigen und Mund leicht öffnen, um die Atemwege freizuhalten.
- Obere Hand zwischen Kinn und Boden schieben, damit der Kopf in Position bleibt.

Akutversorgung:

Im Vordergrund steht die Lagerung mit dem Ziel des Schutzes vor Eigengefährdung und dem Freihalten der Atemwege. Im Zuge eines v.a. Muskulären Krampfanfalles können diese unbeabsichtigt verschlossen oder durch eigene ungewollte Bewegungen erhebliche Selbstverletzungen zugefügt werden. Die Entfernung von Zahnersatz, Schmuck und sonstigen Gegenständen kann zur verringerung solcher Verletzungen beitragen. Herzaktion und Atmung müssen überwacht werden, da durch die unfreiwillige und teils wahllose Kontraktion verschiedener Muskelgruppen ein hochgradig unnatürliches Zusammenspiel von bewegungen zustande kommt, bei dem Herz, Gefäße und Extremitäten enormen Belastungen ausgesetzt werden können. Bei heftigen Kontraktionen der Brustmuskulatur kann es zu unnatürlichen Kontraktionen kommen, weche Druck auf die Lunge ausüben. Die Notfallversorgung besteht in der Gabe von Antikonvulsiva (z.B. Diazepam).

Wann ist es wichtig, die 112 anzurufen?

Bei einem großen Anfall muss nicht immer ein Notarzt gerufen werden: Geht er schnell vorüber und kommt der Betroffene schnell wieder zu sich, kann man besprechen, ob ein Notarzt gerufen werden soll. Notwendig ist dies nur in folgenden Situationen:

- Der Anfall dauert länger als fünf Minuten.
- Der Betroffene hat mehrere Anfälle hintereinander.
- Es gibt Atemprobleme.
- Es kam zu Verletzungen.
- Man weiß, dass es der erste Anfall war.
- Die Person kommt nicht wieder zu sich.

Manche Menschen mit Epilepsie tragen ständig ein Notfallmedikament bei sich, sodass Freunde oder Verwandte es einsetzen können, wenn sie einen Anfall miterleben. Dauert ein Anfall länger an, kann das Medikament als Tablette in die Wangentasche gelegt oder als Creme über eine kleine Tube in den After gespritzt werden, um den Anfall zu beenden. Der Notarzt kann Medikamente in die Vene spritzen.

Es kann hilfreich sein, sich zu merken, wie genau der Anfall abgelaufen ist. Genaue Beobachtungen können Ärztinnen und Ärzten später bei der Diagnose helfen.

Viele Menschen mit Epilepsie sind aber wenige Minuten nach dem Anfall völlig wiederhergestellt. Sie können wieder ihrer Arbeit nachgehen oder am Unterricht teilnehmen und brauchen keine ärztliche Hilfe.

Akuttherapie:

→ Kausale und Symptomatische Behandlung
→ Langzeit Behandlung
→ Behandlungsziel, Behandlungserfolg
→ Praktische Durchführung einer Langzeittherapie

Notfalltherapie des einzelnen epileptischen Anfalls:

In der Praxis muss unterschieden werden, ob es sich um den ersten epileptischen Anfall überhaupt oder um einen weiteren einzelnen epileptischen Anfall bei bekannter Epilepsie handelt. Der erste epileptische Anfall überhaupt muss stets als Notfall betrachtet werden, da er häufig Ausdruck einer akuten Gehirnerkrankung oder Affektion ist und die Gefahr des auftretens weiterer epileptischer Anfälle bzw. des Übergangs in einen Status epilepticus groß ist. Erforderlich ist die sofortige Vorstellung in einer neurologischen Fachabteilung oder Praxis mit der Möglichkeit der Notfalldiagnostik (CT- oder MR-Bildgebung, Liquordiagnostik). Häufig wird der Patient ärztlicherseits zumeist postkonvulsiv umdämmert angetroffen. Die Fremdanamnese ist bestmöglich zu erheben und zu dokumentieren. Bei der neurologischen Untersuchung ist besondere Aufmerksamkeit auf postkonvulsive Phänomene (Todd'sche Parese, Dysphasie) und mögliche Verletzungen (Frakturen, Schädelkontusionen) zu legen. Nach einem einzelnen Anfall muss nicht unbedingt antikonvulsiv interveniert werden. Tritt jedoch ein zweiter Anfall in kurzer Folge auf, sollte auf jeden Fall unmittelbar ein Benzodiazepin i. v., oder rektal appliziert werden. Gleiches gilt für den Transport zur Klinik, insbesondere dann, wenn dieser ärztlicherseits nicht begleitet werden kann. Tritt ein weiterer, einzelner Anfall bei bekannter Epilepsie auf, so handelt es sich nicht um einen Notfall. Klart der Patient rasch wieder auf, ergeben sich keine

Hinweise auf eine zusätzliche Hirnerkrankung und liegen keine Verletzungen vor, so sollte eine dringliche Wiedervorstellung beim behandelnden Arzt zur Therapieoptimierung organisiert werden. Eine Einweisung in eine Klinik kann demgegenüber unterbleiben.

Notfallmedikamente:

Notfallmedikamente in der Epilepsietherapie müssen nach Verabreichung schnell antiepileptisch wirken und als Spritze vorliegen oder als Miniklistier (Rektaltuben) in den Enddarm verabreichen
sein. Hierzu gehören vor allem die Benzodiazepine wie Diazepam (z.B. Valium, Faustan, Stesolid), Lorazepam (Tavor), Clonazepam (z.B. Rivotril) und Midazolam (Dormicum), aber auch Phenytoin (Phenhydan, Zentropil, Epanutin) und Barbiturate (z.B. Luminal) .

GEWACALM®

Gewacalm (Valium) ist ein Tranquilizer mit breitem Wirkungsspektrum. Es wirkt Angstlösend, psychisch entspannend und vegetativ stabilisierend.

Diazepam

- Ampulle: 2ml= 10mg
- Rectiole: 5mg, 10mg
- Tablette: 5mg
- **0,1- 0,2 mg/kg i.v.**

Anwendung

Aufgrund seiner antikonvulsiven Eigenschaften wird es in der Notfallmedizin bei allen Formen von cerebralen Krampfanfällen (Epilepsie, Fieberkrämpfen, sowie Präeklampsie - Eklampsie) eingesetzt. Wegen der langen HWZ, die beim Säugling wie beim Erwachsenen 20-

45 Stunden beträgt, wird bei präklinisch notwendiger Sedierung dem wesentlich besser steuerbaren Benzodiazepin Midazolam (Dormicum) der Vorzug gegeben. Dies gilt auch für die Narkoseeinleitung - bzw.

-aufrechterhaltung.

Dosierung

Generell werden Diazepam in einer Dosierung von **5-10 mg** i.v. gegeben. Auch **Kinder** benötigen eine relativ hohe Dosis im Vergleich zum Erwachsenen. Ältere und sehr alte Patienten allerdings vertragen Benzodiazepine nicht besonders und reagieren mit Verwirrtheit, Blutdruckabfall und sogar Apnoe. Aus diesem Grund muss Diazepam hier sehr vorsichtig in einer Dosierung von max. 2,5 mg gegeben werden. Bei Midazolam sollte noch geringer dosiert - maximal 1,75 mg (=1/4 Ampulle verdünnt) oder besser gänzlich darauf verzichtet werden.

Besondere Vorsicht ist geboten bei Vorliegen einer Arteriosklerose oder einer respiratorischen und zirkulatorischen Insuffizienz. Prinzipiell soll ein sedierter Patient immer monitorisiert werden!

DORMICUM®

Midazolam ist wie Diazepam ein Benzodiazepin mit wesentlich ausgeprägterer Wirkung. Midazolam wirkt in höherer Dosierung wie ein **Hypnotikum** und hat sich in der Notfallmedizin bestens bewährt.

Midazolam

- Ampulle: 1ml = 5mg
- Ampulle: 3ml = 15mg
- **0,1- 0,2 mg/kg i.v.**
- 0,2- 0,4 mg/kg intranasal
- 0,4- 0,6 mg/kg p.o.

Auch bei Kinder kann Dormicum als Sedativum gut eingesetzt werden. Intranasal verabreicht in einer Dosierung von 0,2-0,4 mg/kg ist ein rascher Wirkungseintritt zu erwarten (Wirkungseintritt in 5 - 10 min). Die intranasale Applikation ist allerdings schmerzhaft. Für Kinder wurde auch ein süßlicher Midazolamsaft entwickeln, welcher in einer Dosierung von 0,4- 0,6 mg/kg p.o. gegeben wird. Die Wirkung tritt spätestens nach 20 min ein. Bei alten Leuten ist Midazolam nur im Zusammenhang einer Narkose sinnvoll einzusetzen. Ansonsten sollte Diazepam bevorzugt werden.

KONTRAINDIKATIONEN beachten:

Myasthenia gravis,(Alkohol-) Intoxikation
sehr alte Menschen

Stufenplan während eines Anfalls:

Benzodiazepine

Hydantoine

Barbiturate

Narkose

Krampfleiden im Erwachsenenalter:

Beginnt ein Krampfleiden im Erwachsenenalter (ein idiopathisches Anfallsleiden beginnt normalerweise in der Kindheit), so muss neben der Epilepsie auch an andere zum Krampfanfall führende Ursachen gedacht werden. Häufig kommt es im Rahmen eines Alkoholentzugs zum Krampfanfall, aber auch beim Schädel – Hirn – Trauma, einem Gehirn – Tumor, einer cerebralen Ischämie bzw. Hypoxämie, Intoxikationen, Meningoenzephalitis etc.

Klinik:

→ **Partielle Anfälle** äußern sich entweder durch lokalisierte motorische bzw. sensorische Störungen oder durch Beeinträchtigung des Bewusstseins (= komplex – partielle Störungen)

→ **Generalisierte Anfälle** können sich in Form von Absencen (ohne motorische Aktivität) oder durch klonische Zuckungen äußern (= myoklonische Anfälle)

→ **Status epilepticus** – Eine kontinuierliche Krampfaktivität wird als Status epilepticus definiert. Die Anfallsdauer liegt über 30 Minuten. Es kommt zu wiederholten Anfällen, ohne dass der Patient das Bewusstsein wieder erlangt. Ein solcher Status epilepticus unterhält sich selbst und muss medikamentös unterbrochen werden.

→ **Generalisierte Krampfanfälle** – wie sie häufig erstmalig oder aber auch bei bekannter Epilepsie mit und ohne medikamentöser Dauertherapie auftreten ist immer ein medizinischer Notfall. Die elektrische Aktivität des Gehirns nimmt enorm zu, die Hirndurchblutung steigt um etwa 60% und die O2 – Aufnahme um 100%. In der klonischen Phase nimmt die elektrische Aktivität wieder ab, bis sie sich aufgrund des O2 Mangels erschöpfung.

Notfall – Therapie:

Eine spontane adäquate Ventilation und Oxygenierung ist in der Krampfphase nicht möglich. Gelingt es nicht, den Status medikamentös zu durchbrechen, so kann sich innerhalb von Stunden ein Hirnödem entwickeln. Die Körpertemperatur steigt an und der Patient stirbt am zentralen Herz – Kreislauf – Versagen. Deshalb muss beim Status epilepticus frühzeitig und energisch therapiert werden.

Sofortige medikamentöse Behandlung

Krampfanfall – Verletzungen ? - Hypoglykämie ?

Kleinere Anfälle und Anfälle mit Bewusstseinsstörungen:

Manche Menschen sind nur kurz abwesend oder haben Muskelzuckungen. Bei solchen kleinen Anfällen besteht in der Regel keine Gefahr. Dennoch können die Betroffenen hinterher sehr verunsichert oder ängstlich sein und sich schlecht fühlen. Deshalb kann es wichtig sein, ihnen beizustehen und Sicherheit zu geben.Bei manchen Anfällen ist das Bewusstsein eingeschränkt und das Verhalten besonders auffällig. Wer einen solchen epileptischen Anfall hat, kann verwirrt oder orientierungslos wirken. In dieser Situation ist es wichtig zu verhindern, dass Betroffene sich in Gefahr begeben und beispielsweise auf die Straße laufen. Wenn möglich, sollte man sie dennoch ruhig und ohne Gewalt aus der Situation herausführen. Hektik und zu hartes Anfassen könnten sie zu unerwarteten Reaktionen verleiten. Besser ist es, Halt und Nähe zu vermitteln, verständnisvoll zu bleiben und einfach da zu sein. Dies ist auch nach einem überstandenen Anfall hilfreich.

Größere Anfälle:

Für große Anfälle, bei denen die Betroffenen am ganzen Körper verkrampfen, hinfallen und das Bewusstsein verlieren, gelten folgende Hinweise:

- **Vor Verletzungen schützen:** Wichtig ist vor allem, auf den Kopf zu achten. Man kann zum Beispiel eine Jacke oder ein Kissen unter den Kopf legen und gefährliche Gegenstände außer Reichweite bringen. Auf keinen Fall sollte die oder der Betroffene während des Anfalls festgehalten oder zu Boden gedrückt werden. Dem Anfall sollte man soweit es geht seinen Lauf lassen.
- **Atemwege freihalten:** Sitzt die Kleidung am Hals eng, sollte man sie lockern. Es kann passieren, dass sich der Betroffene auf die Zunge beißt. Dennoch sollte man während des Anfalls nicht den Mund öffnen oder einen Gegenstand zwischen die Zähne

schieben. Nach dem Anfall ist es wichtig zu kontrollieren, ob die Atemwege frei sind.

- **Da bleiben:** Den Betroffenen nicht allein lassen – auch nicht, um Hilfe zu holen. Außer es wird unbedingt nötig, weil der Anfall nicht aufhört.
- **Auf die Uhr schauen, wie lange der Anfall dauert:** Meist beginnt ein Anfall plötzlich und ist nach ein, zwei Minuten wieder vorbei. Selten dauert ein Anfall länger als fünf Minuten. Wenn doch, ist dies ein Notfall – dann muss unter der Nummer 112 ein Notarzt gerufen werden.
- **Nach dem Anfall da bleiben und helfen:** Eine Person, die einen Anfall hinter sich hat, kann einige Zeit benötigen, um wieder zu sich zu kommen. Vielleicht hat sie einen Wunsch oder braucht Orientierung. Manche Menschen sind sehr müde und möchten sofort schlafen. Sie werden am besten in die stabile Seitenlage gebracht. Wichtig ist außerdem, Schamgefühle zu beachten und zu vermeiden, dass sich etwa bei einem Anfall in der Öffentlichkeit viele Menschen ansammeln. Es kann auch passieren, dass während eines Anfalls ungewollt Urin abgeht. Dann kann eine Decke oder Jacke Schutz und Wärme bieten.

Kindernotfall – Epilepsie:

→ Epilepsie – Status epilepticus

Manchmal ist eine Epilepsie beim betreffenden Kind schon bekannt – häufig aber erstmalig. Der Krampfanfall sollte im Verlauf genau beobachtet werden. Ein tonsich – klonisch generalisierter Krampfanfall dauert im allgemeinen etwa 5 – 10 Minuten und ist bei eintreffen meist schon wieder abgeklungen. Als Status epilepticus spricht man bei einer Anfallsdauer von über 30 Minuten oder wenn der Anfall ohne Wiedererlangen des Bewusstseins einhergeht.

< Klinisches Bild:

75 % der generalisierten tonisch – klonischen – Krämpfe bei Kindern mit Bewusstseinsverlust sind Grand – mal – Anfälle. Generalisierte Krampfanfälle bei Intoxikationen, metabolische Enzephalopathien und degenerativen Erkrankungen gehen meist ohne Bewusstseinsverlust einher. An-

dere Epilepsieformen, insbesondere jene ohne Bewusstseinsverlust sind im Notarztdienst kaum von Bedeutung.

Jeder zerebrale Krampfanfall muss stationär eingewiesen werden !!!
Neben der sofortigen medikamentösen Anfallsunterbrechung sollten folgende anamnestische Hinweise erhoben werden:

→ Ist eine Epilepsie bereits bekannt ?
→ Werden bereits Medikamente eingenommen ?
→ Hat das Kind Fieber ?
→ Könnte eine Intoxikation vorliegen ?

< Notfalltherapie: Die Erstmaßnahmen bestehen in der sofortigen Seitenlagerung des krampfenden Kindes zur Aspirationsvermeidung, Schutz vor Selbstverletzung und Verhindern vor Ersticken durch Kopfkissen oder Decken – Sauerstoff verabreichen ! Bei zweifelhafter suffizienter Atmung ist die Intubation angezeigt. Einer möglichen Hypoglykämie muss vorgebeugt werden. Bei Kinder kleiner 15 kg reichen 5 mg Diazepam – rektal meist aus, müssen aber eventuell nach 10 – 20 min. wiederholt werden. Bei älteren Kinder 10 mg Diazepam rektal oder langsam 0,2 – 0,4 mg i.v. Häufigste Todesursache beim Status epilepticus ist iatrogen bedingt = Medikamentenüberdosierung ! Beginnt ein Krampfleiden im Erwachsenenalter (ein idiopathisches Anfallsleiden beginnt normalerweise in der Kindheit), so muss neben der Epilepsie auch an andere zum Krampfanfall führenden Ursachen gedacht werden. Häufig kommt es im Rahmen eines Alkoholentzugs zum Krampfanfall, aber auch beim SHT, einem Gehirntumor, einer cerebralen Ischämie bzw. Hypoxämie, Hypoglykämie, Intoxikation, Meningoenzephalitis etc.

BDZP = Atemdepression !

<Klinik

→ Partielle Anfälle: Äußern sich entweder durch lokalisierte motorische bzw. Störungen oder durch Beeinträchtigung des Bewusstseins (= komplex – partielle Störung)

→ Generalisierte Anfälle: können sich in Form von Absencen (ohne motorische Aktivität) oder durch klonische Zuckungen äußern (= myoklonische Anfälle)

→ Status epilepticus: eine kontinuierliche Krampfaktivität wird als Status epilepticus definiert. Die Anfallsdauer liegt über 30 Minuten. Es kommt zu wiederholten Anfällen, ohne dass der Patient das Bewusstsein wieder erlangt. Ein solcher Status unterhält sich selbst und muss medikamentös unterbrochen werden.

→ Generalisierte Krampfanfälle: wie sie häufig erstmalig oder aber auch bei bekannter Epilepsie mit und ohne medikamentöser Dauertherapie auftreten ist immer ein medizinischer Notfall. Die elektrische Aktivität des Gehirns nimmt enorm zu, die Hirndurchblutung steigt etwa 60 % und die O2 – Aufnahme um 100 %. In der klonischen Phase nimmt die elektrische Aktivität wieder ab, bis sie sich aufgrund des O2 – Mangels erschöpft.

< Notfall – Therapie: Eine spontan adäquate Ventilation und Oxygenierung ist in der krampfphase nicht möglich, gelingt dies nicht, den Status medikamentös zu durchbrechen, so kann sich innerhalb von Stunden ein Hirnödem entwickeln. Die Körpertemperatur steigt an und der Patient stirbt am zentralen Herz – Kreislauf – Versagen. Deshalb muss beim Status epilepticus frühzeitig und energisch therapiert werden. Erste Priorität in der Notalltherapie – Offenhalten der Atemwege durch Kopf überstrecken, Mund – Rachen absaugen, Guedeltubus, Beißkeil und Verabreichen von Sauerstoff. Die Krampfaktivität kann durch Diazepam unterdrückt werden (nicht mehr als 2 mg / Minute verabreichen, bis die Krämpfe sistieren). Alternative Rivotril ! Ist kein intravenöser Zugang möglich, dann können auch Stesolid 2 – 3 x 10 mg rektal verabreicht werden. Gelingt die Unterbrechung des Status epilepticus nicht innerhalb von 15 Minuten oder treten im Rahmen eines SHT´s oder einer globalen zerebralen Ischämie (Apoplex) Krämpfe auf, so muss eine Thiopentalnarkose eingeleitet, sowie relaxiert + beatmet werden.

Sofortige medikamentöse Behandlung

Krampfanfall – Verletzungen ? - Hypoglykämie ?

Immer Blutzucker messen

Wie lange müssen Medikamente eingenommen werden ?

Darüber gibt es ganz unterschiedliche Meinungen. Es gibt Ärzte, die ihren Patienten raten, die Antiepileptika nach 2 anfallsfreien Jahren abzusetzen. Andere wiederum halten es für besser 4 – 5 Jahre mit dem Absetzen zu warten. Was jedoch auf alle Fälle beachtet werden soll: Die Medikamente nicht selbstständig absetzen. Es darf nur auf ärztlichen Rat hin und unter ärztlicher Überwachung erfolgen. Epilepsiemedikamente müssen solange genommen werden, wie sie vom Arzt verordnet werden. Sie sollten auch ihren Arzt oder Apotheker vorher Fragen, was zu tun ist wenn eine Einnahme ausgelassen wurde. Das absetzen der Medikation ohne ärztlichen Rat ist ein sehr häufiger Grund, warum bei Menschen die anfallsfrei waren, wieder Anfälle auftreten. Anfälle die nach plötzlichen absetzen der Medikamente auftreten, können sehr schwer sein und sogar zum Status epilepticus führen. Außerdem können nicht – kontrollierte Anfälle Veränderungen in den Nervenzellen auslösen und die Anfallsbehandlung insgesamt erschweren. Soll die Antiepileptikum abgesetzt werden, erfolgt dies über einen längeren Zeitraum mit einer schrittweisen Reduzierung.

Wie wirkt sich Epilepsie auf den Alltag aus?

Die meisten Epilepsiepatienten führen ein normales Leben. Ungefähr 80 % kann mit modernen Therapien erheblich geholfen werden, viele sind sogar bis zu einigen oder auch vielen Jahren anfallsfrei. Die Epilepsie wirkt sich trotz anfallsfreiheit auf den Alltag aus. Bei Patienten mit schwerer therapieresistenter Epilepsie ist die Lebenserwartung verkürzt und das Risiko von intellektuellen Beeinträchtigungen höher, insbesondere wenn die Anfälle bereits in der Kindheit aufgetreten sind. Die Beeinträchtigungen hängen meistens von der Grunderkrankung ab die eine Epilepsie verursachen kann.

Der Alltag eines Epileptikers:

Ein Epileptiker hat wie jeder andere Mensch auch einen Berufsalltag. Morgens steht er auf, frühstückt, duscht und geht zur Arbeit. Der einzige Unterschied ist, dass er nebst dem Frühstück auch noch sogenannte Antiepileptika einnehmen muss, die Anfälle unterdrücken. Somit kommt es dann in den meisten Fällen zu keinen oder zumindest wenigen epileptischen Anfällen. Obwohl Epileptiker voll arbeitsfähig sind, haben sie oftmals schwer eine Arbeitsstelle zu finden. Sobald der Arbeitgeber darüber informiert ist, tut er sich um einiges schwerer damit, eine Person einzustellen oder nicht. Seine Gedanken drehen sich vor allem um Anfälle und die Auswirkungen der Epilepsie allgemein. Was ist, wenn der Angestellte einen epileptischen Anfall hat und Kunden sind im Geschäft ? Das wäre ja eine sehr peinliche Situation für die ganze Firma. Außerdem überlegt der Arbeitgeber sich, was die Krankheit an sich für Auswirkungen auf die Arbeitsleistung des Angestellten haben könnte. Ist er zuverlässig genug ? Arbeitet er speditiv oder zu langsam ? Viele Arbeitgeber können sich nicht überwinden und werden in den meisten Fällen gesunde Menschen anstellen. Ob diese wirklich besser sind, ist eine andere Frage. Erwiesen ist, dass Arbeitgeber in vielen Fällen sehr misstrauisch sind und daher unter den Arbeitslosen einige Epileptiker sind.

Mögliche Folgen und Komplikationen:

Epilepsie ist nicht heilbar. Bei manchen Kindern endet die Erkrankung im Erwachsenenalter. Rasch aufeinanderfolgende Anfälle sind lebensbedrohlich.

Vorboten eines Krampfanfalls bis zu einigen Tagen vorher auftreten können:

→ Kopfschmerzen, Verstimmungen

→ Unwohlsein, Unruhe

→ Manche epileptische Anfälle beginnen mit einer sogenannten Aura: Die Betroffenen bemerken dabei zum Beispiel ungewöhnliche Sinneseindrücke wie Kribbeln, Sehstörungen, leiden an Konzentrationsstörungen oder Halluzinationen. Einige spüren seltsame Empfindungen im Bauch (epigastrische Sensationen), oder sie haben das Gefühl zu schweben. Auch Schwindel oder merkwürdige Geschmacks- und Geruchseindrücke sind möglich. Einige Betroffene erkennen an der Aura, dass ein größeres Anfallsgeschehen kurz bevorsteht. Eine Aura kann aber ebenso gut das einzige Symptom eines Anfalls sein und bleiben. Manchmal lassen die Aura-Symptome Rückschlüsse zu, in welcher Hirnregion der Anfall entsteht. Das hilft unter Umständen, der Ursache der Epilepsie auf die Spur zu kommen (siehe Kapitel Ursachen). Eine Aura ist also ein kurzer Anfall, der in einer sehr begrenzten Region des Gehirns abläuft.

(Quelle: Deutsche Epilepsiegesellschaft)

Risiken bei monogenen Erkrankungen:

Bis heute sind etwa 160 monogen vererbte Krankheiten bekannt, bei denen epileptische Anfälle mit zum Krankheitsbild gehören. Da diese Leiden relativ selten sind, machen sie nur etwa 1-2% aller Epilepsie-Erkrankungen aus. Es handelt sich um Stoffwechseldefekte, degenerative Erkrankungen und Chromosomen-Aberrationen (wie z.B. Trisomie 21, fragile-X-Syndrom, Phenylketonurie, tuberöse Hirnsklerose, Neurofibromatose, progressive Myoklonus- Epilepsien etc.). Sie werden überwiegend autosomal oder X-chromosomal rezessiv vererbt. Die Erkrankung kann also von (phänotypisch) gesunden Anlageträgern weitervererbt werden. Autosomal dominante Erbgänge, die denen die Erkrankung in der Regel an einen Teil der Nachkommen weitergegeben wird, sind selten. Die im Rahmen dieser Erbleiden auftretende Anfallssymptomatik kann sehr vielfältig sein. Bis auf primär generalisierte Anfälle kommen alle Anfallsformen vor. Sie sind in der Regel äußerst schwer medikamentös behandelbar.

Der Fieberkrampf und der Unterzuckerungskrampf ist keine Epilepsie!!!!

Einteilung von Anfällen:

Die Einteilung der epileptischen Anfälle ist komplex und wird nur orientierend aufgezeigt. Sie erfolgt im Wesentlichen über die Ausdehnung der Krampfanfälle.

Induktion:

→ Hypererregbarkeit von Neuronen mit paroxysmalen Depolarisationswellen, sowie Generierung von repetitiven Aktionspotenzialen.

→ Depolazierte Neurone (Korticale Dysplasien bzw. Heterotopien) mit hohen Entladungsfrequenzen, welche als Schrittmacherzellen fungieren (epileptogene Schrittmacherzone).

→ Störung der Interaktion zwischen thalamischen Neuronen und kortica-len Pyramidenzellen z.B durch Versagen der GABAergen Hemmung (neuronale Enthemmung).

Lokalisationsbezogene Epilepsien und Syndrome Idiopathisch (mit altersgebundenem Beginn)

Symptomatische

Chronisch progrediente Epilepsia partialis continua (Rasmussen – Syndrom)

Kryptogen

Temporallappenepilepsie
Frontallappenepilepsie
Parietallappenepilepsie
Okzipitallappenepilepsie

Generalisierte Epilepsien und Syndrome

2.1 Idiopathisch (mit altersgebundenem Beginn)

Benigne familiäre Neugeborenenkrämpfe
Benigne Neugeborenenkrämpfe
Benigne myoklonische Epilepsie des Kleinkindalters
Pyknolepsie (kindliche Absencenepilepsie)
Juvenile Absencenepilepsie
Juvenile myoklonische Epilepsie (Impulsiv – Petit – mal
, Janz – Syndrom)
Aufwach – Grand – mal – Epilepsie

2.2 Kryptogen oder Symptomatisch (mit altersgebundenem Beginn)

West – Syndrom

Lennox – Gastaut – Syndrom

Epilepsie mit myoklonisch astatischen Anfällen

Epilepsien mit myoklonischen Absencen

2.3 Symptomatisch

2.3.1 Unspezifische Ätiologie

Frühe myoklonische Enzephalopathie

Früh infantile epileptische Enzephalopathie mit Suppression burst - Mustern

2.3.2 Spezifische Syndrome

Fehlbildungssyndrome:

→ Aicardi – Syndrom

→ Lissenzephalie – Pachygyrie

→ Phakomatosen (z.B tuberöse Sklerose, Sturge – Weber – Syndrom)

→ Hypothalamus – Hamartome

→ Angeborene Stoffwechselanomalie (gesichert oder vermutet)

Syndrome, deren Zuordnung zu den fokalen oder den generalisierten Epilepsien unbestimmt ist.

Mit sowohl generalisierten als auch fokalen Anfällen

→ Neugeborenenkrämpfe

→ Schwere myoklonische Epilepsie des Kleinkindalters

→ Epilepsie mit kontinuierlichen Spike – Wave – Mustern im orthodoxen Schlaf

→ Erworbene epileptische Aphasie (Landau – Kleffner – Syndrom)

3.2. Ohne eindeutige generalisierte oder fokale Symptome

Hierher gehören z.B viele Fälle von Schlaf – Grand – mal – Epilepsie

Spezielle Syndrome:

- Gelegenheitsanfälle
  - Fieberkrämpfe
  - Isolierte Anfälle und isolierter Status epilepticus
  - Gelegenheitsanfälle bei akuten metabolischen oder toxischen Ursachen (z.B. Alkohol, Drogen, Eklampsie, nicht – ketonische Hyperglykämie)

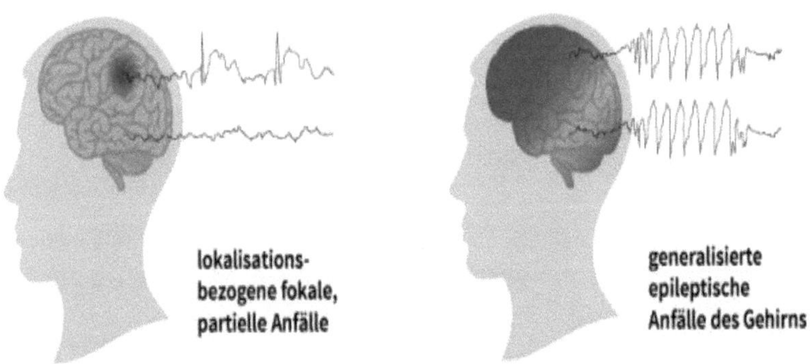

So verläuft ein Anfall:

Es gibt drei verschiedene Phasen eines generalisierten tonisch – klonische Anfalls, die meist auch in dieser Reihenfolge ablaufen:

→ Tonische Phase mit Anspannung der Muskulatur
→ Klonische Phase mit dem eigentlichen krampfen
→ Nachphase mit ausklingen des Anfalls

→ **Tonische Phase:**
< Bewusstlosigkeit
< Stürzen / Umfallen
< Versteifung des ganzen Körpers
< Weite, Lichtstarre Pupillen
< Kurzer Atemstillstand

→ **Klonische Phase:**
< Grobes Zucken im Gesicht
< Schaum vor dem Mund

→ **Nachphase:**
< Wiederbeginn der Atmung
< Wiedererlangung des Bewusstseins
< Erschöpfungszustand

Anfallsdauer:

Diese liegen meist zwischen einer halben und zwei Minuten. Allerdings gibt es auch nur wenige Sekunden dauernde oder aber bis zu 20 Minuten anhaltende Anfälle. Außerdem kommt es nach einem Anfall meist zu einer langsamen Wiederorientierung, während der die Betroffenen nicht wissen, wo sie gerade sind und was sie machen. Oft fehlt eine längere Zeit, d.h die Betroffenen finden sich beispielsweise plötzlich an einem anderen Ort in der Wohnung oder in der Stadt wieder, ohne zu wissen, wie sie dorthin gekommen sind.

Verhalten bei einem Anfall:

Bei einem Anfall ist das unmittelbare Bedürfnis verständlich, durch bestimmte Handlungen dieses dramatische Ereignis zu mildern, abzukürzen oder zu beenden. Tatsächlich muss man sich aber klar machen, dass selbst generalisierte tonisch – klonische Anfälle nur in seltenen Ausnahmefällen länger als 2 min. dauern.

→ →
→ →